生命倫理と公共政策

成澤 光
Narusawa Akira

法政大学出版局

生命倫理と公共政策／目次

用語解説　ix

序章　生命倫理と政治　3

序論　3

第1節　倫理的・法的・社会的問題　8
　1──さまざまな倫理観と公共政策　8
　2──医療の不確実性　10
　3──法規制の特徴　13
　4──社会的問題　15

第2節　生命倫理の関わる政策の理念と原則　16
　1──生命倫理の原則　16
　　　アメリカ型　　ヨーロッパ型　　キリスト教型
　2──医（医師／医療）の倫理の原則　25
　3──自律尊重と自己決定権　28
　4──自律尊重とパターナリズム　31
　　　「人体実験」批判　　家父長制批判　　国家からの自由
　5──政策の理念と原則　33
　　　個人の自由　　共生　　自然性

第3節　生命倫理関連法案　48

第4節　生命倫理行政　51

第5節　臨床研究審査委員会　52
　1──三類型　52
　　　臨床研究審査委員会　　個別事例審査委員会　　治験審査委員会
　2──実態　55
　3──改革案　57

第1章　生殖補助医療　59

第1節　医療技術の現状　59
　1──自然生殖と人工生殖　59

2──不妊症について　62
　　　3──体内授精（人工授精）　63
　　　4──体外受精　64
　　　5──ARTのリスク　66
　　　6──代理懐胎・出産あるいは契約妊娠　67

　第2節　倫理的問題　68
　　　1──倫理的問題（総論）　68
　　　2──倫理的問題（各論）　70
　　　　　体内授精（人工授精）　体外受精　代理懐胎
　　　3──施術の対象について　79

　第3節　法的・社会的問題　80
　　　1──現状概観　80
　　　　　外国の立法　日本の指針
　　　2──現行法による親子関係　99
　　　　　母子関係　父子関係
　　　3──子が遺伝上の親を知る権利　105
　　　4──出産への社会的圧力　107
　　　5──社会保険の適用　108

　第4節　政策論　109
　　　1──日本弁護士連合会の提言　109
　　　2──総合研究開発機構の試案　110
　　　3──日本医師会「生殖補助医療の実施に関する法律案　要綱骨子（案）」　111
　　　4──自民党「特定生殖補助医療に関する法律要綱（案）」　111
　　　5──政策提言の論点　112

第2章　人工妊娠中絶　117

　第1節　倫理と権利　117
　　　1──胎児の生命を重視する見解　117
　　　2──女性の選択権を重視する見解　121
　　　3──胎児の倫理的地位　122
　　　4──胎児の法的地位　125
　　　5──アメリカの中絶規制　136
　　　6──ヨーロッパ各国の中絶規制　138

7——社会的問題　141
　　　　　　性教育　妊婦への情報提供

　第2節　選別的中絶　146
　　　1——倫理的論点　146
　　　2——出生前診断　149
　　　3——受精卵（着床前）診断　154
　　　4——Wrongful Birth 訴訟　Wrongful Life 訴訟　157
　　　5——障害新生児の治療停止　158

　付論　優生思想の問題　163
　　　1——優生政策史概観　165
　　　2——個人の優生選択　168

第3章　遺伝医療と再生医療　173

　第1節　遺伝医療　173
　　　1——遺伝子診断，遺伝子治療　173
　　　2——遺伝医療，ヒトゲノム研究に対する規制　177
　　　3——遺伝情報による差別に対する規制　180
　　　4——クローン胚研究と倫理的・法的問題　186

　第2節　再生医療　194
　　　1——人体組織の利用　194
　　　2——倫理的・法的問題　197
　　　3——幹細胞研究　198
　　　　　　現状　倫理的問題と規制

　付論　エンハンスメントについて　202
　　　1——エンハンスメントとは　202
　　　2——エンハンスメント規制政策　203

第4章　臓器移植　209

　第1節　移植医療の特殊性　209
　第2節　生体臓器移植　215

1——生体臓器移植の現状　215
　　　　　　実施症例数　　安全性と評価
　　　2——規制論　217
　第3節　心停止死体からの臓器移植　220
　　　1——移植の現状　220
　　　2——規制論　221
　第4節　脳死臓器移植　222
　　　1——歴史と現状　222
　　　　　　移植医療の創設期　　和田心臓移植などの移植医療関連事件
　　　　　　臓器移植法成立（1997）まで　　脳死臨調　　臓器移植法施行以後
　　　2——死亡判定基準　232
　　　　　　三徴候による判定　　脳死による判定
　　　3——旧「臓器移植法」の問題点　234
　　　　　　臓器移植に関わる規制範囲の限定　　脳死は「人」の死か
　　　　　　本人の意思と家族の意思　　子どもからの臓器提供
　　　　　　家族・知人への提供　　売買の禁止
　　　　　　事故や犯罪による死体からの移植　　その他
　　　4——「臓器移植法」改正　239
　　　　　　法改正の動き　　改正案の要点　　「家族の承諾」「家族への優生
　　　　　　提供」論　　虐待を受けた子どもへの対応
　第5節　臓器移植の政策課題　242
　　　1——精神的ケア　242
　　　2——救急医療体制の整備　244
　　　3——再生医療への期待　244
　　　4——渡航移植　245
　　　5——移植医療の医学的効果　245
　　　6——虐待された子ども対策　246
　　　7——日本で臓器提供数はなぜ増えないか　247
　　　8——残る政策課題　253

第5章　終末期医療　255

　第1節　「安楽死」と「尊厳死」　255

　第2節　苦痛緩和　258

1——身体的苦痛緩和　259
　　　2——精神的苦痛緩和　260
　　　3——社会的苦痛緩和　261
　　　4——スピリチュアルな苦痛緩和　261
　第3節　死への自己決定　263
　　　1——自殺幇助（PAS）　264
　　　2——「延命措置」の不開始あるいは中止　267
　　　　　　不開始と中止の区別について　　本人の意思確認について
　　　　　　本人の意思が確認できない場合　　立法論
　第4節　終末期政策論　276
　　　1——政策の原則論　276
　　　2——医療費抑制論　278
　　　3——嘱託死の選択　279
　　　4——外国の政策例　284
　　　　　　オランダ　　イギリス，フランス　　ドイツ　　オーストラリア
　第5節　緩和ケア（ホスピス）医療　292
　　　1——ホスピスの創設　292
　　　2——日本の緩和ケア　294
　　　3——緩和ケア拡充論　295
　　　4——持続的鎮静　297
　　　　　　苦痛緩和に関連して
　　　5——権利としての緩和ケア　298

参考文献　301

あとがき　317

人名索引　321

用語解説

　本書は，各章ごとに専門用語が概ね分かれて使われているため，語句索引は作成していない。代わりに，ここで，通常の用語法と異なる本書独自の語法について説明する。

1　「不妊治療」と言われている医療は，二つの意味を含めて使われる場合が多い。
　　　A　治療によって不妊の原因を除くこと
　　　B　原因は除けないが，さまざまな方法で代替して，出産を助ける医療
　　本書では，Aのみを本来の「不妊治療」とし，Bは「生殖補助医療」とする。
2　「人工授精」と「体外受精」について。
　　歴史的に初期の生殖補助医療は，器具を使って精子を子宮内に注入する行為（artificial insemination）の「人工」性が注目され，「人工授精」という新語が作られた。その後，体外での受精技術が臨床応用されて，「体外」を冠した用語が普及した。しかし，それも人工的な生殖技術であることに変わりはない。そこで，本書では以下のように整理する。生殖補助医療において，「授精 insemination」は，精子を未受精卵に注入すること。「体内授精」（「人工授精」と言われてきた）と「体外授精」（顕微授精など）がある。「受精 fertilization」は，精子と未受精卵が接合すること。「体内受精」と「体外受精」がある。
3　「選択的中絶」は「選別的中絶」とする。
　　障害の有無など胎児の状態で中絶を選ぶのは，一般的中絶選択とは異なる「選別」だからである。
4　「先天異常」は「先天的少数型」とし，「正常」は「多数型」とする。
　　その理由については，170頁参照。なお，突然変異，遺伝子変異などの「変異」は，「異常」ほどマイナス・イメージが強くないので，一般的用法に従う。

5 「障害児・者」という省略語は使わず,「障害児・障害者」と書く。152頁参照。なお,「障害」という語の負の印象を避けて,「障がい」,「障碍」などの対案が出ているが,関連の法律用語が「障害」「障害者」なので,本書では「障害」で統一した。

6 終末期医療

近年,「終末期」あるいは「末期」という語を避けて,「人生の最終段階」などと言われることがある。しかし,「人生の最終段階」は,高齢者すべての人生にも当てはまる。また,「末期」は「病期の進んだ段階」という意味にも使われる。そう考えて,あえて「終末期」という語を選んだ。

生命倫理と公共政策

えっ，科学の最終目標は，人間にできるだけ多くの快を作り出し，不快をできるだけ少なくしてやること，だって？　では，快と不快は一本の綱で繋がっていて，一方を出来るだけ多く持とうと欲する者は，もう一方もできるだけ多く持たざるをえないのだとすれば──，「天にも届く歓喜の声」をあげようとする者は，「死ぬる悲しみ」をも覚悟しなければならないのだとすれば，どうか。

　　　（フリードリヒ・ニーチェ『愉しい学問』第一巻12，森一郎訳，
　　　講談社学術文庫，2017，72頁）

　我われの身体と心に直接割り込んでこようとしている力，新しいテクノロジーによって可能となる力はあまりにも斬新で射程も長く，その結果をすみずみまで想像してみることなどほとんど不可能である。（中略）何が福利で何が害悪なのか，その違いがあらかじめ分かっているとは限らない。さらに，ミダス王のように，害悪がまさに我われが欲したその福利を獲得した直接的結果だということもある。（中略）バイオテクノロジーが与えてくれるはずの格別な優位性なら何でも欲しい。しかし，「優位」ということが，そして人生そのものの大部分がバイオテクノロジー的な意味を帯びるようになった世界で，人は生きたいと思うものだろうか。

　　　（レオン・R.カス編著『治療を越えて──バイオテクノロジーと
　　　幸福の追求　大統領生命倫理評議会報告書』緒言，倉持武監訳，
　　　青木書店，2005，11，12頁）。

序　章

生命倫理と政治

序　論

　現代医学や医療技術の進歩がもたらした最大の貢献は，利用者の選択肢を大幅に増やしたことである。その結果，「いかに生まれるか」から，「いかに死を迎えるか」まで，どういう方法を選ぶべきか，迷い悩まなければならない時代になった。
　「ああ，「選ぶ」！　この言葉なのよ。憂鬱なのは」(シェイクスピア『ヴェニスの商人』一幕二場，安西徹雄訳，光文社古典新訳文庫)。
　本書の目的は，現代日本の医療，生命科学，バイオ・テクノロジーが直面する，倫理的・法的・社会的問題を検討し，それらに対応した公共政策を構想することである。「生命倫理 bioethics」と医療に関わる法律論（「医事法学 medical law」）と医療政策論が交錯する領域を対象とする。具体的には，生殖補助医療，人工妊娠中絶，遺伝医療・再生医療，臓器移植，終末期医療である。従来は，これらの各分野ごとに専門家が倫理的・法的・社会的問題を議論してきた。しかし，全体を俯瞰した政策論はまだ書かれていない。医療規制は行政や学会の指針によるか，あるいは単発的な法令によって実施され，医療に関する基本法もいまだに制定されていない。
　そこで，本書では，問題領域をバラバラに切り離して議論するのではなく，生命倫理の新たな理念と原則から，具体的な政策立案を構想する方法を模索する。それと同時に，医療技術の多彩な選択肢の中から，利用者が選ぶ手が

かりを提供したい。

なお，現代医療の中には，症例数が少なく，科学的・倫理的妥当性の証明が十分でない「実験的医療」（あるいは「先端医療」）もあれば，多数の症例検討を重ねて「日常的医療」として認められている医療もある。一般に，新しい医療は「実験的」段階からさまざまな臨床研究を経て「日常的」医療へと変化（進化）していく。したがって，特定の医療がそれぞれの国／地域で，どの段階にあるかによって，「実験的医療」なのか「日常的医療」なのかの区別は異なる。例えば，脳死体からの臓器移植は，歴史が長く症例の積み重ねが多い国では「日常的医療」になり，日本のように症例が少ない国ではまだ「実験的医療」だということができる。本書で「先端医療」という語を使わず，「現代医療」とするのは，こうした問題関心によっている。

また，本書で「実験的医療」と「日常的医療」を合わせて政策論を検討する理由は，両者を切り離して議論すると，どちらの課題も適確に見えてこないからである。例えば，人工妊娠中絶で死亡した胎児の組織を再生医療の研究に使用することは倫理的か。それについて議論する場合，「日常的」に実施されている妊娠中絶の倫理的妥当性の問題を無視することはできない。また，脳死と判定された身体から臓器を摘出する移植医療の是非を論ずる際に，ドナーになることを拒否している人の終末期医療の問題と分離して論ずることはできない。そもそもこれまで長年にわたり行われてきた「生命倫理」研究の対象も，「実験的医療」と「日常的医療」の両方を含めるのが一般的であった。二つの医療分野を区別して，どちらだけについて，倫理的・法的・社会的問題を論じるべきでない。

それだけでなく，「生命倫理学」というとき，何から何までを研究対象とするのか。実は論者によって一致がない。例えば，日本におけるバイオエシックス研究のパイオニア，木村利人が編集主幹の『バイオエシックス・ハンドブック』（法研，2003）は，生殖医療，末期医療，臓器移植，遺伝医療などのほかさらに，環境倫理，看護倫理，高齢者虐待などを含め，「未来文明から見た現代批判」論に及んでいる。ベトナム戦争時アメリカ軍が投下した枯れ葉剤による「奇形胎児」や重度障害児を見た衝撃を原体験とする，木村の

「科学技術文明」批判が色濃く反映している。また，「生命倫理分野では本邦初の網羅的な専門事典」と銘打つ『生命倫理事典』（近藤均ほか編，太陽出版，2002，新版増補 2010）は，「狭義の生命倫理関係だけでなく，生態系全体の「いのち」に関わる環境倫理・経済倫理関係の項目など」を含めている。また，最新の生命倫理百科事典（Henk ten Have ed.; *Encyclopedia of Global Bioethics*, Springer International Publishing Switzerland 2016）は，現代医療のグローバルな側面（患者の国際移動，人体組織の国際取引，高価な薬剤を購入できない貧困層などに表われる不平等）を重視した編集意図を序文に特記している。

　生命倫理研究者の専門分野も多岐にわたっている。日本生命倫理学会（1988 年創立）では，会員の専門分野は四つに分類されている。1. 生命科学，科学技術，医学，医療，看護など。2. 哲学，倫理学，心理学，科学思想史など。3. 法律学，政治学，経済学など。4. 宗教学，社会学，社会福祉学，文化人類学などである。

　以上のような複雑さは，生命倫理に関するテーマを議論する方法を曖昧にするリスクをはらんでいる。例えば，1967 年世界初の心臓移植実施以来盛んに論じられた「脳死は人の死か」というテーマがある。「人」の意味を法律（民法，刑法）的に定義しているのか，「ヒト」という種に属する生命体として考えているのか，「人格」を持つ個体として考えているのか，論者が自覚していない（あるいは明示していない）場合が少なくなかった。したがって結論も医学的レベルで出すべきなのか，法学的レベルあるいは倫理学的レベルで出すべきなのかがはっきりしていないことが多かった。議論の前提が不明だという自覚すらないまま，研究集会で不毛な討論が続いたりする場合もあった。

　なお，倫理学，哲学の分野で生命倫理，医療倫理に関わるテーマは 1983 年創立の医療哲学・倫理学会が生命倫理学会に先行して扱ってきているが，ここでも多彩な専門家が参加しているため，学際的な議論が会員の専門によって異なる前提の上でなされてきた。また，アメリカ生命倫理学会でも，バイオエシックスを専門領域と自覚する研究者が少ないことについて調査報告がある（皆吉淳平「バイオエシックスの誕生はどのように理解されているのか──

米国バイオエシックス研究者の歴史認識とその検討」，小松美彦・香川知晶編著『メタバイオエシックスの構築へ──生命倫理を問い直す』NTT出版，2010，所収）。

　バイオエシックスあるいは「生命倫理学」という用語自体についても検討すべき点は少なくない。これらの言葉が意味するバイオあるいは生命とは「代謝機能を持ち，自己複製できる」などの特徴を有する「生命」一般ではない。ヒト以外の動植物を含む生命体一般でもない。「人間の生死に関わる」事柄である。しかし，その事柄全体を扱うのでもない。医療あるいはバイオテクノロジーに関わることに限られる。交通事故による死亡とか，助産師の扱う正期産での人の誕生などは，生命倫理の対象には原則としてならない。医療やバイオ技術が介入して，人間の生死が左右される場面において「生命」倫理が学問的な研究対象となる。

　次に，医事法学における議論とはどう関わるか。医事法学会の会員は主として法学と医学の専門家で構成されている。主たるテーマは日常医療や生命科学あるいは技術の法的側面に関係する。医療過誤，医療における個人情報，患者の権利，医療関係の法制度などである。医事法のテーマのすべてが生命倫理あるいは医の倫理と関係するわけではない。例えば，診療報酬の査定に関わる訴訟，医療行為の特許に関わる訴訟など，倫理とは直接関わりのない紛争もある。

　また，同学会では現行法をどう解釈して紛争事例をどう処理するかということが主たる関心になっているので，あるべき政策論は「立法論」として取り扱われる。これに対して，本書の扱う公共政策論としての生命政策論では，医事法学の成果を利用しつつ，倫理と関わる制度論を中心テーマとして考えなければならない。

　他にも医療に関する研究分野としては，広い意味での「医療政策論」がある。この領域の研究者は政治学や公共政策学分野からだけではなく，経済学や社会学分野などさまざまである。具体的には，保健医療社会学会，医療経済学会，社会医学会，社会政策学会，公衆衛生学会などの学会が比較的長い歴史を経ている。

　筆者の専門分野は政治学である。生命倫理学と医事法学と医療政策論が重

なる領域において，公共政策論を展開するため，1990年代前半から大学で「生命政治論」と題した講義を行い，「生命政治学」なる学問領域の可能性について模索してきた。その講義ノートが本書の出発点である。

　本書では，公共政策を考える前提で生命倫理学の成果を利用するので，法制度的視点が分析の中心になる。生命倫理学の研究領域のなかでは，いわゆる「規制政策的生命倫理」（Regulatory and Policy Bioethics）に該当する。現代医療やバイオ・テクノロジーについて，法律や指針による規制政策を扱うからである。生命倫理学のその他の分野には，哲学的／倫理学的基礎を理論的に研究する領域（Theoretical Bioethics），臨床現場で遭遇する個々の症例を研究する領域（Clinical Ethics），あるいは，歴史的／文化的／社会的文脈に関連づけて生命倫理を理解しようとする領域（Cultural Bioethics）がある。本書ではそれぞれの成果を引証はするが，考察の中心は公共政策論である（bioethics の以上四つの領域については，Daniel Callahan, Bioethics. in W. T. Reich et al. eds. *Encyclopedia of Bioethics*. Rev. Ed. 1995 参照）。

　なお，「バイオポリティクス」という用語が，M. フーコー以来さまざまな意味で使われており，「先端医療や生物技術に関する政策論」もそう呼ばれることがあることについては，米本昌平『バイオポリティクス』（中公新書，2006, 15-17頁）参照。また，前掲の *Encyclopedia of Global Bioethics* は Biopolitics の項目において，M. フーコー，G. アガンベン，M. ハート，A. ネグリなどの論説を紹介している。

　最後に参考文献について。過去30年に絞っても，各章それぞれのテーマについて積み重ねられた研究書や論文は膨大な数に上る。さらに医療技術の急速な進歩に対応した関係法令や倫理指針は毎年のように改訂されている。本書の主題は，生命倫理の関わる現代医療の全体を見通す政策論であるから，それに関わる文献を主に探索した。

第1節　倫理的・法的・社会的問題

　1990年ヒトゲノム解析計画（Human Genome Project＝HGP）を開始する際に，アメリカの連邦エネルギー省（DOE）と国立保健研究所（NIH）の管理するHGP関連予算の3～5％が遺伝情報の利用に関する倫理的（ethical）・法的（legal）・社会的（social）問題（implications or issues）の研究に使うように義務づけられた。これをモデルとしてその後現代医療のさまざまな分野でELSIの語がよく使われるようになったが，その内容は極めて多岐にわたっている。そこで，本書ではELSIを以下のような視点に留意して使用することを初めに記しておきたい。

①──さまざまな倫理観と公共政策

　倫理は，個人倫理と集団倫理とに分けることができるが，いずれにおいても「自己規律」という特徴がある。自己の言動を自分自身で，あるいは集団のメンバーとしての言動を集団内部で規律することが基本である。他人からあるいは集団の外部から強制される規律ではない。したがって，個人あるいは集団の数だけ，倫理基準があることになる。例えば，「いかなる場合でも嘘はつかない」という人もいれば，「嘘も方便だ。場合によっては嘘をつくことを恥じない」という人もいる。人工妊娠中絶を原則として禁止する組織（例えば，カトリック教会）もあれば，中絶は女性の権利だと主張する集団もある。さらに極端な主張の例を二つ挙げよう。

　1）「生物個体はいつか必ず死ぬのであり，延命という欲望はどこかで断念せざるを得ない。他人の死を当てにして，他人の臓器をもらってまで生き延びようとするのは，この断念の臨界点を超えている。人は死ぬべき時がきたら脳死者からの臓器移植などせずに死なねばならぬ。それはこの世に生を受けた生物個体の最終の倫理なのだ」（池田清彦『臓器移植　我，せずされず』小学館文庫，2000, 19頁）。

　2）「妻の不倫にはうるさい男たちが，なぜ注射器で他の男の精子を妻に

受精することに同意するのかが，私には理解できない。どこかに虚偽がある。相手との結婚を継続したいのなら，子どもができなくても，子どものいない人生を二人で引き受ければいいではないか。(中略)〔あるいは〕子どもができるかもしれない別の女性とやりなおすべきではないか」(ヤンソン由美子「"代理母"が問うもの」，グループ・女の人権と性編『アブナイ生殖革命』有斐閣選書，1989, 所収, 108頁)。

　こうした個人的倫理観に基づく強い主張は，臓器移植や人工授精の推進に賛成する人々が多数を占める日本社会の中では貴重な発言だ（極論には「定説」を疑わせるインパクトがある）。しかし，これらの倫理観を公共政策論の基礎に据えるわけにはいかない。一つの国のなかには，通常，さまざまな倫理原則を持つ個人あるいは集団があり，表現の自由，信仰の自由，集会・結社の自由，学問研究の自由が保証されている。倫理観を含む価値観の多様性を許容する社会（多元的社会）を前提に公共政策を考えなければならない。

　倫理的態度のもう一つの特徴は，「法律に違反していなくても自分はこれこれの行為はしない」という覚悟を持つことに始まる。いいかえれば，倫理的行為のごく一部だけが法律でも禁止される。〈法は最小限の倫理〉（G. イェリネック）だとも言われる所以である。

　さらに，倫理基準は時代によって動く。身分制社会では，身分によって基準が異なっていたから，個人の倫理観に従って身分基準と異なる行動をすることは困難だった。身分制が崩壊した後は，だれでも個人または自発的結社ごとに倫理基準を自ら定めることができるようになった。しかし，その後も，例えば，家族はこうあるべきだといった考え方は，多数者によって共有され支配的な家族観となった。その中で個人は，なすべき行動を「倫理」あるいは「道徳」として受け入れていた。例えば日本では，家父長に対する「孝」，主人に対する「忠」などを倫理的徳目として重視した時代があったし，同性愛に対して寛容な時代もあれば，厳しい時代もあった。過去を遡れば，さまざまな倫理観に行き当たる。

　現代の特徴は，医療に関わる科学や技術が，倫理的な選択肢を大幅に増やしたことである。例として生殖過程についていえば，かつては，性行為は夫

婦間に限るべきか，人為的に避妊していいか，妊娠中絶は許されるかぐらいしか倫理的問題はなかった。不妊の人が子どもを持てるようにする医学的方法は知られていなかったから，「卵子，精子，あるいは受精卵を提供してもらっていいかどうか」などという問い自体がなかった。ところがいまでは，「死亡した夫の精子を解凍して子どもを産むことを選択するかどうか」とか，「祖母が孫を妊娠・出産することを選ぶかどうか」とか，一昔前なら問いの意味すら理解できない問いが多岐にわたって問われている。当事者個人から見れば，倫理的な選択肢が増え過ぎて，決断に迷うことが多くなり，その分悩みが深くなったのである。また，個人個人の自己決定が集積した結果として，ヒトという種のあり方が問われる時代になった。各人がベストと思って選んだ行為の結果が集積されて，人類のあり方を根本的に変える可能性が見えてきている（倫理的「合成の誤謬」）。

　「人間の前途がまっすぐなようでも，果ては死への道となることがある。笑っていても心の痛むことがあり，喜びが哀しみに終わることがある」（旧約聖書，箴言14章12〜13節）。

また，技術の進歩とそれがもたらす利益に対する期待が膨らむと，「医療やバイオ・テクノロジーでできることは何でも試したい。だれでもそうする権利があるはずだ。他人に危害を加えず，当事者が同意していることまで規制するのは権利侵害だ」という意見が増える。さらに進むと「どんな技術でも利用して，永遠に幸福に快適に生き続けたい」という望みもふくらむだろう。こうした期待を突き詰めていくと「不老長寿」でありたい，「身体強健／頭脳明晰」な子どもが欲しい，「自分の遺伝子を残したい」など，大昔からある人間の欲望の原点に行き当たる。

　「水泡なす仮れる身〔水の泡のようにはかないこの世の生〕ぞとは知れれども　なほし願ひつ千年の命を」（大伴家持。万葉集巻二〇・四四七〇）。

②── 医療の不確実性

日常医療の現場でも，最近は患者と家族の医療に対する過剰な期待が昂進しているとの指摘がある。「どんな病気も治療できるはずだ。できないのは

医師が適切な処置をしないからだ」という思い込みが強くなっているという。しかし，「人間の死亡率は100％」（Man is mortal.）という厳然たる生存限界の中で，さまざまな「不確実性」を前提にして医療が実施されることを知れば，医療に求める倫理観も変わってくるはずである。病気を治す対象である人間は，故障を修理する対象である機械とは明らかに異なる。人間は人体全体を設計し製造できないが，機械は人間が必要に応じて設計・生産した製品である。標準化された規格を満たす形状や性能をもつ部品も，その集積である機械本体も個体差が最小になるように作ることができる。これに対して，人体の場合，部分についても全体についてもその生理／病理が完全に解明されたわけではない。一人ひとりの細胞，組織，臓器にも，心身全体にも個体差（標準値からの乖離）が大きいのが通常である。したがって，その一部が異常になった場合，治す方法にも個体差がある（なければならない）。各疾患に対して，専門学会が定めた標準治療指針（スタンダード）はあるが，一人ひとりの患者に応じて治療方針を微調整するのは，担当する医師の裁量権に委ねられる。その分，医師個人の能力が治療効果に及ぼす影響も大きくなる。整備士がマニュアルに沿って修理することを要求される機械の場合でも，整備士の熟練度が修理する時間や結果の精度に影響する。しかし，医療の場合には，以上のような人間の心身の「不確実性」を前提にするので，機械修理とは根本的に異なる結果をもたらす。

　さらに，現在までの医学では解明できていない病理もある。医療技術の限界もある。臨床研究の成果を証拠（evidence）として治療方針を決定（Evidence Based Medicine＝EBM）しても，それが特定の患者に最良とは限らない。エビデンスとは，臨床研究に基づき統計学的に有効という判断を示す根拠に過ぎない。患者の家族構成，本人の心理的状態や性格など，治療方針の決定に影響するファクターは多い。臨床研究でよく問題になるプラシーボ（placebo）効果（薬効のない物質を患者が服用した結果，症状が軽減すること）も現実によくあることである。

　一人一人の患者の検査と診察をいくら精密にしても，特定の患者の病因を決めることはできない。臨床研究の結果に基づいて因果関係を想定するしか

ない（津田敏秀『医学的根拠とは何か』岩波新書，2013，76頁以下，参照）。医療関係者の経験と研究成果から確率的に判断するのが医学的診断なのである。

こうした「不確実性」を患者に理解してもらうために，ある病院で手術前に患者に提示する「説明と同意の原則」と題する文書にはこうある。

「医療は本質的に不確実です。過失がなくても重大な合併症や事故が起こり得ます。診療行為と無関係の病気や加齢に伴う症状が診療行為の前後に発症することもあります。合併症や偶発症が起これば，もちろん治療には最善を尽くしますが，死に至ることもあり得ます。予想される重要な合併症については説明します。しかし，極めて稀なものや予想外のものもあり，全ての可能性を言い尽くすことはできません。こうした医療の不確実性は，人間の生命の複雑性と有限性，および，各個人の多様性に由来するものであり，低減させることはできても，消滅させることはできません。過失による身体障害があれば病院側には賠償責任が生じます。しかし，過失を伴わない合併症・偶発症に賠償責任は生じません。こうした危険があることを承知した上で同意書に署名して下さい」（小松秀樹『慈恵医大青戸病院事件――医療の構造と実践的倫理』日本経済評論社，2004，206頁）。一般患者にとってはやや固い表現が多いが，率直に事実を告げようとする姿勢はよく伝わってくる。

さらに言えば，患者と医師の間でのコミュニケーションに起因するあいまいさも残る（医師が説明で使うことばのわずかな違いによって患者の意思決定が変わるなど。尾藤誠司編『医師アタマ――医師と患者はなぜすれ違うのか』医学書院，2007，58-59頁。同『「医師アタマ」との付き合い方』中公新書ラクレ，2010，参照）。そもそも医学教育自体が複雑な医学を単純な専門科学に還元し，かえって不確実性を助長しているとも言われてきた（中川米造『医学の不確実性』日本評論社，1996，138頁）。

ハーバード大学医学部教授，ジェローム・グループマンの『医者は現場でどう考えるか』（美沢恵子訳，石風社，2011）は，医師が診断ミスを犯す場合の認識バイアスを症例に即して検討している。読者はこの名著によって，医療の不確実性の深い闇と同時に，ミスを減らそうとする医師の驚異的な努力に深く心を揺さぶられるだろう。「不確実性を認めることは，担当医ならびに

提案されている治療に対する患者の希望や信頼感を傷つけることになるのだろうか？　逆説的に，不確実性を認めたほうが，医師の治療効果を高めることがありうる。なぜなら，それは医師の正直さ，患者と積極的に対話する姿勢，現状認識などを表すからである。（中略）不確実性を認めたほうが，最初の戦略が失敗しても，コースを変更し努力を続けることが容易になる。時には，不確実性は成功の必須条件なのである」(170頁)。

　また，医療社会学者のレネー・C.フォックスは「不確実性に関する医学生の訓練プロセス」についての考察で，「近代医学の膨大な知識と複雑な技能をすべて習得することは不可能であることから生じる確信のなさ」，「医学的な理解や有効性に限界があるということから生じる確信のなさ」などについて論じた（『生命倫理をみつめて――医療社会学者の半世紀』中野真紀子訳，みすず書房，2003，49頁）。

　なお，患者の側からあるべき医師像あるいは医学教育のあり方を論じた本は少なくない。行政学者・足立忠夫の『患者対医師関係論――患者の「医学概論」』（東洋書店，1994）は，「医療サービスの長期かつ大量の消費者」から見た「サイエンスとしての医学とアートとしての医術と倫理的規範としての医道とを結合したディシプリン」の日米比較論になっている。

③── 法規制の特徴

　以上で論じたような倫理の特徴に比べると，法律は，第一に，個人あるいは特定集団の外部で決められ，すべての構成員に強制される。もちろん外部といっても，議会制の国家では国民の代表が法律を決める。だから間接的な自己規律だと言えないこともないが，多様な価値観の併存を前提とする社会では，多かれ少なかれ自分の意に添わない法律が制定されるし，それに従わなければ，さまざまな処分（刑事処分，民事処分，行政処分）を受けることも覚悟しなければならない。

　第二に，倫理と異なって法律は抑制的である。「法は最小の道徳」といわれるように，法律は限界的な場合にのみ登場すべきだとする考え方が有力である。自治的社会のなかで特定の倫理原則が機能し，国家権力が発動されな

くても秩序が維持されるのが理想的なのである。しかし，さまざまな価値観が共存する社会では，法律で全国民に強制できる行為は限られている。また，法律規制がどの範囲まで及ぶべきかについては，時代によっても変わってくる。例えば，1907（明治40）年発布（翌年施行）の現行刑法183条には，「有夫ノ婦姦通シタルトキハ二年以下ノ懲役ニ処ス其相姦シタル者亦同シ」（姦通罪）という条文があった。妻と相手の男だけを罰する規定なので，憲法14条の「法の下の平等」，24条の「両性の平等」規定に反するとして，1947（昭和22）年削除された。その後，「姦通あるいは不倫行為を実行するかどうかは，個人倫理の問題であって法律で規制すべき問題ではない」という理解が社会に浸透した。

　第三に，法は秩序の維持や紛争の解決が目的である。社会の内部で紛争が解決できない場合に法律は問題解決のためのルールを決める。例えば契約は，個人あるいは法人間で，契約するかどうか，だれと契約するか，どんな内容／形式にするか，すべて自由に決めてよい。これを「私的自治の原則」という。経済的弱者を保護したり，公序良俗に反する契約を制限したり，大量取引において約款で事実上契約内容を一方的に決めるなどの例外的ケースについてのみ，契約の自由は制限される。

　第四に，法律は行為の外形を重視する。犯罪行為が故意によるか過失によるかが問われることはあるが，それはあくまで犯罪行為の評価に関わる。これに対して倫理基準は，たとえ他人に知られなくても身を慎むべきだという規準を含んでいる。例えば，儒教で「慎独」という。たとえ一人でいるときであっても身を慎むべしとする思想である。新約聖書でイエスは「他人の妻に対して欲望を抱いてはならない」と教えている。ユダヤ教の姦淫罪が外に現れた行為を重視していたのに対し，より厳しく規準の内面化を命じたのである。これらの倫理的教えとは異なり，法律は行為の結果に影響を及ぼさないかぎり，内心の自由を保証しつつ，結果が及ぶ行為の外形を問題とする。

　なお，現代においては，国によって規制が異なっていると，特定の医療を希望する患者が国境を越えて移動してしまう。その結果，規制が及ばないかその効果が減衰する場合がある。例えば，代理出産を専門学会が禁止してい

る日本から，容認しているアメリカの州に渡航する場合がある。国際的に規制基準を調整して統一化すること（ハーモナイゼーション）を試みることは極めて困難であるし，そもそも統一を目指すべきなのかどうか。グローバルに広く使われる医薬品なら認可基準の統一化は必要であろう。現に，ヨーロッパ，アメリカ，日本の三極で統一基準がある。しかし，倫理の関わる公共政策の領域では，統一よりもむしろ多様化を認めあうべきなのではないか。

　また，法的には認められている行為であっても，専門職自身が自己の倫理観に基づいて，その行為を拒否する権利も十分認めなければならない。例えば，母体保護法による条件を満たした人工妊娠中絶であっても，医師本人が個人的倫理観から施術を拒否しても，医師法にいう応召義務（19条）に触れないと解するとか，輸血を拒否する患者の手術を引き受けない場合である。徴兵制のある国で「良心的徴兵拒否」が認められているのと似ている。

　なお，倫理と法の関係に関して，「公の秩序・善良の風俗（公序良俗）」という法理に触れる必要がある。私的自治を原則とする私人間の法律行為において，この法理に基づく制限を課する場合がある。例えば民法には，「公の秩序又は善良の風俗に反する事項を目的とする法律行為は，無効とする」（第90条），「不法な条件を付した法律行為は，無効とする」（第132条）などの規定がある。具体的には，あるべき社会秩序，家族秩序，性道徳などあるいは個人の権利に反すること，いわゆる妾契約，賭博資金の貸借，芸娼妓契約，不法な行為を行う契約などがその内容である。代理懐胎契約をした当事者が約束した報酬を支払わなかった場合，契約が「公序良俗」違反とされれば，債務者が裁判所に訴えて債務の支払いを命じてもらうことはできない。

④── 社会的問題

　倫理や法には間接的に関わりながら，多数人に影響を与える問題がある。例えば，性感染症や妊娠中絶を予防するために学校で「性教育」はどのように実施されているか，今後はどのような形で進めるべきか。不妊症を訴える人々に対する社会的サポートの現状と今後だれが何をどうすべきか，生殖補助医療を公的保険の対象とするのは政策的に妥当かなどなど。法制度の整備

と並んで政策的な課題となる問題が多い。

第2節　生命倫理の関わる政策の理念と原則

　これから順次検討する政策論では，各分野の専門家がそれぞれの論拠に基づいて妥当な政策を提示している。その際，各論者は意識的に，もしくは無意識的に，特定の理念や原則を選択していることが多いが，それらを言葉にして表明するかあるいは意識化する論者は多くない。しかし，論者によっては価値判断の根拠を明らかにする場合もある。そういうときは既成の倫理原則（基準）に当てはめて，持論を正当化する傾向が強い。そこで以下では，まずこれまでに広く知られてきた倫理原則について整理しておく。

①——生命倫理（bioethics）の原則

　現在の世界には，さまざまな倫理的言動に関する原則がある。それらは個人あるいは宗教団体や地域共同体ごとに異なり，それぞれのメンバーを規制している。生命倫理原則は，倫理観の多元性を認めつつ，各コミュニティを越えて一致できる形にまとめたものである。以下で整理するように，それらは大きく三つの型に分かれ，それぞれに特徴を有している。その違いを知ることが日本における生命倫理を考える際に必須である。

　なお，日本の生命倫理関連の政策について，以下のような指摘がある。「日本を除く欧米先進地域はキリスト教圏の出自であるがゆえに，既存のバイオエシックスの体系がキリスト教的諸価値と共鳴関係をもっている。（中略）先進国共通の規範を受け入れることを当然視してきた日本は，生命倫理政策の一端が，欧米型価値観に過適応してしまっているのではないか」（米本昌平『バイオポリティクス——人体を管理するとはどういうことか』中公新書，2006，5-6頁）。しかし，論者が「キリスト教的諸価値」，「欧米型価値観」というとき，具体的に何を指しているのか書かれていない。以下に見るように，アメリカとヨーロッパあるいはキリスト教型の倫理原則の違いにこそ注目しなければ，日本のあるべき生命倫理政策は構想できない。

❶ アメリカ型

　ジョージタウン大学教授でケネディ倫理研究所の中心的存在であったビーチャム（哲学）とチルドレス（神学）が中心となり，タスキギー事件（1934年からアメリカ国立保健研究所：NIHにより実施された無断臨床研究。黒人梅毒患者の同意なく無治療で観察を続けた。1972年報道され連邦議会が調査開始）の後，臨床研究のあり方について，「生物医学と行動科学研究における被験者の保護に関する国家委員会」が報告書「研究対象者保護のための倫理原則および指針」（通称『ベルモント・レポート』1979）をまとめた（津谷喜一郎ほか訳，『臨床評価』28巻3号，2001）。このレポートが初めて三つの基本的倫理原則を提示した。

　　1　「人格の尊重」（respect for persons）
　　2　「与恵」（beneficence）
　　3　「公正」（justice）

　第一原則は，二つの倫理的信念（convictions）によって成り立つ。「第一に，個人は自律的（autonomous）主体（agents）として扱われるべきである。第二に，自律性の低下した個人は保護される権利を持つ」。自律的人格とは，「自己の目的について熟慮することができ，そうした熟慮に基づいて行動できる人」。言い換えれば，情報を十分理解し，自由に意思表示し決断できる個人である。

　第二原則は，研究対象の利益を最大に，危害を最小にすること。

　第三原則は，研究による利益と負担の公平な配分，社会的に弱い立場の人が被験者として安易に利用されないようにすること。

　これらの原則提示の後，インフォームド・コンセント，リスク・ベネフィット評価，被験者の選択について研究者に求める事項が説明されている。

　こうした原則が確認されたきっかけは，上記の事件などアメリカにおける不公正な人体実験だけではなかった（タスキギー事件については，金森修『負の生命論——認識という名の罪』勁草書房，2003，第1章，参照）。歴史的にはより古く，ナチスの人体実験を裁いた国際裁判後に発表された「ニュルンベルグ

綱領」(1947) に源泉があった。この綱領には，「十分に説明され理解した被験者の自発的同意が必要」(第1項) とあり，また，「実験は社会の善となる結果を生むべきものであり」(第2項)，「実験は，すべて不必要な肉体的ならびに精神的苦痛や傷害を避けるように行わなければならない」(第4項) などとある。しかし，それが直ちに医学研究の原則として普及しなかったどころか軽視され続けた。その間の事情について，詳しくはデイヴィッド・ロスマン『医療倫理の夜明け――臓器移植・延命治療・死ぬ権利をめぐって』(酒井忠昭監訳，晶文社，2000) 参照。

　自律尊重を第一原則とする生命倫理は，被験者の承諾なく公然と行われたさまざまな研究が告発され，法制度が確立されるに至る過程を経て次第に確立されていった。その後，ビーチャムとチルドレスがまとめた4原則 (トム・L. ビーチャム，ジェイムズ・F. チルドレス (*Principles of Biomedical Ethics*, Oxford UP. 初版1979，第7版2012. 立木教夫ほか訳『生命医学倫理』第5版，麗澤大学出版会，2009) が最もよく知られるようになった。「自律尊重」(Respect for Autonomy)，「無危害」(Non-maleficence)，「与恵」(Beneficence)，「公正」(Justice) である。

　「無危害」と「与恵」の二原則は，すでにヒポクラテス (前460頃～377頃) も勧めていた (「病気については次のことを重視せよ。すなわち益をなせ，害を与えてはならぬ」『流行病』)。「公正」については，例えば，世界保健機構 (WHO) が，遺伝医療サービスの「公正な分配」(Distributive Justice) についてこう言っている。「遺伝医療サービスをどの程度優先させるかを論ずる際，全世界的レベルでは，多くの子どもや成年の死は貧困，感染，栄養失調，暴力，基本的な医療の不足などの非遺伝的原因によるものであることを忘れてはならない。これらの問題がまず解決されなければならない。多くの住民に対して基本的な医療すら提供できないにもかかわらず，余裕のある一部の人々に対してのみ高度な技術を用いたサービスを提供することは正当化できない。それぞれの国は，その国の法律，伝統，文化に従って，ヘルスケアの優先順位を定めるべきである」(日本人類遺伝学会有志訳『遺伝医学における倫理的諸問題の再検討』28頁)。

災害医療や大規模救急医療において，有限の人的物的資源を用いて多数の患者を効率よく治療するためのトリアージ（重症度に応じて治療優先度を識別すること）も公正原則によっている。
　いずれにせよアメリカ型の倫理原則は，個々人の自律性，権利を認めつつ，契約中心の法的合理性に基づき規制することによって，全体として倫理性を確保しようとする発想である。医療社会学のパイオニアであるR.フォックスは早くからこれがアメリカ的人間／社会観に相応じた特徴であるとして批判的に分析していた（The Sociology of Medicine. Prentice Hall, 1989, 229-33頁）。
　なお，こうした原則が形成，受容され，変貌していった背景については，香川知晶「バイオエシックスにおける原則主義の帰趨」（小松・香川編著『メタバイオエシックスの構築へ』所収）参照。

❷ヨーロッパ型
　こうしたアメリカ型の原則に対して，ヨーロッパ型の倫理原則は異なる特徴を持っている。EUの政策執行機関であるヨーロッパ委員会（European Commission）に対して，生命倫理（bioethics）と生命法（biolaw）に関する政策提言をまとめたレントルフ（Jacob Dahl Rendtorff）は，以下の4原則を提示している（Basic ethical principles in European bioethics and biolaw: Autonomy, dignity, integrity and vulnerability — Towards a foundation of bioethics and biolaw. Medicine, Health Care and Philosophy. 5: 235-244, 2002）。
　「自律性」(autonomy)，「尊厳」(dignity)，「統合性」(integrity)，「弱さ」(vulnerability)。
　「自律性」は，自分の考えや人生の目的を設定し，倫理的に自己規制できる，他からの強制なしに自己決定できる，などの力を持つ理性的な人間の原則である。ただし，この原則は，人は外部的な要素（他者／社会／環境等）に依存していること，個人が得られる情報は限られていること，理性的能力は衰えることなどの制約を受けるとされている。
　「尊厳」(dignity)は，種としてのヒトの独自性，個人の生命の不可侵性（inviolability），人としての倫理性に対する畏敬，人は商品化されてはならな

いこと，自尊感情，人としての平等性などを意味する。

　integrityは日本語に訳しにくいことばだが，「統合性」「一体性」「完全性」などと訳されてきた。生まれながらの人としての全体性，自己決定性，正直／誠実などの良い性格を含んでいる。人の心身は他人から介入（侵襲）されない私的領域だという意味でプライバシー権を認めることでもある。英文文献においても，integrityは，さまざまな徳目を含むcluster concept（集合概念）だとする見解を紹介している（*Stanford Encyclopedia of Philosophy*, rev. 2017）。

　また，レントルフは，前掲（7頁）の *Encyclopedia of Global Bioethics* の Concept of Integrity の項において，人の遺伝的特性が人為的にも改変されない権利をintegrityの重要な側面として強調している。

　「弱さ」（vulnerability）の原則とは，人間の有限性を前提にした他者の弱さ，壊れやすさに対する配慮と受容を意味する。弱さとは，「有限性」（finitude）と「壊れやすさ」（fragility）を持つ（必ず死に至る）生命の弱さであり，さらに，自律性，尊厳，一体性が侵された弱い人は保護され支援される権利があるとする原則である。

　もともとこれらの原則は1998年EU内の多彩な専門家22名が生命倫理と生命法（biolaw）に関する基礎的な倫理原則をまとめたEU BIOMED研究プロジェクト（レントルフが中心的役割を果たした）による政策提言（バルセロナ宣言 The Barcelona Declaration Policy Proposals）を基礎にしている。地球規模の環境の持続性や動物の保護まで視野に入れた倫理原則になっている。アメリカ型の原則に比べて，個人を越えた人間の価値と特性を重視した原則である。

　なお，EU憲法（2004，未発効）の基本権憲章には，「人間の尊厳は不可侵である」（61条），「だれでもその肉体的および精神的統合性（integrity）を尊重される権利を持つ。優生学的目的での人間選別の禁止。人体およびその部分を金銭的利益とすることは禁止。クローン人間作製の禁止」（63条）とある。

　また，ヨーロッパ評議会（Council of Europe）が1999年に発効した「人権と生物医学に関する条約」（Convention on Human Rights and Biomedicine）の中にも「人間の尊厳」（Dignity of the Human Being）が基本的な価値（essential value）として掲げられている。第1条には，この条約が「すべての人間の尊厳と同一性（identity）を保護し，だれでも差別されることなく，その完全性（integrity）および生物学と医学の応用に関連する他の諸権利と基本的な自由を保証する」とある。さらにこの条約の説明文書には「人間の尊厳と同一性は生命（life）が始まると同時に尊重されなければならない」と明記されている。すなわちここで「人間」とは，胎児の段階から生命として保護されるのである。

「尊厳」については，ドイツ連邦共和国基本法第1条に「人間の尊厳（Die Würde des Menschen）は不可侵（unantastbar）である。これを尊重し，および保護することは，すべての国家権力の義務である」とある。ここで「人間の尊厳」は，実定法の前提として尊重されるべき自然法的な理念として考えられている。その思想的起源に関しては，旧約聖書・創世記の「神の似姿（imago Dei）」としての人間から，中世神学の「人格は尊厳を有する」を経て，カントの「人格は客観的目的であり，内的価値すなわち尊厳を持つ」に至る長く深い歴史がある。

「不可侵性」や「完全性」については，フランスの「人体の尊重に関する法律」（1994，民法典第16条）には，以下の文言で表現されている。「何人も，自己の人体を尊重される権利を有する。人体は不可侵（l'inviolabilité）である。人体，その構成要素及びその産物は，財産権の対象としてはならない」(1)，「人の治療上の必要がある場合を除き，人体の完全性（l'intégrité）を侵害してはならない」(3)，「何人も，人の種の完全性を侵害してはならない。人の選別の組織化を目的とするあらゆる優生学上の行為は，これを禁止する。遺伝性の疾病の予防及び治療を目的とする研究は別にして，人の子孫を変えるための遺伝的形質のいかなる作り替えも，行ってはならない」(4)。

以上は，本来（自然）の人間が持つ身体的／精神的形質を技術的操作によって改変または解体してはならないとする強い倫理観に基づく。ドイツが輸入されたES細胞の研究を容認し，フランスがヒト胚研究を条件付きで容認したことは，上記の原則から逸脱したというより，原則と例外を厳密に区別しようとする論理にこそ注目すべきであろう。

❸ キリスト教型

 これまでキリスト教会自身が生命倫理の諸問題について、積極的に発言してきた。例えば、ローマ・カトリック教会は第二バチカン公会議（1962～65）で採択した『現代世界憲章』（現代世界における教会に関する司牧憲章。1965）のなかで、人工妊娠中絶や安楽死など、生命倫理の主題に触れた。その後、教皇庁教理省が『堕胎に関する宣言』（1974）、『安楽死についての声明』（1980）、『生命のはじまりに関する教書』（1987）を相次いで公刊し、さらにそれらを総括した形の教皇回勅『いのちの福音』（1995）が発表された。

 一方、プロテスタント教会側では、1948年創立の「世界教会協議会」（World Council of Churches=WCC）が、正教会、聖公会なども含むエキュメニカルな運動体として、たびたび生物学、医学、医療技術の倫理的側面について提言や声明を発表してきた。例えば、「変動する社会における人間と共同体」（1966）、「遺伝学といのちの質」（1973）、「人間の発展：力と技術といのちの質の両義性」（1975）、「西部学的な生命操作における倫理的諸問題」（1979）、「生命操作——遺伝子工学の倫理的主題」（1981）、「バイオテクノロジー：世界の諸教会への挑戦」（1989）がある。

 こうした背景があるため、生命倫理学の発展に与えたキリスト教思想の影響は大きい。ここでは、上述した米欧の原則に取り込まれ切れなかったいくつかの原則に注目しておきたい。

(1) 生命の神聖性（sanctity of life = SOL）

 「生命の質」（quality of life = QOL）が、「よりよい質」、「より悪い質」といった比較級で語られることが多いのに対して、SOL は絶対的な価値と考えられている。どんなに QOL が低い生命であってもその神聖性は変わらず、生命として最大限に尊重されなければならない。なぜならあらゆる人間の生命は神が創造し、神がその終わりを決めるのだから、人がその過程に人為的に介入してはならない（「神の領域」）。無前提に「人間の尊重」や「人間の尊厳」原則を掲げるヒューマニズムとは異なり、キリスト教は人間の生命を神との関わりにおいて捉えているために、「神聖性」を主張するのである。

(2) 心身の統合性

聖書の人間観によれば，人間は心身が不可分に統合された存在である。旧約聖書の原語であるヘブライ語の「ネフェシュ」は魂とも訳されることがあるが，本来は人間の全体を指す。肉体と魂の二元論は聖書本来の思想にはない考え方である。ただし，新約聖書になると，ヘレニズムの影響を受けて，二元論的な表現を散見するようになる。しかし，その後も機械論的な人間観はキリスト教的人間観からは程遠い理論と考えられてきた。

臓器移植については，カトリック，プロテスタント教会の大方はこれを容認したが，「身体的生の自己同一性」を重視する立場から，その限界を説く見解もある。東方敬信「脳死と臓器移植」（神田健次編『講座：現代キリスト教倫理 1 生と死』日本基督教団出版局，1999，所収）参照。

(3) 二重結果の原則（principle of double effect）

この原則はカトリック教会の古い行為原則として知られている。

以下の四つの条件がすべて満たされるとき，よい目的をめざした行為が悪い結果をもたらしたとしても許容される。

1．その行為自体は倫理的に善いか価値的に中立（indifferent）である。
2．行為者は善い結果のみを意図しなければならない。
3．悪い結果は善い結果をもたらすための手段であってはならない。
4．善い結果は，容認される悪よりも優っていなければならない。

例えば，「女性が子宮癌に罹っているか子宮外妊娠していて，母親の救命のために手術するとき，胎児の生命を犠牲にしなければならない場合」，「医者による手術の結果として胎児が死亡するとしても，先の四つの条件を満たせば，胎児の死は倫理的に正当な医療処置による間接的かつ意図しない結果と見なされて，倫理的に許容される」。あるいは，「末期の癌患者が耐えがたい苦痛にさいなまれているとき，鎮痛のためにモルヒネなどを投与しなければならず，その投与によって生命が短縮され，死期を早めることになるような場合」，「医者が生命短縮や死期を早めるということを意図せず，苦痛の緩

和のみを意図すれば、そのような投薬は正当化される」（浜口吉隆『キリスト教からみた生命と死の医療倫理』東信堂，2001，79-80 頁）。

　目的と手段と意図が善であれば，意図せざる結果としての悪は許容できるとする論理である。このように主観的意図の正しさが重視されると，結果に対する評価が甘くならないか。緩和医療が発達した現在では，モルヒネの適切な使用によって，死期が早まることはほとんど考えられないが，鎮痛目的の鎮静剤によって，意識レベルを最後まで低下したままにする場合は少なくない（sedation）。本人と家族が同意していたとしても，結果は許容できるだろうか。意識レベルを下げないまま鎮痛効果を維持する医療をぎりぎりまで追及する姿勢を緩めてしまう危険性はないか。身体の一部（乳房とか足部とか）を切除して救命する場合は，良い結果をもたらすための手段として悪い結果が用いられるとは言えないかなど，さまざまな批判があるが，この原則が症例判断に適用されることは少なくない。

　また，この原則からさらに，人間の自由意志とは関わりのない「自然悪」（physical evil，病気や死）は，それを容認するに足るだけの「生命の尊重にふさわしい重大な理由」があれば，倫理的に非難されないことになる。「小悪選択の原則」または「つり合いの原則」と言われる（前掲書，81 頁）。

(4) 通常手段と特別手段の原則

　通常手段（ordinary means）とは，生命の維持に必要な通常の食物や衣服を指し，特別手段（extraordinary means）とは，治療目的と釣り合わない苦痛，嫌悪感，費用を要する医薬品，治療処置（手術など）を指す。人は通常手段を用いる権利と義務があるが，特別手段を義務づけられない。「蘇生術についての宗教的・倫理的諸問題」（1957，教皇ピオ十二世）にはこうある。「通常手段以上の手段を義務づけることは重過ぎ，より高い善の獲得を困難にする」。

　この原則は，最近では「有意味性と効果」を重視する表現として，「選択的手段」と「義務的手段」あるいは「均衡的」と「不均衡的」という用語が使われるようになり，症例ごとに，医師と患者と家族が相談して選択するこ

とが容認されているという（前掲書，86頁以下）。

(5) 全体性の原則（principle of totality）

　人間は，自分の身体と魂の絶対的な支配者ではない。しかし，有機体全体に役立つ限りでの使用権のゆえに，自分の存在の善に必要なときには，その限りで自分の肢体を切断することは許される。

　なお，旧新約聖書の倫理観については，関根清三・竹内裕「旧約聖書——「生かされてある」生」，佐藤研「新約聖書——その生死「弁証法」」（いずれも関根編『死生観と生命倫理』東京大学出版会，1999，所収），関根清三『倫理の探索——聖書からのアプローチ』（中公新書，2002）参照。

② ── 医（医師／医療）の倫理（medical ethics）の原則

　医の倫理は，医師という専門職集団（ギルド）の自己規律（入門の際の誓約）として発達してきた。その源泉は「ヒポクラテスの誓い」である。記述は具体的であり，何らかの原則を示したものではない。「食餌療法は患者の福祉のためにする。加害と不正のためにはしない」。「致死薬は投与しない」。「女性に堕胎用器具を与えない」。「どの家に入ろうとも，それは患者の福祉のためであり，あらゆる故意の不正と加害を避け，とくに男女を問わず，自由民であると奴隷であるとを問わず，情交を結ばない」。「治療の機会に見聞きしたことや，治療と関係なくても他人の私生活について漏らすべきでないことは，他言してはならない」などである（小川政恭訳『古い医術について』岩波文庫，所収）。また，かれの「医師の心得」（同上所収）では，「もしある医師がその患者のある病状に窮したり，またその経験不足のために模索状態に陥ったばあいに，他の医者をも呼ぶように求め，協議によって病人の真相をきわめ，救済の道を見いだすための協力者を得ようとしても，それは何ら品位にかかわるものではない」という。

　これら医師の行動規制は，ギリシャの神々（アポローン，アスクレピオスなど）にかけての誓いであった。キリスト教世界の成立後はこれが「イエス・キリストの父なる神」に誓うと読み替えられて普及したと言われている（川

喜田愛郎『近代医学の史的基盤』上，岩波書店，1977，70頁）。さらに，専門医集団が世俗化（脱宗教化）した後では，世界医師会や各国の医師会が作成した倫理綱領に対して，加盟する医師個人が誓う（遵守を約束する）という形式を取っている。

　世界医師会（WMA）の「ジュネーブ宣言」（1948年採択，2006年修正）は，「私は，人類への奉仕に自分の人生を捧げることを厳粛に誓う」から始まって，「私は，良心と尊厳をもって私の専門職を実践する」。「私は，たとえ脅迫の下であっても，人権や国民の自由を犯すために，自分の医学的知識を利用することはしない」と続く。個人の内面にある倫理観や倫理を超えた規準を尊重するように変化している。

　この宣言を継承した「医の国際倫理綱領」（International Code of Medical Ethics 1949採択，2006修正）から抽出することができるのは，原則というよりは行動綱領（医師の義務）である。例えば，「医師は，判断能力を有する患者の，治療を受けるか拒否するかを決める権利を尊重しなければならない」。「医師は，人間の尊厳に対する共感と尊敬の念をもって，十分な専門的・道徳的独立性により，適切な医療の提供に献身すべきである」などである。

　このように初期には，医師は神々にあるいは良心に誓うのであって，患者の意思を問うことはなかった。医師が自ら〈患者の最善の利益〉を推察して，患者の心身に介入することを良しとする態度（パターナリズム）が医の倫理の出発点であった。それが次第に「患者の権利や尊厳を尊重する」方向に重点を移した。また，アメリカでも1980年頃から徐々に患者の自律性を認める方向に変化している。アメリカ病院協会（AHA）の患者の権利章典（1972）やアメリカ医師会の「医の倫理綱領」1980年改訂から，患者の権利擁護の理念が重視される文面になった。患者の自律性については，世界医師会の「患者の権利に関するリスボン宣言」（1981採択，2005修正）が触れている。「患者は，自分自身にかかわる自由な決定を行うための自己決定の権利を有する」。「患者は，常にその最善の利益に即して治療を受けるものとする」という原則も同じ趣旨で言われる。

　また，同じ医療関係職でも看護師の場合は，早くから「患者の擁護」「患

者の権利尊重」などを原則とする「看護倫理」綱領を看護師団体が掲げてきた。例えば，国際看護協会（ICN）の看護師の倫理綱領（2012改訂）前文には，「看護には，文化的権利，生存と選択の権利，尊厳を保つ権利，そして敬意のこもった対応を受ける権利などの人権を尊重することが，その本質として備わっている」とあり，日本看護協会の看護者の倫理綱領（2003）には「看護者は，人間の生命，人間としての尊厳及び権利を尊重する」，「看護者は，人々の知る権利及び自己決定の権利を尊重し，その権利を擁護する」などとある。

このように，最近では医療職が尊重すべき倫理の中核となった患者の「自律」「自己決定」の権利を患者が行使できるためには，第一に，医師と患者の間での情報の共有が大前提となる。「患者は自分の診断，治療，予後について，完全に新しい情報を自分に十分理解できる言葉で伝えられる権利がある」（患者の権利章典第2項）。第二に，開示された情報に基づく患者の自由な選択／決定が必須となる。「患者は法が許す範囲で治療を拒否する権利があり，またその場合に医学的にどういう結果になるかを知らされる権利を有する」（リスボン宣言第4項）。

患者の権利に関して，早くから啓発活動を続けてきた，アメリカの哲学者，ジョージ・J. アナスは，「中核的患者の権利」として五つの権利を挙げている（『患者の権利——患者本位で安全な医療の実現のために』谷田憲俊監訳，明石書店，2007，45-48頁）。

1．十分な情報提供を受けたうえで決定する権利

治療法，合併症，予後などだけでなく，ケアに当たるすべての人の資格や臨床経験について知る権利を，また英語が話せない場合は通訳を依頼する権利を有する。

2．プライバシーと尊厳に対する権利

自己情報について第三者に知られない権利だけでなく，医療記録にアクセスできる権利，修正を求める権利を含む。

3．治療を拒否する権利

特定の治療を拒否することによって差別されない権利，医療委任状や事前

指定書を尊重される権利を含む。

　4．救急医療を受ける権利

　直ちに十分な注意を払われ治療を受ける権利。患者の最善の利益にかなうと判断されない限り，他の施設に移送されない。

　5．擁護者（adovocate）を持つ権利

　「患者のすべての権利を支援する権限を持つ，患者の権利擁護者を指名する権利」。擁護者は患者が家族や第三者の中から指名する。

　実際には，患者の理解力のレベルはさまざまであり，担当医との関係において情報共有の実態にもバラツキが多い。また，極端に頻度が低い副作用まですべて開示すべきかどうか，症例ごとの対応にならざるをえないであろう。

　なお，古代日本では丹波康頼撰『医心方』（984年）に，「患者を差別なく診療する」，「患者の苦しみをわがことのように想いやる」，「他の医師を誹謗し自慢することを避ける」など，倫理的な戒めが記述されている（槇佐和子訳，筑摩書房）。これらの戒めがパターナリズムであることは「ヒポクラテスの誓い」と変わりはない。

③——自律尊重と自己決定権

　上段で見たように，「自律尊重」が生命倫理の基本原則だとすると，それと「自己決定」原則とはどう関係するのか。両者はあまり区別されずに使われていることも多い。患者の自律性を尊重することは，いいかえれば患者が自分で決定することだと暗黙のうちに考えられている。「自律性」を持った個人なら，個々の場面において自分で自分の言動を決定する（できる）といってもよい。その意味では「自律尊重」＝「自己決定尊重」だと言える。

　しかし，「自己決定権」は憲法あるいは少なくとも私法上認められる権利の一つであるから，倫理原則とは区別して理解する必要がある。法律学的な問題点については，樋口範雄「患者の自己決定権」（『岩波講座　現代の法14　自己決定権と法』岩波書店，1998，所収）参照。樋口の論じたように，患者の自己決定権は契約モデルとしてではなく，信託（信認）モデルとして理解すべ

きであろう。契約モデルでは，医師対患者関係を対等者間関係とし，患者の決定を義務化し，決定の結果について患者に責任を負わせる。信託モデルでは，患者は医師を信頼して頼る依存関係にあり，医師は患者の最善の利益を実現する義務，情報提供義務を負う。それによって医師はより強く患者の擁護者として行動することを求められる。

なお，本書では生と死の関わる医療における自己決定の場面で，法律あるいは判例上認められている権利に限定して「自己決定権」を使用することにする。したがって，意思表示能力があることを前提にした自己決定権が行使できるためには，決定するかどうかの判断をするための必要かつ十分な情報提供があるか，権利を行使できる環境にあるかが問題になる。

例えば，刑務所に収容されている囚人が臓器提供することを自ら申し出たとしても，拘禁中に自由な判断ができるとは認めにくい（自由に自己の意思を表示できる環境に生活していない）。あるいは，貧困層の女性が代理母になることを自ら希望したのは，金銭的必要があったからだとすると，自由な自己決定と言えるだろうか。代理出産を依頼した人あるいはカップルも「自由に決定した」と言えるのか。親族や社会から出産を望む心理的圧力を感じつつ決定せざるをえなかったのではないか。などなど，具体的な状況を精査すれば，自由な自己決定が実際に保証されていたか，「自発性」(voluntariness) を疑問に感ずる場合も少なくない。

また例えば，知的障害者の自己決定権について，平田厚（民法学）はこう指摘している。「歴史的にみれば，行政的な指針においても，施設現場における指導においても，「洗面指導」「食事指導」「作業指導」から果ては「余暇指導」に至るまで，「指導」の氾濫を招くこととなった」ため，「障害をもつ人々の個性や主体性を無視した一方的な押しつけによる適応主義的な訓練や指導」が行われてきた。(中略) そのような事態の害悪は，パターナリズムによる自己決定権の剥奪という面にとどまらない。「適応主義的」な「指導・訓練至上主義」は，知的障害をもつ人に対して，「いやだと言ってはいけない」という被誘導性を生み出しやすい」（『増補　知的障害者の自己決定権』エンパワメント研究所，2002，19頁）。

さらに，医療で利益を上げようとする会社が専門医と組んで特定の検査を勧める手口（利益相反），その結果として当事者の自発性が阻害される場合については，佐藤孝道『出生前診断——いのちの品質管理への警鐘』（有斐閣選書，1999）86頁以下に詳しい。なお，総じてこれら自己決定をめぐる条件については，従来からさまざまなケースの細部にわたる問題点が検討されてきている（詳しくは，立岩真也『私的所有論』勁草書房，1997，69頁以下参照）。

　一方では，ビーチャムとチルドレスの以下のような主張がある。「自律理論のなかには，人格とその行為の両方が，厳密な基準を満たさなければならない，さもなければ自律ではない，とするものがある。たとえば，ある理論では，自律的人間として，一貫性があり，独立しており，統制がとれており，権威による支配には抵抗を示し，しかも，自己自身が基本的価値，信念，そして，生活設計の源泉であることを，要求するかもしれない。この自律理論の問題の一つは，もし，このような要求水準を掲げるとするなら，自律的である選択者，そしてまた選択も，ほとんど存在しなくなってしまうことである。（中略）われわれは，（中略）理想的な選択者というよりも，標準的な選択者とその選択に言及するものである。従って，われわれは，（一）意図的に，（二）理解をもって，しかも，（三）行為を決定する支配的影響なしに行為する，標準的な選択者において，自律的行為の分析をおこなうことにする」（『生命医学倫理』永安幸正ほか訳，成文堂，1997，80-81頁）。生命倫理の基礎的教科書であるこの本では，「自発性」voluntariness を「強制，操作，説得」による影響力との関係において慎重に分析している（同上，124頁以下）。

　本書では，法律論で言う「普通人（通常人）」reasonable person が「通常」の状況下で自ら決定したかどうかを主として問題にする。インフォームド・コンセントで想定する患者は「平均的合理的判断のできる」患者とされているが，同時に具体的な患者の条件を尊重して慎重に分析したい。小松美彦『自己決定権は幻想である』（洋泉社新書，2004）が論じているような問題点，特に死にゆく人など自律性の失われた場合にも留意しつつ，自己決定権を法律上保証された権利として認める。

　以上，自己決定権とプライバシー権の関係について，さまざまな議論を紹

介したが,本書では原則として患者の権利として論じたい。したがって,同意なく自己情報を暴露されない権利,自己情報コントロール権など個人情報に関する権利,国家(政府)に生殖の自由を規制されない権利などプライバシー権の中核を含む。

なお,個人情報保護法により,自己情報は本人の同意なしに他人(家族を含む)に知らせてはならないことになった。少し前までは,以下のような考え方も根強くあったが,いまでは国民の意識も変化し法律上も通用しない。「日本人と欧米人とは基本的に死と生に対する観念が異なっている,と考えていいのではなかろうか。それ故に,欧米で患者に癌であることをつたえる風潮があるからと言って,日本人にもそれを適用することは当を得ていない。死病に近い癌という病名をつたえれば,患者は激しい精神的衝撃を受ける。それより事実をあくまでもかくし通して死を迎えさせる方が好ましいのではないだろうか」(吉村昭『冷たい夏,熱い夏』新潮文庫,1990,37頁。原著は1984)。

④——自律尊重とパターナリズム

自律尊重や自己決定権は何に対抗して主張されてきたのか。広く言えばパターナリズム(医師が患者の意思を確かめずに自らの判断で患者の生命や健康を回復または維持するための医療行為を行うこと,あるいは父権制)に対抗してである。ここで歴史的な経緯を略述してその意味を明確にしておきたい。

❶「人体実験」批判

第一に,第二次大戦中の忌まわしい「人体実験」や戦後まで続いた(いまでも続いている),被験者に無断の臨床試験に対する批判があった。世界人権規約の自由権規約第七条「何人も,その自由な同意なしに医学的又は科学的実験を受けない」もそうした経緯を背景に盛り込まれた。自律尊重の原則を武器に対抗した相手は主として医師や製薬会社である。当初は被験者の保護から始まったが,次第に診療での患者保護にまで拡げられた。また,医師のパターナリズムを前提にする「医の倫理」の拡張として勧められた段階を経

て，患者自身の権利（自己決定権）として認められるに至った。新薬の臨床試験（治験）や医師主導型の臨床試験まで法律や行政指針に基づいた規制がかけられるようになった。例えば，世界医師会は，「人間を対象とする医学研究の倫理原則」（ヘルシンキ宣言，1964年採択，2013年改定）は，インフォームド・コンセントについて，「被験者候補は，目的，方法，資金源，起こり得る利益相反，研究者の施設内での所属，研究から期待される利益と予測されるリスクならびに起こり得る不快感，研究終了後条項，その他研究に関するすべての面について十分に説明されなければならない」，また，同意能力のない人に対しても詳細に規定するなど，被験者保護の原則をさまざまな側面から提示している。

なお，治療過程では，患者と医療側が情報を共有しつつ共同で意思決定する（shared decision making）こと，患者の病気だけに注目するのではなく，一人の人間として患者に相対する医療（person centered care）が求められるが，日本ではまだ十分な（患者も医療側も）理解が普及しているとは言えない。自己決定権を保障するための適正手続きを重視する考え方が定着していないとも言えよう。ただし，どこまで細かく説明すべきなのか，個々の患者に対しどのように納得してもらうのか，内容だけでなく方法について，細かく法律で決めることは実際の医療になじまない。臨床現場で医療スタッフと患者および家族がそれぞれの個別性を尊重しつつ選択のプロセスを進めていくしかないだろう。

さらに，患者の自律を認めるためには，カルテ開示，レセプト開示などの法的保障が必要だ。厚生労働省の「診療情報の提供等に関する指針」（2003）は，「医療従事者等が診療情報を積極的に提供することにより，患者等が疾病と診療内容を十分理解し，医療従事者と患者等が共同して疾病を克服するなど，医療従事者と患者等とのより広い信頼関係を構築することを目的とする」としている。問題はこの目的を実現する意志（医師）があるかどうか。

なお，医療におけるパターナリズムが，医師の裁量権という形で残ることは当然認めなければならない。医療あるいは医学の「不確実性」を前提として考えれば，裁量権を認めない治療は，かえって患者に高いリスクを負わせ

ることになる。患者の自律性の限界と言ってもよい。

❷ 家父長制批判
　第二に，家父長制（男性支配社会）に対する女性の自己決定権として主張されてきた。特に，性と生殖に関する権利（reproductive health/rights）がその中核である。詳しくは，人工妊娠中絶に関する章で扱う。

❸ 国家からの自由
　第三に，国家／中央政府による法令規制に対する個人の自律性尊重としての自己決定権がある。例えば，同性愛，性別違和（Gender Dysphoria：GD，旧性同一性障害），インターセックス（半陰陽，中間性などともいう）など，LGBTIの人々に対する法的な取り扱いもこの関連で問題になる。
　なお，パターナリズム一般の法学的思想的議論について詳しくは，澤登俊雄編著『現代社会とパターナリズム』（ゆみる出版，1997）参照。

⑤ ── 政策の理念と原則
　さて，既成の倫理原則に関する上記の考察から，日本社会を対象にして，個別政策の前提となるべき理念や原則を考えるとどうなるか。まず注意すべきことは，従来「理念」と「原則」が厳密に区別されて使われてこなかったことである。そこで本書では，欧米の倫理原則（principles）は，「理念」として扱い，そこから派生する「原則」（例えば，インフォームド・コンセント。すなわち，患者への情報提供と患者の自発的同意）と区別する。その上で，筆者は，〈個人の自由〉，〈共生〉，〈自然性〉の三理念を提唱したい。理念から導き出される政策原則は，「患者（被験者）の自律性を尊重する」。「先天的多数型と少数型，比較的健常な者と疾患／障害を有する者が共に生きる」。「人間の自然性から著しく乖離する医療は実施しない」の三つである。
　各理念と原則は，お互いに他の二つの理念と原則を必要とし，他の二つとの緊張関係を尊重する。自律と共生，自律と自然のように。また，〈個人〉，〈社会〉，〈環境〉概念とも対応して理解することができる。個人は社会と環

境の中で生きることが条件であり，社会は個人を構成員として環境の中で成立する。環境は個人と社会によって改変され保護される。

筆者が最初に「生命政策」の理念として，〈自由〉，〈共生〉，〈自然〉を提唱したのは20年前のことである（「生命政策の基礎理論——対象・理念・原則」『公共政策学会年報』1999）。

上段で詳しく論じてきたような，生命倫理の理念と原則から個別の判断／行為を評価する考え方は，その後さまざまな批判にさらされ，提唱者のビーチャムとチルドレス自身も原則論から距離を置いていると言われている。自律尊重原則の過度の強調に対して「共通道徳」を提唱し，倫理的考察を「個別的判断と共通道徳の間の絶えざる往復運動として理解」する方向への転換だという（香川知晶「バイオエシックスにおける原則主義の帰趨」，小松美彦ほか編著『メタバイオエシックスの構築へ——生命倫理を問い直す』NTT出版，2010，所収，参照）。

しかし，日本では逆に，理念や原則まで遡って個別の政策や個人の行為を評価する習慣は根付いていない。むしろ，どのような理念から個別政策を正当化できるのか，思考する習慣を身につける訓練を重ねるべきであろう。無原則に「ケースバイケース」だとして医療者の裁量権を広く取ろうとする人々も少なくない。現実を追認するのではなく，政策の理念や原則に絶えず立ち返って考えることが，失敗例から学ぶ価値を高めるはずである。なお，将来の医療基本法制定とも関連して，医事法学の基本原理についても，学会レベルでの議論が行われつつある（「医事法学のPrinciple（基本原理）について」『年報医事法学』29号，2014参照）。

❶ 個人の自由

自律した個人の自己決定に基づいて医療を実施することに対して，「人間の尊厳」を理念として対置する考え方がある。「人間とはこうあるべきだ」とする一定の価値観を前提にして，「人間の尊厳」の内容を決めて，個人の行動をそれに応じて評価しようとする。例えば，自律尊重論者が終末期患者の自殺幇助を肯定する場合があるのに対して，「人間の尊厳」論者は「自殺

は人間の尊厳を損ねる」として認めない。個人の選択を許す範囲を越えた何らかの上位価値があることを当然の前提にしているからである。しかし，どのような行為が「人間の尊厳」に反するのか，論者によって一定しない。一国内に生活しているさまざまな人々のさまざまな価値観が，長い議論を経て集約されれば，法律に反映されるだろう。しかし，そうできない場合は，「人間の尊厳」に関する多様な考え方が一国内に併存することにならざるをえない。併存すること自体は悪いことではないが，どれか一つの解釈を全国民に尊重させることは，特に日本では難しいであろう。

　ただし，意味内容はさまざまでも，「人間の尊厳」という理念を掲げることが，「個人の自律／自由」や「自己決定権」に基づく議論を抑制／制約することはありえるし，そうあることが望ましい。

　ナチズム支配の歴史に対する反省から，「人間の尊厳は不可侵である」と基本法第一条に掲げているドイツにおいて，ES細胞研究の是非をめぐる論争などを契機として激しい議論が展開された。その過程についてこう言われている。「「人間の尊厳」原理から「個人の自己決定の保護と人格性の自由な展開への権利」が導かれ，他方でこれがアトミズム的な「自由」へと拡散することなく，連帯原理（Solidaritätsprinzip）と結びついて，相互支援の絆を強める形で展開することが重視されている。ここにドイツ的な特徴を見ることができる」（松田純『遺伝子技術の進展と人間の未来——ドイツ生命環境倫理学に学ぶ』知泉書館，2005，60-61頁）。「連帯は，生活共同体における人間同士の相互支援から出発し，主体の基本権として社会保障請求権を強調する。それは，物質的困窮，病気，障害，高齢といった状況にある人が共同体に対してケアと支援を請求することができる権利のことである」（松田純監訳『ドイツ連邦議会審議会答申　人間の尊厳と遺伝子情報』知泉書館，2005，45-46頁）。ここに，「連帯」という原理が個人の自律尊重の原理を抑制する役割を期待されている例がある。

　日本の法律論としては，「個人の自律を尊重する」という原則は，日本国憲法第13条から導かれる。

　「すべて国民は，個人として尊重される。生命，自由及び幸福追及に対す

る国民の権利については，公共の福祉に反しない限り，立法その他の国政の上で，最大の尊重を必要とする」。

　判例によれば，「個人の尊重」とは「個人の尊厳，人格価値の尊重を宣言したもの」（1948年3月24日最高裁判決）とされている。具体的には「アイヌ民族固有の文化を享有する権利」，「従軍慰安婦制度は女性の人格の尊厳を侵す」，「輸血を伴う医療行為を拒否する意思決定をする権利」，「ハンセン病患者の人権制限」など，幅広い対象について本条が援用された。特に，本書のテーマとの関係では，「自己決定権」あるいは「人格権」という表現で，個人の自律性尊重の原則が確認された意義は大きい。詳しくは「終末期医療」の章を参照。

　この理念から導かれるのが「同意原則」である。患者の身体に介入する医療行為は本人の自由意思による同意を得て行われる。その内容を大別すれば，「（自分の，病気について）真実を知る権利」に基づき，「十分な説明を受け」，「医療行為を選択する（あるいは同意する）」ことである。説明は，検査，診断，治療方法のそれぞれについて，そのときの医療水準でできるかぎり詳細になされるべきである。病名，予後，検査の理由，リスク，診断の根拠，治療法の選択肢，それぞれの副作用あるいはリスク，治療期間，効果の予測など。ただし，医師 - 患者関係において，患者は弱い立場にある。治療をしてもらう立場，医療についての情報をほとんど持たない立場，専門外で理解力の低い立場など，すべてにおいて医師に従属しやすい関係におかれるからである。医師がどれだけこのような患者の立場を理解して，説明内容だけでなく説明の仕方を工夫するか。これまた医師の力量に依存せざるをえない。

　生命予後を知らされない結果，患者が苦しむ疎外感，絶望感は，よく引用されるトルストイの『イワン・イリイチの死』にありありと描写されている。患者を「一番苦しめたのは，嘘であった。つまり，彼は単なる病気であって，死ぬわけではないから，ただ落着いて治療に専念していれば，なにかとても良い結果が出るだろう，といった，なぜかみなに受け入れられている嘘であった。（中略）彼の死の前夜にまで演じられ，彼の死という恐ろしくも厳粛な一幕を，社交上の訪問だとか，カーテンだとかディナーに出るチョウザメ料

理だとかと同じ下世話なレベルにまで貶めずにはおかない，こうした嘘……それがイワン・イリイチには不快でたまらなかったのだ」（望月哲男訳，光文社古典新訳文庫，99頁）。

　もちろん，説明を受け納得した上で医師に「すべてお任せします」と言ってもいいし，「知りたくない」と説明を受けることを拒否してもよい。また，救急医療など緊急に医療行為の決定を迫られる特別な場合には，医師による専断的な介入（説明と同意抜きの治療）が認められる。また，患者に意思能力がない場合（乳幼児や重い認知症の人，臨死の人など）は例外とされる。意思表示が可能かどうかの判断は，医師が医学的に測定するほか，争いがあれば裁判所が判断する。医の倫理の中核的原則である「インフォームド・コンセント」（IC）は，臨床現場の原則であると同時に，医療行為の正当性を保証し，医事紛争を解決する際に働く法理でもある。

　なお，患者の判断能力を判定するのは現場では担当医の裁量に任されている場合が多いが，厳密な評価をしなければならない場合にはさまざまな手法やガイドラインが使われる。特に，「精神疾患と認知障害が意思決定能力の重大な欠如と同義ではない」とする観点に立った慎重な機能評価が必要になる。また，IC は「一時点の出来事ではなく，医療の中で継続的に進行する一連の作業」であり，医療情報の開示の仕方次第で治療効果が異なる場合があることにも留意する必要がある（トマス・グリッソほか『治療に同意する能力を測定する——医療・看護・介護・福祉のためのガイドライン』北村總子ほか訳，日本評論社，2000。北村總子・北村俊則『精神科医療における患者の自己決定権と治療同意判断能力』学芸社，2000，特に 207 頁以下参照）。

　自律性を認められた人間が常に自律的行動をするとは限らない。この点から自己決定権に対する批判を整理する論者もある。例えば，マーシャ・ギャリソンは言う。「自己決定権の理念が前提とする意思決定者とは，自らの病状に関する情報を理解でき，その情報を得て，自分の目的と価値観に一致するような医療上の選択をしたいと望み，正しい選択，すなわち自らの個人的な希望に最も適すような医療上の選択をすることができる能力を有する，理性的で論理的な患者である」。ところが現実には，患者は病気により正常な

思考過程を阻まれたり，専門的な用語を理解できなかったりする。また，患者は必ずしもすべての情報を知って自ら治療上の決定をしたがるわけではない。医師や家族に任せようとする場合も多い。さらに，患者は治療上のリスクや利点について合理的に評価して意思決定するわけではない。医学的に無益な高額治療を望むこともできるから，社会全体の利害と一致しないこともありうる。「社会的価値とバランスをとらねばならない」（「自己決定権を飼いならすために――自己決定権再考」，樋口範雄ほか編『生命倫理と法』弘文堂，2005，7頁以下）。

　それと，自己決定権を支えている「人間の自由」は，しばしば人間の「自然の本性」（長命でありたい，幸福になりたいという素朴な欲求）に従う自由を意味していて，「自然の本性」からの自由（自律性）を意味しない。本来は自分の欲求をコントロールできるときに，初めて自律性があるといえるし，自己中心的な自己決定権の主張を克服できるだろう。

　なお，尾藤誠司監修『インフォームド・コンセントの手引』（2011）は，医療者と患者とが病気と医療について，説明し同意する際の注意事項を詳しく記している。

　また，未成年者の場合，医療行為を理解して同意する能力が法的に認められていない。そこで，コンセントの代わりにアセント（assent＝賛意，了解などの試訳がある）という語を用いて，法的な効力はないが，子どもの理解力に応じた説明をして，同意の意思表示を得ようとする試みがなされている。「子どもの権利条約」が批准（1994年）されてから，特にこの点に医療者も敏感になりつつある。同条約12条によれば，「締約国は，自己の意見を形成する能力のある子どもがその子どもに影響を及ぼすすべての事項について自由に自己の意見を表明する権利を保障する」とある。年齢や成熟度に従って事項ごとにどの程度の意思表示力があるか，事例ごとに判断せざるをえないであろうが，子どもの自由をできる限り広く解釈すべきである。世界医師会の「ヘルスケアに対する子どもの権利に関するオタワ宣言」（1998），国際看護師協会の「立場表明　子どもの権利」（2008改訂）も本条約の実現を目指す意義がある。玉井真理子ほか編『子どもの医療と生命倫理　資料で読む』

(第2版，法政大学出版局，2012）参照。

　なお，厚生労働省の「小児集団における医薬品の臨床試験におけるガイダンス」で初めてアセントが行政用語として登場した。現行法では保護者が代諾する必要がある。また，2015年4月施行の「人を対象とする医学系研究に関する倫理指針」には，「16歳以上の未成年者」などからインフォームド・コンセントを受ける場合，あるいは「研究について自らの意向を表することができると判断される場合，インフォームド・アセントを得るように努める」手続き規定が新設された。

　アメリカ小児科学会の声明「小児科医療におけるインフォームド・コンセント，親の許諾およびアセント」(Informed Consent, Parental Permission and Assent in Pediatric Practices. In Journal of the American Academy of Pediatrics. Vol. 95 no.2, February 1995. pp. 314-317）では，親の代諾や子どものアセントに関わる課題や条件を分析しつつ，臨床応用については，医療行為の種類に応じてアセントを求める年齢を例示している（静脈穿刺なら9歳以上，耳の形成異常の外科的修復は12歳以上など）。

❷ 共　生

　自律尊重だけでは，個人と個人の関係を超えた社会的価値を尊重する原理が見えてこない。日本社会の中にはさまざまな価値観が併存しているが，それらの差異を超えて多数人が認めることができる理念は「共生」ではないか。

　ここで「共生」とは，一社会の中にあって，さまざまな価値観を持つ個人や集団が共存していくための原理である。人間は単独では生きられず，相互に依存的な関係にある現実を認め，異質な他者との共存を尊重する，少数派の意見を尊重する，といいかえてもよい。あるいは，最新の医療やバイオテクノロジーを裕福な人だけが利用できるようであってはならない。社会的格差を完全になくすことはできなくても，それを最小限にするような政策を考える理念が「共生」である。「個人の自由」，「自律尊重」のみを原理とすれば，当事者の利害が衝突したとき，葛藤を解決するための理念が必要になる。それが「共生」であろう。

「共生」はもともと生物学的な相互依存関係を意味した。その後，人間社会において，社会的少数者や外国人との共存関係を尊重する思想として普及した。本書では，個人の自由を抑制する原理として構想する。例えば，障害児を選別的中絶するかどうか当事者の自由に任せる考え方に対して，先天的な障害を持つ人々との共生関係を尊重しつつ選択すべきだとする考え方である。あるいは，1997年ユネスコ総会が採択した「未来の世代に対する現世代の責任に関する宣言」に表現されているような「世代間責任」は，次世代，次々世代との「想像的共生」を前提にした理念である。

　また，ヒトとヒト以外の動物との「共生」関係についても示唆を与える。ヘルガ・クーゼやピーター・シンガーなど「生命の神聖」説を批判する論者たちは，「人種も種もそれ自体道徳的に有意味なものではない。問題となるのは，存在者の能力——存在者が備えている生命の種類である」。「異なった生命の質（例えば，緩和できない苦痛に満ちた生命と快や幸福を期待できる生命）を区別するだけでなく，（正常な成人の生命と新生児や胎児の生命のような）異なった生命の種類を区別することも重要である」。「〔マイケル・〕トゥーリーの分析によれば，人の胎児や乳児，重度の精神発達遅滞者や重度の脳損傷を被った人も人格ではない。そして，そのような生命を奪うとしてもそれは，直ちに悪（つまり，彼らになされた悪）とはならないだろう。一方，チンパンジーは人格であるかもしれず，ヒトではないいくつかの他の動物も人格であるかもしれない。このように，トゥーリーの採用する「人格」の観念は，種に基づくいかなる恣意的な境界も反映しておらず，生命を奪うことと苦痛を与えることにとって明らかに適切な特徴を反映している」（ヘルガ・クーゼ『生命の神聖説批判』飯田亘之ほか訳，東信堂，2006，原著1987。277, 279, 281頁）。

　クーゼによれば，自律の能力あるいは自己決定能力がある人間とない人間が「共生」する意味はなく，逆に，自律力があれば，ヒトとヒト以外の動物の「共生」は尊重されるべきだということになる。彼女は，東アフリカのヌエル族が欠陥のある乳児を「誤って人間の親のもとに生まれた「カバ」に分類して，その乳児をその自然な生息地である川に入れた。これによって，部

族民の生命を奪うことを禁じているヌエル族の道徳は，無傷であることができるだろう」とまで言う（前掲書，285-286頁）。

　彼女は「人種や性がそれ自体道徳的に有意味でないように，種も道徳的に有意味なものではない」（前掲書，277頁）というが，人種別や性別による差別はヒト種の内部の小区分であって，大区分である種別とは全く異なることを意図的に無視している。これは論理的に破綻した議論だと筆者は考える。

　ピーター・シンガーは初期の論文からほぼ一貫してクーゼと同様の分類論を展開している。「ヒト以外の多くの動物よりも明らかに低いレベルの意識や自己認識，知性，感覚しかない人間について述べておこう。深刻で不可逆的な脳障害のある人や，乳児のことである」。「すべての人間が，そして人間だけが内在的な尊厳をもつという主張を納得させるには，すべての人間が，そして人間だけがもつ重要な能力または特質は何なのかを示さなければならない」（「すべての動物は平等である」『人命の脱神聖化』浅井篤ほか監訳，晃洋書房，2007，所収，218頁。原著は1974）。彼は同じ主張を『実践の倫理』（山内友三郎ほか監訳，昭和堂，1991，原著は1979）にまとめている（以下要約）。「ホモ・サピエンスという種の一員であることは倫理的に重要なことではない。人間以外の動物にも，人間に認めているのと同じ生存権を認めなければならない場合がある。ある人間が，倫理的に重要な特徴をはかるどんな尺度を用いても人間以外の動物より低く位置づけられるなら，その人間の生命にたいしてその動物以上の保護を与えることは正当化されない」（『生と死の倫理——伝統的倫理の崩壊』樫則章訳，昭和堂，1998，254頁）。

　クーゼやシンガーの問題提起に対する筆者の答えは，それらの問い自体を批判することである。ヒト種に属する動物は「人間」として尊重されなければならない（フランス生命倫理法の原則の規定にある「人間の優位性 primauté」概念参照）。これは定理であって，「人間だけがもつと思われている重要な能力または特質」が他の動物にもあるかないかは問題ではない。ヒト以外の動物に自律能力がある個体があるとしても，ヒト個体に対すると同じような倫理は発生しない。動物愛護という倫理原則は適用されるが，動物を人間の食用に屠殺することに対して殺人と同じ倫理を適用することはできない。ヒトと

ヒト以外の種の絶対的境界を否定あるいは過小評価することによって，ヒト種に属する弱い人々を排除し，虐待することは絶対に避けなければならない。まして，彼の主張が，倫理的問題を資源配分論と関連させる以下のような議論と結びついていることに十分注意しなければならない。例えばこういう主張だ。「限られた資源を合理的な根拠にもとづいて配分する政策について，真剣に考えるときが来た」。高齢者に対しては「生命維持処置の提供を制限する社会は，緩和処置その他の死にゆく患者に対する処置の方に十分な資金を回さなければならない。(中略) 積極的な安楽死の問題も真剣に考えなければならない」(ヘルガ・クーゼ，ピーター・シンガー「医療資源の配分と生命の価値の問題」前掲書，所収，147頁)。

以上のような批判的検討から，「共生」は「人間の尊厳」や「公平」「公正」「正義」といった既成の理念をも包括していると考えることもできる。多元的社会のなかで，異質な他者を尊重するのは，その人の尊厳を認めるからであるし，一定の社会のなかで他者の尊厳を認めつつ共に生きていくためにこそ，政策が「公平」「公正」「正義」の原則に基づかなければならないからである。社会的格差と偏見に苦しむ弱者や少数者の支援についても同じことが言える。上段で触れたドイツにおける「連帯」概念もそうだし，WHOが「遺伝医学における倫理的諸問題の再検討」(Review of Ethical Issues in Medical Genetics) の中で，「生命倫理におけるアジア的アプローチ」として挙げた「他者に対するケア理念」としての「ren (連)」も「共生」の一形態である。

なお，自由と共生の関係については，宗岡嗣郎「自由の法理——共生の現実の中で」『三島淑臣教授古稀祝賀　自由と正義の法理念』(成文堂, 2003) を参照。

❸ 自然性

「自律尊重」の原理は，「共生」原理だけでは抑制しきれない場合がある。例えば，生殖補助医療の評価について，当事者間には利害の葛藤がない場合

もある。娘夫婦の受精卵を母親が代理懐胎する場合，当事者すべての自律的決定に問題がなく，マイノリティとの共存関係にも問題がないといえるかも知れない。にもかかわらず，このようなケースを規制すべきだとすれば，規制の根拠となる理念は「自然性の尊重」しかないであろう。この理念に立てば，閉経後の女性が懐胎することを政策的に容認することはありえないし，人工的に懐胎させることの政策的妥当性が問われる。第三者の精子，卵子，胚，体細胞，組織，臓器などを人為的に人の体内に移植することは「自然性」とは矛盾するから，たとえ当事者に合意があっても，何らかの程度において規制する政策が必要になる。

このような考え方に対しては，「医学や医療はそれ自体が人間の自然性に反する（対抗する）技術に依存している」とする反論がよく聞こえてくる。「自然治癒力」（「自然良能」ともいう）は尊重しつつも，人為的に病原菌や病巣を除去しなければ，ほとんどの疾患は治癒しない。人体の自然性を尊重しているだけでは医療は成り立たない，とする主張である。しかし，筆者のいう「自然性」は，医療一般を否定するものではなく，選択に迷う場面で決着をつける原理として考えている。あるいは，個人が科学や技術を利用する自由を制限するための理念である。生殖補助医療を積極的に推進しようとする医師が，「自分の目の前で苦しんでいる患者さんを助けたい」と言う場合がある。当事者一人一人の自律性を尊重すれば，この医師の善意に対して，いかなる医療規制もできないだろう。逆に，「人間の尊厳」など個人を超える価値をふりかざしても，人によって「尊厳」の意味内容が異なればコンセンサスを得ることは難しい。したがって規制したとしても抑制の実効性は薄い。そこでもう一つの理念が必要になる。

もちろん，「自然」とか「人工」「人造」という語彙を使う場合，時代によって論者によって意味の変遷や差異があるから，議論する際には慎重にならなければならないだろう。1949年日本で初めてAID受精児の誕生が公表された際，「文字通り人造人間の誕生」だと報じた例もある。いま「人造人間」といえば，ロボットをイメージする人がほとんどだろう。一方では当時からいままで「人工授精」という語は一般に使われ続けている。

例えば，ここで環境政策における「自然保護」理念と比較してみよう。この場合の「自然」が，原生林のように「人がかつて手を加えたことのない自然」だけを意味するとはだれも考えない。人手を加えても地域の生態環境にふさわしい自然を維持することを含んで「自然保護」と言っている。単一種の人工林を「生物多様性」を生かす樹林に戻すことや，洪水防止のためコンクリート三面張りにした川岸を，水の流れをコントロールすることで元の川岸に戻す「近自然工法」などがある。化学肥料や除虫剤で荒れた畑を有機化したり，耕さず，除虫しない「自然農法」がある。そうした「自然保護」あるいは「自然破壊への歯止め」を求める「環境保全」政策の依拠する「自然」理念が参考になる。ただし，環境政策においては，環境は人間にとって客体になるが，生命政策において，人体は本人にとって客体にはなりきれない。人間が代理人になって「自然物の権利」（動植物や森林など自然物自体が権利主体になる）を主張するようにはいかないが，他人が「生命の自然性」を擁護する代理人となることはできる。

　また，機械論的な人体観の限界を追求するとき，人体の統合性（integrity）や人間のアイデンティティ，尊厳を認めることは，同時にその「自然性」を尊重することになるとも言える。人体生理の恒常性（ホメオスタシス）や自律神経系の平行維持力はその具体的な表れである。内的連関と相互依存を原理とする有機体的自然観は，人体部品の集積としての機械論的人間観を全体論的な人体観に従属させる試みだとも言える。

　つまり，本書では「自然性」に対する人為的な介入を全面否定するのではなく，「自然性」との乖離を極小化する方向で生命政策論を構想したい。契約の自由を初めとする「私的自治の原則」に立つ市場原理を牽制する原理としての「自然性」だと言うこともできる。

　また，不妊に悩む人が「生まれる／生むことができるのが「自然な身体」であり，自分の体は逸脱している」と苦しむ例がある（柘植あづみ『生殖技術――不妊治療と再生医療は社会に何をもたらすか』みすず書房，2012，114-115頁）。この場合は，子どもを産めない人も産める人も，統計上少数型，多数型という違いだけであって，どちらも「自然」の中に含まれていると考えるべきで

ある。あるいは，先天的少数型の子どもが生まれるのも，多数型の子どもが生まれるのも「自然なこと」（確率的にありえること）だと考えることによって，現状をありのままに受容する態度を支えることもできるだろう。「自然＝正常」では断じてない。自然ならば少数型が必ず生まれることは統計的な真実である。「子どもを持てないのは夫婦の責任だ」とか，「先天性異常児は親の責任」などという科学的根拠のない言説を厳しく批判する必要もある。また，医療技術の発展によって「自然性」に過剰に挑戦しようとする「医療化」傾向に対して歯止めをかけるべきである。

　また，科学や技術の進歩によって，人間の寿命を可能な限り延ばそう（できれば不老不死を実現しよう）と努力する人々に対して，理念としての「自然」を対抗させることも意味がある。

　例えば，医師でユダヤ教に詳しいレオン・R.カス（元アメリカ大統領生命倫理委員会委員長）は，ユダヤ教徒の言説を批判的に引用している。「ユダヤ教の律法学者はたいてい，医学の発展を喜ばしいことと考え，より多く，より長い，新しい生を支持する立場をとることが多い。病気の治癒，死の回避，寿命の延長などを，倫理に反しなければすべてにまさる，なかば絶対的な価値とみなす。たとえば，許される行為に制限を設ける自然法の教えを堅く守るローマ・カトリック信者のモラリストとは異なり，ユダヤ教の律法学者は，生きること，健康であることは善であり，それゆえに，そのどちらかあるいは両方に力をつくす行いはそれにまさる善であると，いささか強引に理論を展開する。（中略）国家生命倫理諮問委員会の場で，クローン人間の倫理的問題に関する意見を求められた一人の正統派ユダヤ教のラビは，生のすばらしさと「生めよ，殖えよ」という神の命を引き合いにだし，子を望む不妊夫婦のために夫か妻のクローニングを実施することは，ユダヤ教の規範に照らしあわせてもなんら問題はないと言った」。

　これらの見解に反対して，かれはこういう。「人間のいのちにかぎりがあることは，すべての人間にとって，自覚があろうとなかろうと，天恵であると私は考えている」。人間の有限性はどのように有益か。第一に，寿命が延びてもそれと同じだけ人生の楽しみが増えるわけではない。第二に，人生が

一度限りで，期限が目前であることを自覚することは，価値あることを行うために欠かせない刺激となる。第三に，「私たちの死という運命が，美しく価値あるものを讃える気持ちを高め，大切に思い，愛情を抱かせるのではないだろうか？ もし「不死身」なら，人間は互いをどれだけ愛せるのだろう？」 第四に，「道徳的な勇気，忍耐力，魂の崇高さ，寛容，正義を守る心（中略），高潔な行動にいそしむなかで，人は自らの貧しさという重荷を乗りこえる。だがこの崇高さのためには，傷つきやすく死すべき運命を背負っているということが，必要不可欠な条件となる」（レオン・R.カス『生命操作は人を幸せにするのか──蝕まれる人間の未来』堤理華訳，日本教文社，2005，350頁以下）。人間の倫理観や尊厳意識の根底には，生命の自然限界を積極的に評価する思想があることを，かれは正しく見抜いている。

　同じくユダヤ系哲学者のハンス・ヨナスは「細胞生物学の進歩によって，生化学的な老化プロセスの進行を押さえ，人間の生命のスパンを延長し，もしかすると際限なく延ばすという実際的な見通しが出てきた。（中略）人類の永遠のあこがれの一つが，満たされる日に近づいたように見える。そして，われわれは初めて真面目にこう自問しなければならない。「これは，どの程度に望むに値することなのか。個人にとってどの程度に，そして種にとってどの程度に望むに値することなのか」」。ヨナスの答えはこうだ。「われわれが期待できる時間の取り消し難い限界は，おそらく，われわれに与えられた日々を数えるための，そして数えさせるための原動力として，われわれ各人にとって必要だろう」。死は生の価値を評価するために必要な条件だと彼は言い，不死をめざす研究を痛烈に批判している（『責任という原理──科学技術文明のための倫理学の試み』加藤尚武監訳，東信堂，2000，33，35頁。原著は，*Das Prinzip Verantwortung; Versuch einer Ethik fur die technologische Zivilisation*, 1979. 邦訳副題の「科学技術文明」は「技術文明」とすべきである）。

　かつて蘭医杉田玄白（1733-1817）は「総て病の治するは自然にして，薬は其力の足らざる所を助るものなり。西洋の人は自然は体中の一大良医にして，薬は其補佐なりと説けり」（「養生七不可」1801）と書いた。玄白は当時の都市民に運動不足や美食の習慣が一般化する一方，無病でも予防的に薬を飲む習

慣が殖えたのに対して警告したのだった。身体の自然に対し過剰に手を加えようとする傾向は江戸時代に消費社会が成立して以来の長い歴史がある（拙稿「都市社会の成立」『政治のことば』平凡社選書，1984，講談社学術文庫，2012，所収，参照）。

　本書がこのように「自然性」を擁護しても，「自然性」と「人工性」の境界は時代によって，論者によって一定せず，区別すること自体に意味がないとする批判者を説得できるとは言えないかもしれない。また，例えば，「性別違和 gender dysphoria」（旧：性同一性障害 gender identity disorder）に苦しむ人々がいる。日本では，「性同一性障害者の性別の取扱いの特例に関する法律」によって，家庭裁判所に性別変更の審判を求めることができる。これによって社会的苦痛の一部を緩和することができるであろうが，その条件として，生殖腺除去手術を受けなければならない。あるいは本人が希望して，生まれつき（自然）の体の性別を（人工的に）変える手術を受ける場合もある。しかし，政策論としては，以上のようないわば大まかな区分をした上で，「より自然性から遠い」あるいは「自然性からの乖離が著しい」医療をより強く規制すればよい。境界線が明確に引けなくてもよい。「より悪くない」政策を構想できる根拠になればいいのである。

　「大切に守らなければならないのは，身体の不老性でも魂の満足でもなく，人生で成就し，達成した外的な目標に関する閻魔帳でさえもない。自然から人間にだけ与えられたものが捲まずたゆまず営々と働き続けることこそが，かけがえのないものなのである。他のすべての「完全化」というものは，よくてひとときの幻影にすぎず，悪ければ，我われの十全で栄えある人間性すべてを代償として求めてくるファウスト的な取引であることが明らかになるだろう」（レオン・R. カス編著『治療を超えて——バイオテクノロジーと幸福の追求（大統領生命倫理評議会報告書）』倉持武監訳，青木書店，2005，363頁）。

　さて，生命倫理に関わる公共政策論では，以上のような三理念から，各論で説明するような原則により，個別の政策を選択する。日本社会を構成する各人が自己の倫理観に固執してベストの政策を主張するのではなく，ワーストを避けるためにより悪くない（not worse）あるいは悪い結果を最小にす

る（least bad な）政策を構想したい。個人的な倫理観に固執して，ベストを主張する結果，社会的にはかえって最悪の結果を呼び込むことがありうるからだ。

　「未来倫理では，害悪を認識する方が容易なので，願望よりも恐れ，最高善よりも最悪事態を想定する恐怖に基づく発見法で，不確実な未来の可能性を予測しなくてはならない。積極的に理想をユートピアに描き出すよりも，最悪の事態を回避する責任という否定的な形で理想を追求する」（ハンス・ヨナス，前掲書，46頁）。「人間が何であったのか，また何であるのか。これに対しては畏敬がある。人間は何でありうるのか，またどんな人間の可能性が，前もって考えられた未来のほうからわれわれを凝視しているのか。これには「戦慄して後ずさりする」。戦慄を手掛かりに，畏敬を取り戻さなければならない。そこにパラドックスがある」（同書，188頁）。未来世代に及ぶこの倫理原則が公共政策論の原則を支える日が待ち遠しい。

　なお，「自然」概念の氾濫を批判しつつ，比較思想的に考察した成果として，寺尾五郎『「自然」概念の形成史──中国・日本・ヨーロッパ』（農山漁村文化協会，2002）。さらに，M.ロック「「自然な身体」という神話」（藤井明訳，『現代思想』26巻11号，1998）参照。また，生命観という視点から，T. S. ホール『生命と物質　生理学思想の歴史』（長野敬訳，平凡社，上1990，下1992），T. U. M. スミス『生命観の歴史』上下（八杉龍一訳，1981）が参考になる。

第3節　生命倫理関連法案

　日本では，生命倫理関連の法整備が「他の先進諸国に比べて大幅に遅れている」とかなり以前からくりかえし批判されてきた。例えば，先端科学政策について活発な発言を行ってきた米本昌平は，以下のように適確にまとめている（『バイオポリティクス』中公新書，2006，258-259頁）。

　1）強制加入の医師会がない。
　2）臨床研究の被験者保護法がない。

3) 生殖技術規制法がない。
4) 現行の臓器移植法は生体移植に関する規定がない。
5) 現行の個人情報保護法には，センシティブ情報を区分し保護する規定がない。
6) 臓器移植法規定以外の臓器・組織（骨，皮膚，弁など）に関する法律がない。
7) 犯罪捜査用 DNA 鑑定の利用とデータベース化について法改正が必要。

本来は，生命倫理関係に限らず，医療全般について，患者の権利を基本原則とする「医療基本法」を制定すべきである。実は日本医師会が，1968年医療基本法案をまとめ，これを受けて厚生省が1972年国会に法案を提出したが廃案となった。これらは患者の権利を基本とする内容ではなく，その後基本法制定に関する議論は少なくなり，ようやく2012年日本医師会は「医療基本法の制定に向けた具体的提言」をまとめている。

特に注目すべき内容の要点は，以下の通りである。

1. 医療は，患者の基本的権利を尊重し，疾病の治療，健康の支援に努める術(アート)である。
2. 医療関係者は，医業に関して営利を目的とすべきではない。病める人に対して精神的身体的に有害な行為をしてはならない。自己の能力の限界を見極め，必要があれば直ちに他の専門家に委ねるなど，人命保護に全力を尽くさなければならない。
3. 患者の自己決定権を尊重し，インフォームド・コンセントを徹底する。
4. 患者は診療情報の提供を受ける権利を有する。

また，日本病院会は，2013年「医療基本法策定に際しての提言」を発表し，医師会の草案に対して追加提案した。その骨子はこうである。

1. 医療には不確実なことがあり，限界があることを共通認識として持つことを前提としてこそ，真の患者・医師の信頼関係を築くことができる。そういう意味で医療においては，患者および医療従事者は，その目的の達成のために等しく共同の責務を負っているのである。
2. 医師を含めて医療従事者に労働者としての権利，義務を適用すべき

である。
  3. 公的皆保険制度を堅持し，営利を目的とする組織を参入させてはならない。
  4. 医療の定義に，生命の尊厳を守る術を加える。

　本書では，以下の各論において，法律不在の政策状況を個別に検討する。ただし，すでに民間からさまざまな試案が発表されているので，ここで紹介しておきたい。まず，憲法改正案の中に生命倫理条項を入れた「読売新聞二〇〇四年試案」（読売新聞社編『憲法改正　読売試案二〇〇四年』中央公論新社，2004）がある。

　この案では，以下の条文を新たに盛り込むことを提案していることに注目する。

　「第二十九条（人為による生命操作等）人為による生命の操作及び生成は，人及びその生命の尊厳の保持，生命及び身体の安全の確保並びに社会秩序の維持に重大な影響を及ぼすおそれのあるときは，法律によって制限し，又は禁止することができる」。

　現行憲法のどこが不十分でこの案文を入れたのか。「社会秩序の維持」とは何を意味するのか。どのような自体を想定しているのか，説明が十分ではない。

　また，例えばドイツでは，基本法第一条において「人間の尊厳の尊重」を掲げ，連邦議会内の審議会が，研究に関する規制について生命倫理的観点から答申を出す。こうした制度設計なしに法律による制限を課すことはできないであろう（ドイツ連邦議会審議会答申の翻訳としては，松田純監訳『人間の尊厳と遺伝子情報』，『受精卵診断と生命政策の合意形成』ともに知泉書館，2004, 2006, がある）。

　次に，総合研究開発機構／川井健共編『生命科学の発展と法──生命倫理法試案』（有斐閣，2001）。題名は大きいが，内容は，生殖補助医療，人クローンおよび親子関係に限られている。しかし，早くから公的管理機関による生殖補助医療の実施と情報の一元的管理を提言した点は高く評価したい。

第4節　生命倫理行政

　現在，日本では「科学技術基本法」(1995) に基づく「科学技術基本計画」(1996年より5年を1期として策定) を基本方針として，内閣府に「総合科学技術会議」が設置され (2001年，2014年「総合科学技術・イノベーション会議」と改称)，その下に「生命倫理専門調査会」が置かれている。

　この法律は，とりわけ「独創的，先端的な科学技術を開発し，これによって新産業を創出することが不可欠」との認識の下に，「科学技術創造立国を目指し，科学技術の振興を我が国の最重要政策課題の一つとして位置づけ，科学技術振興の方針と基本方策を明らかとする」(提案理由) ことを目的としている。つまり「新産業創出」のための国策推進に重点がある。

　会議の実際が倫理的問題点を審議する点において弱体であることについては，専門調査会委員の構成や審議のあり方に対し当初から強い批判があった。島薗進『いのちの始まりの生命倫理——受精卵・クローン胚の作成・利用は認められるか』(春秋社, 2006) 参照。

　「総合科学技術・イノベーション会議」の議員は，議長の内閣総理大臣と閣僚6名，有識者議員7名 (産業界から3名，学会から4名)，日本学術会議会長である。生命倫理専門調査会委員 (2018年度) は同会議有識者議員2名の他，16名 (医学／生命科学系9，法学系5，倫理学系1，ジャーナリスト1)。欧米各国にあるように，国家生命倫理委員会を内閣から独立に常設し，宗教界からも委員を任命すべきである。

　さらに，厚生労働省には厚生科学審議会が設置され，その下に「臨床研究部会」，「科学技術部会」などが置かれて，生命倫理政策に関わるテーマを扱っている。文部科学省には，「科学技術・学術審議会」の下に「生命倫理・安全部会」が置かれ，特定胚研究や生殖補助医療等について，専門委員会を設けて審議している。

　それぞれの省庁が医療の実施，医学研究・教育などの規制機関として生命倫理や現代医療に関わるが，相互の関連について総合的な調整が必要になる。

しかし，省益にとらわれやすい個別官庁の思惑を超えた調整が内閣府にできるかどうか。

国会の果たすべき役割については，橳島次郎が早くからこう提案していた。
1. 生命科学・医学の倫理に関する行政の決定は，すべて国会に報告し承認を受けるようにすべきである。
2. 生命科学・医学の倫理に関する立法は，臓器移植法を先例とし，すべて基本的に議員提案で行い，採決の際は党議拘束を外す決まりにすべきである。(『先端医療のルール』講談社現代新書，2001，211頁)

1については，これらのテーマを国会承認案件にする理由を詳しく示す必要があるだろう。2の議員立法については全面的に賛成したい。臓器移植法成立時の国会審議で明らかになったように，特定の政党に所属することによって特定の倫理的な判断が分かれるわけではないからである。

第5節　臨床研究審査委員会

①――三類型
❶ 臨床研究審査委員会

医の倫理や生命倫理が関わる問題について，具体的なケースごとに審査する施設内（あるいは研究グループ内）委員会制度がある。第一は，臨床研究審査委員会である。臨床研究とは，人を対象とする医学系の研究のことで，病気の予防，診断，治療方法などの改善や患者の生活の質の向上を目的とする。もともとはアメリカでタスキギー事件の後，1974年国家研究法 National Research Act によって，各施設に設置を義務づけた「施設内倫理委員会」Institutional Review Board を起源とする。その後，査読つき医学系専門誌や各専門学会が臨床研究の論文審査あるいは学会発表において，当該施設での倫理審査を通っているかどうかを条件にしたころから各国で普及するようになった。

医療行為（被験者の心身に対する医療的介入）を伴う研究と試料等（血液，組織，細胞，体液，排泄物，診療情報等）を用いた観察研究に分かれる。具体的に

は，認可された医薬品の有効な使用法に関するテーマが多い。例えば，薬剤併用の方法（A 剤 B 剤併用と A 剤 C 剤併用ではどちらがより有効かなど），手術と化学療法，放射線療法の組み合わせ比較（薬剤を術前に服用するか術後に服用するかで，どの程度有効性に差が出るかなど），認可薬剤の適応拡大（A 疾患の適応で認可された薬剤を B 疾患の患者に投与して効果があるかなど）などである。その他に，開腹手術と内視鏡手術について患者の負担，快復までに要する期間の差，合併症のリスクなどを比較する研究，外国では承認されているが日本では未認可の薬剤の使用に関する研究などがある。観察研究は，過去に診療した患者の診療記録を特定の視点から分析する（retrospective study 後ろ向き研究）など，被験者に対する介入のない研究である。

　日本ではこれまで長い間，臨床研究を規制する法律がなく，世界医師会のヘルシンキ宣言（ヒトを対象とする医学研究の倫理的原則，1964 年採択，2008 年改正）と，厚生労働省・文部科学省等の倫理指針によって規制してきた。その過程で，さまざまな臨床研究が被験者に無断で行われ，患者の自己決定権の侵害事件が起こっていた（仲正昌樹ほか『「人体実験」と法――金沢大学付属病院無断臨床試験訴訟をめぐって』御茶の水書房，2006．同『「先端医療」の落とし穴――姫路赤十字病院小児リンパ腫男児死亡訴訟をめぐって』御茶の水書房，2008，参照）。それらに直面してようやく 2003 年「臨床研究に関する倫理指針」が策定され，その後，同指針と「疫学研究に関する倫理指針」（2002 年策定）が「人を対象とする医学系研究に関する倫理指針」（2014 年策定，2017 年改正）に改定され実施されるに至っている。これらの指針では，倫理審査委員会は研究計画が「倫理的観点及び科学的観点から審査」すると規定している。また，遺伝子がからむ研究については，別に「ヒトゲノム・遺伝子解析研究に関する倫理指針」（2001 年策定，2014 年改正）および「遺伝子治療臨床研究に関する指針」（2002 年策定，2014 年改正）がある。

　その後，2013 年から 14 年にかけて，ノバルティス社の高血圧治療薬ディオバンに関する臨床研究においてデータの不正操作が，また，同社の白血病治療薬タシグナについて同社がデータ解析に関与していたことが発覚した。さらに，武田薬品工業の高血圧治療薬ブロプレスについて，その効果に関す

る誇大広告が指摘された。これらの不祥事を受けて，2017年4月ようやく臨床研究法が公布され，2018年4月から施行された。この法律の主たる規制対象は，「未承認・適応外の医薬品の医行為を伴う臨床研究」と「製薬企業等から研究資金等の提供を受けた医行為を伴う臨床研究」である。これらの研究については，従来の臨床研究審査委員会ではなく，「認定臨床研究審査委員会」が審査することを義務づけ，さらに，製薬企業が臨床研究に資金を提供する場合は，契約を結び，毎年度提供した資金を公表することを義務づけている。この法律が研究の透明性に十分寄与するかどうかは未知数であるが，指針規制中心であった行政の方向が大きく変わった例として評価したい。

❷ 個別事例審査委員会

　第二に，医療関係者が臨床現場で遭遇する倫理的問題について，事例ごとに審査し，助言を与えるための委員会がある。アメリカでは，施設内倫理委員会（Institutional Ethics Committee＝IEC）ということがある。日本ではまだほとんど普及していない。そもそも医師等が個別症例について，「倫理的問題」があると認識する場合が少ないか，あるいは独断で判断し処理する場合も多いからである。また，逆に，院内で緊急に適切な助言を求められる場合が多くなると，委員が常時待機する必要が生じるため，人的財政的な余裕がないとも言える。

　アメリカでは，患者や医療関係者が直面する倫理的問題について，常勤の倫理委員あるいは臨床倫理コンサルタント（clinical ethics consultant）が日常的に助言している場合も少なくない。倫理コンサルタントの資質については，アメリカ生命倫理と人文学会（American Society for Bioethics and Humanities）が，医療倫理コンサルタントのための倫理綱領（Code of Ethics and Professional Responsibilities for Healthcare Ethics Consultants）を出している。生命倫理委員会の日米比較については，額賀淑郎『生命倫理委員会の合意形成　日米比較研究』勁草書房，2009，参照。

　日本では，大学病院などに，医療関係者からの倫理相談を受けている例が

あるが，他施設への普及は遅れている。医師や看護師などが，診療上のジレンマに倫理的問題が潜んでいることを察して，倫理委員会に相談するということ自体が習慣化していない。

❸ 治験審査委員会

第三に，「医薬品，医療機器等の品質，有効性及び安全性の確保等に関する法律」（薬機法，旧薬事法改正，2013）に基づき，医薬品・医療機器等の製造・販売について厚生労働大臣の承認を受けるために行う臨床試験（治験）を審査する委員会（Institutional Review Board＝IRB）がある。主として薬剤メーカーが主導する試験であるが，試験計画の倫理性，安全性，科学的妥当性を審査する。医療機関内に設置される委員会，学術団体設置委員会などがある。治験の基準は「医薬品の臨床試験の実施の基準に関する省令」（GCP＝Good Clinical Practice）において定められている。法律と省令に基づく制度であるが，被験者に対して求められる倫理的配慮としては，インフォームド・コンセントなど，他の委員会の場合と変わりはない。

②――実　態

日本では，倫理委員会は大規模／中規模施設ではほぼどこでも設置されるようになった。研究計画書（プロトコル）を倫理委員会にかけて，科学的／倫理的妥当性が審査され承認されなければ，専門学会での発表や査読付き学術誌への論文投稿ができないようになってから，研究者の関心も高まった。しかし，審査の実態はどうか。

かつては，被験者保護に対する医療者側の認識が低く，有害事象が発生した場合の対応が適切さを欠いた事例，本人に無断で研究対象にした事例も少なくなかった。例えば，訴訟になった著名な事例として。

1．愛知県がんセンターにおける不適切な三剤併用試験。

1988年，卵巣がん治療のため入院中の患者が，S製薬が開発中の治験薬による試験を受け，脳出血などが原因で死亡した。患者遺族が「標準的治療を不実施，症例選択基準違反，説明義務違反，データの捏造・改竄など」を

理由として，愛知県（病院設置者）を相手取り損害賠償請求訴訟を起こし，2000年3月名古屋地裁は患者側勝訴の判決を出した（名古屋地裁判決，2000年3月24日。判例時報1733号70頁）。

2．金沢大学付属病院における無断臨床試験。

1998年卵巣がんの治療で入院した患者から同意を取らずに，高用量の抗がん剤を用いた臨床試験を実施した。症状が悪化した患者は転院して治療したが，同年死亡した。翌年患者家族が国（大学設置者）に対し，無断臨床試験による患者の自己決定権（人格権）侵害に対する損害賠償請求訴訟を提起した。2003年2月金沢地裁は，無断臨床試験が「患者の自己決定権を侵害する不法行為であるとともに，診療契約にも違反する債務不履行にも当たる」と認め，賠償金の支払いを命じた（判例時報1841号123頁）。国側が控訴したところ，2005年4月名古屋高裁金沢支部の判決は，無断臨床試験の不当性は認めたものの「患者の受けた化学療法自体は不適切な医療行為とは言えない」とし，賠償金を減額した。（仲正昌樹ほか『「人体実験」と法──金沢大学付属病院無断臨床試験訴訟をめぐって』）。

その後，この事例のような患者に無断で実施した治験事例はなくなったように見えるが，上段で例示したような，治療薬の効果に関する不正な臨床試験は続発した。実は，明らかな不正に至らない段階の審査過程に課題が多い。第一に，審査過程に施設によるバラツキがあることである。審査申請数の増えた大学病院などでは，申請者を委員会に呼び時間をかけて質疑することが少なくなり，書類審査だけで済ませたり，形式審査のみで申請通り承認するケースが多くなっている。

第二に，情報公開の遅れがある。委員会規定，委員氏名，審査案件課題名，議事要旨などを公開している委員会は数えるほどしかない。公開しない理由として，研究内容漏洩の恐れなどを挙げる施設もある。しかし現実には，課題名や議事要旨を公開しても機密漏洩となる研究はほとんどない。また多施設共同研究では，一施設だけ非公開にしても秘匿効果がない。「原則として公開する。やむを得ず非公開にする場合はその理由を示す」とすべきである。また，「公開」の方法は，施設のホームページに掲載するのが最もアクセス

しやすい。「当施設まで出向いてくれば資料を見せる」というだけでは，事実上非公開と同じことになる。2015年4月施行の「人を対象とする医学系研究に関する倫理指針」によれば，「倫理委員会規定，委員名簿，審査概要などを倫理審査委員会報告システム」に公表することが設置者の義務とされている（第4章第10の2）。また，研究責任者は「研究概要，研究結果などを公開データベースに登録する」ことが義務づけられた（第3章第9）。

　世界医師会のヘルシンキ宣言（2013年改訂）によれば，研究者は「研究終了後，得られた知見と結論の要約を含む最終報告書を委員会に提出しなければならない」と明記されていることにも留意すべきである。成功，失敗にかかわらず，研究結果を公表することは，これまで不十分にしか実行されていないからである。

　第三に，委員の審査能力に問題がある場合が少なくない。倫理委員は施設内外で毎年研修を受けることが義務づけられているが，公的な資格審査があるわけでもない。関連する法令や指針を読み込んでいない委員がいても排除されない。

　なお，アメリカのIRBの実態と問題点については，ハーバード大学公衆衛生学部倫理委員会のSarah Putneyによる貴重な証言がある（東京医科歯科大学生命倫理研究センター『ポストゲノム時代の医療倫理』医学出版，2006，所収）。

　また，治癒の見込みがない患者に新たな医学的処置を開始するかどうかを検討した病院倫理委員会を，半年間取材したジャーナリストによる優れたリポートがある（リサ・ベルキン『いつ死なせるか――ハーマン病院倫理委員会の六カ月』宮田親平訳，文藝春秋，1994。原題は，*First, Do No Harm*, 1993）。

③――改革案

　日本でもこれまでに法制化の提案は出ていた。光石忠敬・橳島次郎・栗原千絵子「研究対象者保護法要綱試案――生命倫理法制上最も優先されるべき基礎法として」（『臨床評価』2003）である。

　「市民的及び政治的権利に関する国際規約」が，1979年に批准され，「何人も，その自由な同意なしに医学的又は科学的実験を受けない」（第7条）と

の原則は受け入れられたが，被験者保護の法制整備は皆無だった。この試案の特徴は以下の通り。

1) 人を直接対象とする研究のみならず，人体の一部やその情報を対象とする研究，医学研究以外の科学研究をも規律対象とする
2) 対象者の保護および研究の公正さの確保を法律の目的とする
3) 研究の審査体制を個々の研究機関から独立した公的なものとして設計する。対象者保護地域審査委員会と，その調整機関としての対象者保護中央委員会からなる公的第三者機関による審査体制の構築を提案
4) 計画段階および実施中の研究評価に関し，対象者の選定など弱者保護を重視し，同意に過大な役割を課さない

現行行政指針との大きな違いは3)であるが，膨大な審査案件を公的第三者機関で審査する場合，申請者が委員会で口頭説明する時間がどの程度確保できるか。認可までに日数がかかり過ぎないか。審査委員が個別施設の医療スタッフや被験者の現状を細かに配慮することが可能かどうか。特に有害事象の発生に迅速に対処できるか。この試案の目的である「弱者保護」がかえって軽視されることはないか。考慮すべき論点が多い試案である。

他方で，臨床研究法が研究不正の予防に立法の力点があるのに対して，被験者保護を主目的として試案を提示した功績は大きい。

なお，法規制中心のオランダや行政指針による規制と法規制を併用するドイツ，アメリカ等の被験者保護のあり方については，ここでは詳細に立ち入れない。以下を参照されたい。甲斐克則「ドイツとオランダにおける被験者保護法制の比較法的考察」(『被験者保護と刑法』成文堂，2005，所収)。

第 1 章

生殖補助医療

第 1 節　医療技術の現状

　まず，個別医療の現状を紹介する前に，用語法の検討から始めよう。

①──自然生殖と人工生殖

　現在実施されている生殖医療のどこまでが「自然」で，どこからが「人工的」か。論者によりさまざまな意見がある。ある人は，「できるだけ人工的手段を借りずに産むべきだ」といい，ある人は「いまどき自然生殖などありえない。医療はすべて人為的に行われる」などという。産科医自身が何を「自然」と考えているかについて，面接調査した結果から見ても，十人十色の「自然生殖」観が窺われる（柘植あづみ『文化としての生殖技術──不妊治療にたずさわる医師の語り』松籟社，1999，参照）。

　本書では，生殖補助医療に関する政策論を展開する前提として，以下のように定義しておきたい。

　男性生殖器から直接放出された精虫（平均 2cc 中に 1 億）が女性の膣から子宮を通って卵管に進む。偶然に選ばれたとも言える特定の 1 精子が卵巣から排出された卵子と結合（核融合）する。受精卵（前胚 pre-embryo）は分割をくり返しながら卵管から子宮に達し，約 100 個の細胞からなる胚盤胞となって，子宮内膜に着床する（受精後 7～10 日）。その後，胚（embryo）は胎盤を通して母体から酸素と栄養補給を受けながら成長し，胎芽から胎児（fetus 妊娠 8

週以降をいう）になる。胎児は平均して妊娠40週後に産道を通って母体を離れ，人として誕生する。

　以上の全過程が人為的に中断あるいは分離／分割されずに完結した場合を「自然生殖」と定義しよう。この場合，医療者の介入は，産科医や助産師による妊婦検診，出産介助（会陰切開，帝王切開，陣痛促進剤投与などを含む）などに限り認める。つまり，それらの介入があっても「人工生殖」とは言わない。

　なお，何らかの生殖機能障害があっても，治療により機能回復できれば自然生殖が可能になる。例えば，排卵障害に対する薬物療法（卵胞発育促進剤など），卵管癒着に対する卵管開通術，子宮内膜症に対する手術療法，精索静脈瘤の手術などによって，不妊原因が除去される場合である。こうした治療こそ本来は「不妊治療」というべきであって，「生殖補助医療」とは用語上厳密に区別しておかないと議論が混乱するもとになる。

　「自然生殖」に対して「人工生殖」とは，精子の注入，卵子の採取，体外での受精，受精卵の選別および卵管あるいは子宮への挿入など，生殖過程に人為的（医学的）な介入を行う場合をいうこととする。いわば，自然の生殖過程をバイパスして子どもを産ませる行為である。「人工生殖」の医療技術的側面を強調するときには，「生殖補助医療」（Assisted Reproductive Technology＝ART）と称するのが一般的である。ただし，狭義では人工授精を除き，体外受精だけをARTと呼ぶ。

　人工授精，体外受精という二分法が一般的だが，体外受精も実は「人工的」受精である。むしろ，「体内受精」と「体外受精」に分け，体内自然受精と体内人工授精があるとする方が理解しやすいかもしれない。魚類では一般的である体外での自然受精はヒトにはないので，体外受精とだけ言えばすべて体外人工受精に限られる。本書では必要に応じて，体内受精という言葉も使用する。

　次に，人工生殖の自然生殖からの乖離度について，まず全体的な見通しを述べよう。日常会話でも，人工生殖はいいが体外受精は受け入れないとか，一般的な体外受精は認めるが顕微授精は禁止すべきだなど，容認度に段階を

設ける意見もよく聞かれる。以下で整理してみたい。

　第一に，凍結保存した精子／卵子あるいは受精卵を，本人（たち）の死後に利用して人を産生させる行為は，自然生殖から最も大きく乖離しているといえる。生きた人間が自分の肉体内で生産した配偶子や接合子が，人体を離れた後，本人の死後に新たな個体を生むことは，自然現象として起こりえないからである。

　次に，本人は生存しているが，生殖機能が障害，加齢あるいは病気により失われた後に，人工的に出産させる行為は，自然生殖からの乖離度が大きい。さらに，体外受精の場合，生存している人の精子／卵子であっても，母体外で自然に結合（受精）することはありえない。そして最後に，体内授精が来る。精子の注入のみが人工的である。以上，自然生殖からの乖離度順に図示すれば以下の序列になる。

　A：本人の死後に精子・卵子・胚を利用してヒト個体を産ませる行為
　　＞B：閉経など生殖機能喪失の後に妊娠・出産させる行為
　　　＞C：精子と未受精卵による体外受精により妊娠・出産させる行為
　　　　そのうち，顕微授精　＞　一般的体外受精
　　　　＞D：体内授精により妊娠・出産させる行為

　序章で詳細を説明した理念と原則により，上記の序列に従って，上から順に規制の度合いを強くする。A，Bは，法律または行政指針で原則禁止。C，Dは条件付きで容認する案が考えられる。

　なお，こうした生殖医療に関する〈自然生殖からの乖離度〉の序列においては，だれの配偶子あるいは胚を使うか，だれの子宮を利用するかは問われない。夫の精子を妻に注入することと代理母に注入することを医療上区別することにはほとんど意味がない。提供者がだれかを区別する意味があるのは，もっぱら法的・倫理的・社会的問題を問うときである。

　なお，生殖補助医療については，その技術的側面を強調するためにさまざまな新語が造られた。「試験管 test-tube ベビー」，「マザー・マシン」（ジー

ナ・コリア），「ウーマン・インダストリー」（同上）など。この技術がいかに「過剰に人工的」と受け取られてきたかを示している。また，しばしば配偶子，受精卵，代理懐胎などが市場取引の対象になったから，ビジネス用語で議論されることが少なくない（例えば，ハーバード・ビジネススクールのデボラ・L. スパーによる分析を参照。『ベビー・ビジネス』椎野淳訳，ランダムハウス講談社，2006）。

②──不妊症（sterility）について

　そもそも不妊症とはどのような疾患か。日本産科婦人科学会は，WHO の定義にならって，以下のように定義している。「生殖年齢の男女が妊娠を希望して，性生活を行っているにもかかわらず，1年を過ぎても妊娠に至らない状態」。

　これらは，厳密に言えば，不妊症の定義というより「不妊症を疑うに足る状態」の定義であろう。専門医の診断を受けて，生殖機能の障害が特定できて初めて「不妊症」というべきである。現在，カップルの10％が不妊症と推定されている。

　不妊原因は，女性因子，男性因子とも40％前後であり，残りはカップル間障害などといわれている。男性因子としては，無精子症，乏精子症，精子の形態異常，運動能力不足，さらに ED など性機能障害などが知られている。染色体異常などの遺伝性疾患による場合もある。女性側の因子はさらに複雑である。まず，30代以降急激に進む卵子（原始卵胞）の量の減少と質の低下，つまり老化がある。詳しくは，河合蘭『卵子老化の真実』（文春新書，2013）参照。老化でなくてもホルモン異常などによる排卵障害，内分泌機能障害により排卵が阻害される。排卵周期が正常であっても，子宮内膜症などの疾患あるいは性感染症（クラミジア等）による卵管炎症または癒着による疎通障害。さらに，受精卵ができても正常に着床しない場合がある。卵管に着床する子宮外妊娠，先天的な着床障害，先天的に子宮が欠損しているロキタンスキー症候群，がんなどの疾患で子宮を摘出した場合などがある。

　特に卵巣や子宮の腫瘍摘出手術が必要な場合，核出手術（腫瘍の部分摘出

術）より全摘手術が選ばれると，結果として不妊になる（これを合併症というか医原病というかは論者の立場を示す）。学会の会告に反して積極的に代理出産を敢行した根津八紘医師は「日本産科婦人科学会は，非配偶者間体外受精や代理出産に対して声高に反対してきた。しかしその一方では，これから子どもを産もうとしている若い女性から安易に子宮を全摘出したり，左右両方の卵巣を全摘出している医師に対し，何のペナルティーも与えないまま放置している」（『代理出産——不妊患者の切なる願い』小学館文庫，2001，83-84 頁）と批判していた。実はかつてアメリカでも，子宮がんの摘出だけでなくがんの予防や子宮筋腫の摘出に際して，子宮の全摘のみならず，卵巣や卵管の摘出まで臨床的根拠なしに実施されているとの厳しい批判があった（ロバート・メンデルソン『医者が患者をだますとき〈女性篇〉』(*Male Practice: How Doctors Manipulate Women*, 1982) 弓場隆訳，草思社，2001，147 頁以下）。医療が直接の原因となる（医原的）不妊を軽視してはならないだろう（ジーナ・コリア『マザー・マシン——知られざる生殖技術の実態』1985。斎藤千香子訳，作品社，1993，176 頁以下，参照）。

　なお，カップル間の障害としては，例えば抗精子抗体（antispermatic antibody）がある。受精機能を阻害する抗体が女性の体内に形成される。あるいは，性交の障害となる心理的／精神的な原因による不妊もあり，さらに原因不明のケースもある。

③——体内授精（人工授精 Artificial Insemination）

　男性側に自然生殖を困難にする医学的原因（精子形成障害など）がある場合に，精子を体外に取り出し，選別・洗浄・濃縮した後，子宮への注入を医師が技術的に行うことを人工授精という。かつて体外授精の技術がない時代に，自然授精に対して人工授精という用語が考案された。そのころと現在では対比する対象が違うのだから，「体内人工授精」という方が分かりやすい。精子を人為的に卵子に注入することを「授精」，精子が卵子と結合することを「受精」と定義するなら，いわゆる「人工授精」には，精子を膣内に注入する「授精」と注入された精子が自力で卵管内の卵子に結合する「受精」の二

つの過程があることになる。

　このうち，精子の提供者が夫（あるいはパートナー）である場合を，配偶者間人工授精（Artificial Insemination with Husband's Semen＝AIH）といい，第三者から提供を受ける場合を非配偶者間人工授精（Artificial Insemination with Donor's Semen＝AID あるいは Donor Insemination＝DI）と称してきた。さらに，第三者の女性（いわゆる代理母）に依頼者の精子を注入する場合もある。いずれの場合も技術的には何ら変わりがない。なお，精子は一定期間凍結保存した後，解凍して使用することも可能になっている。

　AIH は，18世紀末にイギリスで，AID は19世紀中ごろにフランスで，それぞれ初めて成功例が報告された。日本では，1949年8月慶応大学病院産科（安藤畫一教授）で最初に非配偶者間人工授精児が誕生した。安藤『人間の人工授精』（杏林書院，1961）は，当時の各界から受けたさまざまな賛否の議論を紹介しており興味深い。当初は精子凍結の技術レベルが低かったし，安全性について一般の不安も大きく，事例が重なって初めて一般社会に受容されるようになった（飯塚理八「体外受精の現状と展望」，厚生省健康政策局医事課編『生命と倫理について考える――生命と倫理に関する懇談報告』1985，医学書院，所収。小池隆一ほか編『人工授精の諸問題』1960，参照）。ただし，日本産科婦人科学会は長年にわたり AID を公式に容認せず，ようやく1997年に会告「非配偶者間人工授精と精子提供に関する見解」で認めるに至った。当初「医学的不倫」などとする倫理的批判があり，実績が広く社会的に認められるまで時間がかかった結果だとも言える。

　その後，学会への登録が義務づけられ，実施統計が公表されるようになった。2016年版 ART データブック（UMIN）によれば，出生児数は2015年以来年間5万人を超えている。

④──体外受精（In Vitro Fertilization＝IVF）

　女性に排卵障害，卵管癒着などがあるか，男性の精子に問題がある場合に卵子と精子を体外に取り出して受精させる。これを体外受精という。俗に「試験管ベビー」と言われていたが，体外では，受精させた後一定期間培養

するだけであるのに，あたかも人工子宮でベビーが誕生するかのような錯覚を誘う不適切な用語であった。しかし，このような用語をマスメディアがセンセーショナルに使っていくうちに，受精・妊娠・出産の自然過程が次第に医療技術主体のプロセスとして意識され容認されていくことになったのではないか。

　卵子の採取は，排卵誘発剤を投与してから卵巣に針を刺して複数の卵子を採取するため，女性の体への負担が少なくない。精子が通常は苦痛なく採取できるのと大きな違い（非対称性）がある。ただし，造精機能障害などにより，射精により精子が得られない場合に，手術により精巣から精子を回収する場合もある。

　依頼者の卵子が使えない場合（何らかの疾患による卵巣摘出後など）には，第三者から卵子の提供を受ける場合があるが，受精卵を異物とみなす免疫反応などの影響か，妊娠高血圧症候群や切迫早産などのリスクが高い。また，受精卵を母体に移植するとき，着床を容易にするためホルモン剤を投与する。受精後の培養期間を延ばして，胚盤胞段階に達してから移植する等の操作を加えることもある。なお，受精卵は凍結保存が可能であるが，未受精卵は凍結後に融解して有効に使用できる確率は比較的低い。

　1978年イギリスで初めて体外受精児（ルイーズ・ブラウン）が誕生した。当時は test-tube baby と呼ばれた。日本では1983年東北大学産婦人科（鈴木雅洲教授）で初めて成功した。

　さらに，顕微授精という方法がある。精子形成不全症などで精子が自力では卵膜を破って卵子と結合できない場合，顕微鏡下でピペットにより精子を直接卵細胞質内に注入する方法（卵細胞質内精子注入法：Intracytoplasmic Sperm Injection＝ICSI）などをいう。最近では，技術的改良が重ねられ，受精確率が高まって生殖補助医療の主流（約70～80%）となりつつある。一般の体外受精とは異なり，一つの精子と一つの卵子を人工的に結合させる方法である。したがって，多数の精子が卵子に出会うまでに自然選択される過程（自然生殖）から遠ざかり，精子の質を人工的に選別する高度な技術が必要になる。一般の精液検査では，精子数や精子運動率などを調べるが，精子の質

的な受精能力検査が普及していない。そのため，不妊クリニックで無駄な検査を繰り返し，結局妊娠に至らないで終わるケースが少なくない。また，精子を作る遺伝子に異常がある場合，顕微授精で生まれた子が無精子症を受け継ぐリスクがあると言われている。黒田優佳子『不妊治療の真実』（幻冬舎，2015），草薙厚子著，黒田優佳子監修『本当は怖い不妊治療』（SB新書，2017）参照。

　自然生殖から遠ざかる程度に対応して医学的および倫理的妥当性がより厳しく問われるべきである。出産後も体格，運動能力，知的発達状態など安全性を確認する長期的な追跡調査が必須になる。現状では先天的疾患の発生率等についての調査は少ない。生殖補助医療全体を公的に管理する法制度が，この意味でも必要である。詳しくは，石原理『生殖医療の衝撃』（講談社現代新書，2016）参照。

⑤──ARTのリスク

　体外受精では，排卵誘発剤などによる「卵巣過剰刺戟症候群OHSS」，卵巣に穿刺して採卵する手術の際の損傷，麻酔剤の副作用，多胎妊娠などのほか，自然妊娠に比べて，子宮外妊娠，早産，胎児発育遅延などの合併症のリスクが高いといわれている（岡垣竜吾・石原理「生殖補助医療とは」，神里彩子・成澤光編『生殖補助医療』信山社，2008）。出生前検査などのストレスの影響も考えられている。また，高齢（35歳以上）出産が増えているため，加齢によるリスクが大きくなり，出産できる確率が小さくなる。35歳スタートで25％，40歳スタートでは3％になるという推計がある（同上）。

　なお，卵子や精子を体外採取し，シャーレの中で受精させ，胚になるまで培養するのは，エンブリオロジスト（胚培養士）と呼ばれる専門職の仕事だが，作業環境（装置や人員の配置など）や技量の質が適切でないと，胚移植までのプロセスで人為的ミスが発生する可能性がある。実際，2009年2月香川県立中央病院で不妊治療担当の医師が受精卵の取り違え事件を起こしている。本来はエンブリオロジストが担当するべき仕事を医師一人で行い，必要な注意を怠ったために起きた事故であった（2009年10月，取り違えで中絶した

女性が損害賠償を請求した裁判で和解が成立）。この事件を取材したジャーナリストによる報告，須藤みか『エンブリオロジスト――受精卵を育む人たち』（小学館，2010）参照。

　シャーレやインキュベーター（培養装置）の管理が不適切であれば，胚培養士であってもミスの確率はゼロではない。また，現在，日本の胚培養士は国家資格ではなく，日本哺乳動物卵子学会の「生殖補助医療胚培養士」と日本臨床エンブリオロジスト学会の「認定臨床エンブリオロジスト」がある。後者の学会が2009年5月「配偶子および受精卵の取り違え防止のためのガイドライン」を制定し，各作業工程におけるダブルチェック，作業台や容器収納に関する管理強化などを細かく規定した。この指針を生かせるかどうかは，胚培養士の質にも関わってくる。最近では大学院レベルで胚培養士の養成コースを持つところも出てきている（国際医療福祉大学など）。胚培養だけでなく生殖補助医療全体を公的機関が管理することがより望ましい。現状では，精子の選定基準や培養液の質など各クリニックが生殖補助医療技術の細部を公開しないので，公的な検証が困難だからである。草薙厚子前掲『本当は怖い不妊治療』参照。現在は日本産科婦人科学会が「生殖補助医療実施医療機関の登録と報告に関する見解」（2016年6月改訂）で，安全管理の指針を示しているに過ぎない。

　なお，日本におけるARTの質を高める目的で，2003年「日本生殖補助医療標準化機関」（JISART）が設立された。「品質管理システムを導入することで生殖補助医療の質向上を目的とし，究極の目標は患者満足を高めることである」という。生殖補助医療クリニック（現在30施設）をメンバーとする団体であるから，自主管理による品質の評価は第三者が実施しなければならない。

⑥――代理懐胎・出産（surrogacy）あるいは契約妊娠（contract conception）

　体内授精あるいは体外受精技術を用いて，依頼者夫婦（あるいは事実婚のカップル）との契約により，第三者の女性（代理母）が自分の子宮で胎児を育てて出産することが可能になった。以下の二つの方法がある。

A 体内授精型

依頼者夫婦の妻に子宮も卵巣もない場合，夫の精子を代理母（surrogate mother）の子宮に人工的に注入し，妊娠・出産してもらう。代理母の卵子も使用するため，アメリカの統一親子法では，厳密に「代理」とは言えないとして，gestational mother（妊娠の母）という。

B 体外受精型
1. 依頼者夫婦の体外受精卵を女性に移植する方法。俗に「借り腹」host mother ともいう。
2. 代理母あるいは別の女性の卵子と依頼者の精子を体外受精させ代理母の子宮に移植する方法。

AB 両タイプともに，技術的には，一般の体内授精および体外受精と変わりはないと考える人が多い。しかし，卵子と子宮の提供者が同じ場合と異なる場合では，胎児の成育状態に違いはないのか。医学的な証拠が欲しい。

また，懐胎および出産に至る過程にはさまざまなリスクがある。自然妊娠にもあるリスクの他に，人工妊娠の場合は，妊娠を可能にするためのホルモン剤投与によるリスクがある。特に体外授精の場合は，受精卵を複数移植するため起こる多胎妊娠，妊娠中の検査（羊水検査など）による流産，選別的中絶になった場合の手術などである。これらのリスクはすべて代理懐胎者が負わなければならない。また，妊娠中に形成される「母子相互作用」（母子相互の精神的な結びつき，愛着関係）が出産と同時に中断される結果，代理母に精神的なストレスが発生する可能性もある。

第 2 節　倫理的問題

① ── 倫理的問題（総論）

以下で各論を展開する前提として，人工生殖の自然生殖からの乖離度を倫理的に評価しておく必要がある（61 頁の図を参照）。その上で，その乖離度がどのようなレベルであっても，当事者が同意していれば問題ないと考える立場（仮に a とする）から，当事者の同意があるとしても，倫理上許されない

とする見解（仮にβとする）まで大きな幅があることについて考えなければならない。α, βはどちらも多元的社会のなかでは，公共政策の前提になる倫理原則とは考えにくい。

　αは「当事者が望んでいることを実現できる技術があるのなら，自己決定によってその技術を利用するかどうか決めればよい」，「当事者が望むなら実現させてあげたい」という。根津八紘『代理出産』（小学館文庫，2001）には，自己決定権尊重派の医師（飯塚理八，星野一正，根津八紘）による座談会が収録され，三人の言い分を存分に聞くことができる。

　しかし，自己決定にはさまざまな制約条件がある。まず，「結婚したら子どもを持つべきだ」とする社会的な圧力がある。それに強く影響されると，「技術的に可能なことは何でもして子どもを産みたい」と考えやすい。そこで例えば，「生殖と遺伝子の操作に抵抗する国際フェミニスト・ネットワーク＝フィンレージ」（FINRRAGE＝Feminist International Network of Resistance to Reproductive and Genetic Engineering）は，生殖技術が男性支配や女性に対する社会的抑圧の手段になることを批判し，「子どもがいてもいなくても抑圧されず，差別されない社会をめざす」活動を続けている。また，以下で詳しく検討するように，実際には医師個人あるいは専門学会が決めている基準に合わなければ施術を受けられないにもかかわらず，患者はあたかも無制限に自己決定できるかのように錯覚する場合もある。例えば，決定にあたって関連する重要情報がすべて開示されていない場合，事実上の選択肢が狭くなり，適切な自己決定ができない。あるいは，当事者の自由を無制限に認めた結果，生命の誕生について，人間社会全体が無秩序な方向にしか進めなくなる危険性もある。

　逆に，βの見解では，個々の国や地域に応じて，既存の倫理的原則をより普遍的な原則に変えていく必要が生じる。例えば，カトリック教徒がマイノリティである場合，バチカンの倫理基準をそのまま国全体に適用させることは難しいし，社会の倫理的多元性を前提にした新たな基準作りが必要になる。日本社会の場合には，とりわけ特定の宗教倫理が支配的ではないのだから，ますますより普遍性のある基準が求められる。

そこで筆者は，第一に，自然生殖に近い（61頁の図で上段より下段）順に倫理的評価が高くなると考えたい。論拠については序論（60頁以下）を参照してほしい。さらに，当事者が妻と夫（法律婚か事実婚かは問わない）に限られる場合は重く，第三者を含む場合は低く評価する。第三者から配偶子や受精卵の提供を受けることによって，自然生殖ではありえない生殖が可能になるからである。

②── 倫理的問題（各論）
❶ 体内授精（人工授精）

配偶者間の体内授精（AIH）については，授精過程への人工的な介入をすべて原則として認めないカトリック教会による批判がある。ローマ教皇庁は，「夫婦の性行為には二つの意味，すなわち夫婦の一体化と生殖がある」という。「夫婦の一体化」とは，「全人格的な愛」と言い換えてもよい。これらによって「二つの成果すなわち互いの愛の表現と，親になるという人間の高貴な使命の実現が達せられる」。「結婚の二つの成果のいずれかを積極的に排斥する程度まで，夫婦行為の二つの意味を分けてしまうことは，どんな場合にも許されない」。自分の手を用いて精液を採取する行為および医療器具を用いた精子の子宮への移植は，この二つの意味と成果を分裂させる。したがって，配偶者間の人工授精は認められない（教皇庁教理省『生命のはじまりに関する教書』カトリック中央協議会，1987，34頁以下）。要するに，生殖行為を全人格的に統合された状態から分離／分割すること自体に対する批判である。カトリック以外には，AIHに倫理的な問題があるとする議論は見られない。

非配偶者間の体内授精（AID）については，日本で最初に公表された際に，カトリック信者である賀川豊彦が「国家が頭脳のすぐれた科学者，学者，技術者や立派な性格の運動家を認定して，その精子を未婚者とかあるいは不幸にして結婚に破れた子供のほしい女性に与えたら，世界的にすぐれた人種に改造されるのではあるまいか」と言い，「優生学的に賛成」だと言った（『週刊家庭朝日』1949年9月10日）。施術した安藤医師自身も，精子提供者の条件として「悪い遺伝がないばかりでなく，すべての条件が最もその夫に似通っ

ており，しかも夫よりも優秀なものを選ぶこと」と言っていた（同上）。こうしたストレートな優生賛美はいまでは少なくなったが，倫理性について，具体的に以下のような論点が指摘されてきた。

　第一に，カトリックの批判は，上記の論理から第三者の介入にも当然向けられる。「結婚のきずな，夫婦の尊厳だけでなく，結婚によって結ばれた夫婦から自分が受胎され，生まれるという子どもの権利にも反する」という（同上，36頁）。

　この批判を重視しない人びとの間でも以下の諸点は問題だとされる。

　まず，精子ドナーに対する謝金について。精子売買は倫理に反するとする議論がある。人体の部分および産物は商業的に利用すべきではないとする論点には，人身売買あるいは買売春に対する倫理的批判とも共通する点がある。

　これに関連して，具体的にいくら以上なら「売買」に当たるのか。判断の基準となる額とその根拠が問題になる。現在日本で不妊クリニックが提供している謝金額には規制がないため，交通費程度から数万円までバラつきがある。アメリカの精子バンクでは，1回125ドル（他に様々な謝金あり。The Sperm Bank of California＝TSBC の例）である。

　次に，精子の選択について。精子バンクが提供するリストから選んでドナーを決めることに問題はないか。リスク情報の開示は十分か。TSBC のドナー・カタログには，エスニシティ，皮膚・毛髪・瞳の色，身長，体重，血液型のほか，学歴，職業，宗教，親族の既往症，本人の健康診断結果（感染症，染色体異常，遺伝性疾患チェック）などが開示されている。この他，ドナー募集の際に，身長は5フィート7インチ（170cm）以上，学歴は大学卒以上などの条件がある場合もある。

　かつてアメリカで，ノーベル賞受賞者の精子バンクがビジネスになっていたことがあった。実際は，レシピエントの期待する通りに遺伝子が発現するわけでもなく，生まれた子が親の望む通りの能力を持って育つ保証はないに等しい。1980年アメリカ・カリフォルニア州に，ノーベル賞受賞者の精子を提供すると称した Repository for Germinal Choice が創設され，1999年資金難で閉鎖されるまでに200人以上の子どもたちが誕生したと言われる。そ

の惨憺たる実態については，デイヴィッド・プロッツ『ジーニアス・ファクトリー 「ノーベル賞受賞者精子バンク」の奇妙な物語』(酒井泰介訳, 早川書房, 2005) 参照。しかし，精子バンクが「ノーベル賞」をちらつかせなくても，リストにドナーの情報を公開する以上，より「優秀な」精子を選ぼうとする優生思想が入り込む余地は大きい。

また，同一ドナーの精子により誕生した人々が，父系の兄弟姉妹関係を調べるためのウェブ・サイト (The Donor Sibling Registry) によると，これまでに世界中で 16,130 人以上のドナー兄弟姉妹とドナーを結びつける援助をしたという (2018 年 9 月現在)。

❷ 体外受精

(1) 精子・卵子とも夫婦のものである場合

カトリック教会のように体外受精自体に反対するのでない限り，この場合倫理的問題はほとんど発生しない。ただし，凍結保存した精子または受精卵を夫の死後に使用する場合は倫理的問題が発生する。この場合，生前に夫が「自分の死後妻が凍結精子または受精卵を利用して子どもを産むこと」に同意しているとしても問題は変わらない。

例えば，がん等の病気のため，薬剤または放射線治療により不妊になる恐れのある場合に，事前に精子を凍結保存して，治療の影響が消えた後に体外受精用に使用する場合がある (医学的精子凍結)。あるいは，湾岸戦争後急増した海外派兵アメリカ兵士のケースがある。派遣前に夫婦で合意の上，精子または受精卵を凍結保存し，夫が戦死または生物化学兵器の影響を受けたり負傷したりした結果，生殖不能の後遺症を負った場合に，妻がそれを利用して妊娠・出産する (社会的精子凍結)。卵子の場合も同様に医学的卵子凍結はできるが，妻の死後夫はそれを利用できない。ただし，将来妊娠・出産するために若い時に卵子を保存する社会的卵子凍結は行われている。

合意があれば，当事者の自律尊重の原理から倫理的に問題はないから，むしろ積極的に認めるべきだとする意見がある。逆に，たとえ夫婦間に生前合意があったとしても，自然生殖から著しく乖離する個体の産生は認められな

いとする意見もある。ただし，その意見を主張する根拠として，当事者の自律尊重に代わる理念が必要になる。私見ではそれが，〈自然尊重〉の理念である。夫の死後の凍結精子あるいは受精卵の利用は，自然生殖から著しく乖離しているということができるから，倫理的な妥当性がないと判断すべきである。

(2) 第三者の精子・未受精卵・受精卵を使用する場合

精子の匿名性については，AID と同じ問題がある。遺伝上の母あるいは両親を匿名にすることの倫理性も同様に問われる。ただし，日本では，クライアントの妹が未受精卵を提供した事例が公表されており，親族からの提供問題は別個に議論する必要がある。「諏訪マタニティ・クリニック」（根津八紘院長）で実施されたケースについて，「病気に苦しむ人からの真摯な要請を拒むべきではない」といった賛成意見がある。〈自律尊重〉の原則を優先的に適用しようとする立場である。FROM の会（妊娠・出産をめぐる自己決定権を支える会 = Fertility Rights of Mother）は，根津医師など産婦人科医と弁護士などで構成され，「当事者の自己決定権」を代理出産，着床前診断などについて幅広く認めるよう主張している団体である（遠藤直哉『危機にある生殖医療への提言』近代文芸社, 2004, 参照）。

これに対して，「親族も可能だとなれば，家族の内外から提供に心理的な圧力がかかり，自己決定が名ばかりになる恐れがある」，「生まれて来た子どもにとって親族関係が複雑になる」とする反対意見がある。日本産科婦人科学会は，「提供精子を用いた人工授精に関する見解」（1997 制定, 2015 改訂）で，法的に婚姻している夫婦が対象，提供者は匿名，同一提供者からの出産は 10 名以内などの条件を付して認めている。卵子提供については，「医学的適応による未受精卵子および卵巣組織の採取, 凍結, 保存に関する見解」（2014）において，胚の提供については，2004 年の見解で，「生まれて来る子の福祉を優先する」（「アイデンティティーの確立に困難を来す」など），「親子関係が不明確化する」（「実親子概念の度を越えた拡大である」など）などの理由を示して，認めていない。

日本生殖医学会（旧：日本不妊学会）の倫理委員会（委員長：石原理埼玉医大教授）は，「第三者配偶子を用いる生殖補助医療についての提言」(2009) において，「不妊の医学的理由が明確」な法律上の夫婦などの条件を課した上で，卵子，精子の提供を認めている。さらに，提供者の個人情報の一部開示を認める，公的管理運営機関を創設するなど，2003年厚労省報告書 (89頁以下参照) に近い見解である。また，同委員会は，2018年3月「未受精卵子および卵巣組織の凍結・保存に関する指針」を出して，「悪性腫瘍など（以下，原疾患とする）の治療等，医学的介入により性腺機能低下をきたす可能性がある場合（医学的適応）」と「加齢等の要因により性腺機能の低下をきたす可能性がある場合」の凍結・保存の条件を規定した。

　さらに，日本生殖補助医療標準化機関 (JISART) は，厚生審議会の報告書および日本産科婦人科学会の答申を「踏まえた」独自の実施規定およびガイドラインを作成して，第三者からの精子／卵子提供による体外受精を行っている。その条件は，「女性に人工授精ではなく体外受精を受けるべき医学上の理由があり，かつ，夫以外の第三者より精子の提供を受けなければ妊娠できない医学的理由が認められること」などである。

　この件についても，〈当事者のうち最も弱い立場の人を最大限尊重する〉原則を適用すれば，生まれてくる子どもの立場に立った配慮が最も必要である。ドナーが近親者で家族関係が複雑になることは極力避けたい。第三者ドナーの場合は，子どもが遺伝上の片親あるいは両親を知る権利を保障しなければならない。

　2013年1月から，卵子提供登録を支援するNPO法人「OD-NET」が卵子バンクを開設。35歳未満で子どものいる女性に提供を呼びかけ始めた。ドナーが採卵の前に服用する排卵誘発剤の副作用や，生まれた子どもが遺伝上の母（ドナー）を知る権利について，ドナーに対し事前に十分情報提供すべきである。また，日本生殖医学会は，「未授精卵子および卵巣組織の凍結保存に関するガイドライン」(2013) において，がんの治療前や加齢による生殖機能低下前の卵子保存を40歳未満で本人の生殖目的にのみ認めている。

　なお，移植する受精卵の数を制限しないと，多胎妊娠になるリスクが高ま

る。母体を保護するために「減数手術」を実施することの倫理性が問われた。厚労省の「精子・卵子・胚の提供等による生殖医療のあり方についての報告書」(2004) では，2個以下とし，日本産科婦人科学会は会告 (2008) で原則1胚としている。母体保護法による人工妊娠中絶の定義には当てはまらず，刑法堕胎罪の適用にもなじまない（刑法の想定した胎児の胎内での殺害に当たらない）とすれば，上記報告を基礎とする「生殖補助医療法」のような新法での規制を待つほかない。多胎減数手術の問題点については，伊佐智子「多胎減数手術を検討する——女性の自己決定権か」（西日本生命倫理研究会編『生命倫理の再生に向けて——展望と課題』青弓社，2004，所収）参照。

❸ 代理懐胎

　代理懐胎を実施することを倫理的に肯定する側としては，例えば，「先天的または後天的障害により妊娠／出産できない患者の切実な要望に応えることこそが倫理的」だ，「生殖能力における弱者である一部マイノリティの人格権，幸福追求権が奪われようとしている」とする意見がある（根津八紘『代理出産——不妊患者の切なる願い』小学館文庫，2001, 11頁）。この主張には，「子宮筋腫患者の子宮全摘手術を筋腫核出術よりも容易であり保険点数も高いために安易に行う医師が少なくない」とする批判（前掲書，48頁，82-84頁）が含まれていることに注意すべきである。厚労省は診療報酬を改訂して誘導すべきであろう。その上で，ロキタンスキー症候群（先天的に子宮が欠損している）の患者や子宮がん，子宮筋腫などの疾患により子宮を全摘された患者に対して，どうすることが倫理的か考えなければならない。

　まずは，代理母を引き受ける女性の身体的および精神的負担について十分な情報提供をすべきであろう。妊娠，出産に関わる一般的なリスク，黄体ホルモン投与による副作用，生んだ子を直ちに他人に引き渡すことによる精神的ストレス，夫や子どもたちに与える心理的負担，近親者間での〈依頼－提供〉関係が引き起こす心理的葛藤，社会から受ける非難によるストレスなど。大野和基は，アメリカの代理母経験者に取材して，それらのリスクを具体的に指摘している（『代理出産——生殖ビジネスと命の尊厳』集英社新書，2009）。

また，代理母は表向きボランティアとはいえ，支払われる報酬目当てで応募する人も少なくない。依頼者と代理母との所得格差はしばしば指摘されているし，実際に裕福な家の女性が代理懐胎を志願することはきわめて少ない。「全米代理母反対連合」(National Coalition against Surrogacy＝NCAS) は，以下の諸点を反対の理由に挙げている。

* 医師の怠慢による安易な子宮摘出が代理出産を深刻化している。
* 有償代理出産は bioslavery（生命の奴隷化）である。
* 依頼者と代理母の所得格差が深刻だ。
* 出産と同時に子どもを依頼者に引き渡す契約は養子縁組法に反する。
* 母親を遺伝的に定義するなら，卵子提供者が母だとしなければならなくなる。

また，柘植あづみは，アメリカにおける代理出産の諸問題への対応を紹介しつつ，関係者の社会的，心理的状況（差別や偏見）について考察している（櫻田嘉章ほか『生殖補助医療と法』日本学術協力財団，2012）。

さらに，代理出産によって生まれた子どもたちが，事実を知った他人から批判を受ける，自身のアイデンティティー（自分はだれの子なのか）を疑う，自分を産んだ母から捨てられたと感じる，代理母について知る権利が認められていないなどの深刻な事例があり無視できない。これらの子どもたちの貴重な証言が，前掲の大野和基『代理出産』(132頁以下) にある。

代理母が出産する前に依頼者夫婦が離婚したり，生まれた子どもに何らかの疾患や障害があって依頼者も代理母も養育を拒否する場合，子どもは児童福祉施設に預けられるしかない（フィリス・チェスラー『代理母　ベビーM事件の教訓』平凡社，1993，参照）。〈当事者の中で最も弱い立場の人の利害を最優先する〉原則に従って政策を考えねばならない。日本で実施されたケース（妹や実母が代理母になった）のように，家族関係が複雑になることによる子どもの精神的葛藤の可能性については，長期にわたる検証が必要だ。

以上の議論を含めて，代理懐胎を問題視する側から出されている倫理的問題点を整理しておきたい。

⑴ 他者の身体の道具化

　後述する厚生科学審議会の 2003 年報告書は，「代理懐胎は，第三者の人体そのものを妊娠・出産のための道具として利用するものであり，「人を専ら生殖の手段として扱ってはならない」という考えに真っ向から反する」という。これに対して，当事者双方の自律性尊重理念から，他人の自由意思による行為は「道具化」に当たらないとする反論がある。これらの論点に関する詳細な検討については，貞岡美伸「代理出産を容認する条件の検討――ケアリングによる身体の道具化の克服をめぐって」(『立命館人間科学研究』15, 2007) 参照。

　しかし，たとえ女性が「自由意思で引き受けた」と言っても，その判断に金銭的な理由あるいは家族間の心理的圧力が関わっていないか，検証することは難しい。

⑵ 懐胎と出産に伴うリスク

　自然妊娠の場合と比べて，特に，体外受精型代理出産の場合どの程度リスクが高まるかについてはよく分かっていない。懐胎中に子どもに何らかの先天的障害が発見され，当事者間の合意で中絶した場合に，代理懐胎者が受けるリスク，出産自体の一般的リスクがある。

⑶ 人身売買に近い

　民事契約によって，代理懐胎と出産を第三者に依頼し，報酬を支払って生まれた子を引き取ることは，限りなく人身売買に近いとする批判がある。人身売買とまでは言わずとも，生命／身体の商品化だとする批判もある。

⑷ 貧しい人々に対する搾取

　依頼者は莫大な費用を支払う財力のある富裕層であり，代理母は報酬目当ての女性である場合が少なくない。少なくとも富裕層の女性が貧困層の不妊女性のために代理出産を引き受けた事例はないのだから，これは所得格差を前提にした生命の授受だとも言えよう。臓器移植をめぐるドナー対レシピエント関係の構造と変わりない。一国内ばかりでなく，国際的にも格差がビジネスを生んでいるのが現実である。

(5) 家族関係の混乱

　他人が代理母であれば，子どもにとって母は二人になる。また，不妊女性の母親が代理母になる場合，生まれた子からすれば祖母が同時に母になる。姉妹が母になる場合は，伯母（叔母）が同時に母となることになる。依頼者と代理母が同系家族の場合，リスクの評価をめぐって，同意を得る過程に発生する家族関係の葛藤については，例えば，仙川環の小説『聖母　ホスト・マザー』（徳間文庫，2010）などによく描かれている。

(6) その他

　(1)の理由とも関連して，有償の代理出産は「公序良俗」に反するとする見解もあるが，「公の秩序，善良の風俗」とは何かについて，さらに論争が続くことになる。

　なお，向井亜紀『家族未満』（小学館，2007）は，夫婦の受精卵によりアメリカで代理母によって出産した子どもたちについて，区役所で出生届が受理されなかった経緯から，法務省や裁判所でのやり取りまで詳細に記述している。当事者の回顧録として貴重な記録である。その他，平井美帆『あなたの子宮を貸して下さい』（講談社，2006）。デボラ・L.スパー『ベビー・ビジネス――生命を売買する新市場の実態』（椎野淳訳，ランダムハウス講談社，2006）参照。

　また，代理出産に代わる方法として，最近，子宮移植が注目されている。先天的に子宮がなかったり（ロキタンスキー症候群），後天的な病気で子宮を失った（子宮性不妊症の）女性に，他人の子宮を生体移植して，出産に成功した症例がスウェーデンの大学などで数十例報告されている。日本では，2014年設立の「日本子宮移植研究会」が，「倫理的ならびに法的問題を検討し，臨床応用の際の相互協力体制の確立を図る」ことを目指している。また，慶應大学などの研究グループが動物実験に成功し，さらに人を対象とした臨床研究の申請を2018年11月産科婦人科学会に提出した。

　腎臓や肝臓などの生体移植は，患者の生命の危険を救うためにやむをえず実施されている面がある。しかし，健康な人の体を傷つけて子宮を摘出する

ことが，レシピエントの出産を助けることが目的でも許されるか。移植による拒絶反応を抑えるため出産後に子宮を摘出するなど，道具的な臓器利用方法に倫理的問題はないか，議論はまだ始まったばかりである。いますぐにでもできることは，子どもを持てない夫婦に対し，カウンセリングによってさまざまな選択肢を紹介し，例えば，子供を持たない生き方や養子縁組を勧めるべきではないだろうか。

③——施術の対象について

　生殖補助技術を利用する資格を不妊症の患者に限定するか，それ以外の理由で利用する者まで対象とするかどうか。

　医療の枠内で考えれば，不妊症の患者に限定することが正当であろう。日本産科婦人科学会会告の原則もそうしている。この原則に従う場合，閉経後の女性，死んだ夫の精子利用は「自然生殖からの著しい乖離」だとして禁止を正当化できる。また，シングルマザー，同性愛者（レズビアン，ゲイ，バイセクシャル）の場合も医学的な必要性がないことを理由に認めないことができよう。しかし，自律／自己決定原則からすると禁止する理由はなくなる。そこで，事例が少ない現状で，生まれた子どもが親子関係をどう受容できるかを中心に（「共生」理念をもとに）考えれば，当面不妊症の患者に限る方がよいことになる。イギリスでは，2008 年の「ヒトの授精および胚研究に関する法律」改正で，同性愛者にも生殖補助技術の利用を認めるようになった。しかし，日本においては，上述の原則から不妊症のカップル以外に利用範囲を拡大することは認められていない。渋谷区が同性の住民カップルを「パートナー」関係として認めたように，同性愛者同士の婚姻に準ずる関係を認めるなど，段階を踏んでから容認の是非を論ずべきであろう。

　次に，不妊治療であっても，対象を法律婚の夫婦に限るかどうか。これまで学会は事実婚の夫婦への施術は認めていなかった。その理由は「体外受精を不妊治療として認めることに反対するマスコミ対策だった」とする証言がある（飯塚理八による。根津八紘『代理出産』小学館文庫，2001，244 頁以下）。しかし，2013 年 9 月最高裁が民法の相続規定において，嫡出子と非嫡出子と

の差別を違憲とし，同年12月民法が改正された。これを受けて，2014年6月日本産科婦人科学会は，「社会情勢の変化により夫婦のあり方に多様性が増した結果」などを理由に，事実婚の患者にも体外受精を認める会告を出した。遅かったとはいえ妥当な判断である。

そもそも，婚姻を法律上届け出るか否かで倫理性を評価するのもおかしな話である。神道式で結婚する場合は，「神の前で誓う」行為が婚姻の倫理性を保証すると考えることが（少なくとも信者には）できる。キリスト教の教会では，夫婦関係を聖化する聖礼典の一つとして結婚式を位置づけている。これに対して，住所地の自治体に婚姻届を提出することは，倫理的効果ではなく法律効果を当事者にもたらすところに本来の意義があるからである。

第3節　法的・社会的問題

①── 現状概観
❶ 外国の立法

欧米諸国では，法律で比較的厳しい規制をするドイツ，フランスなど。法律で規制するが独仏よりは規制が緩いイギリス。州により規制が異なるが，医療側の裁量が大幅に認められているアメリカなどに分かれる（以下，神里・成澤『生殖補助医療』参照）。

旧西ドイツでは，連邦政府の法務省と研究科学技術省が設置したベンダ委員会が1985年，「体外受精，ゲノム分析，遺伝子治療」(In-Vitro-Fertilisation, Genomanalyse und Gentherapie) 報告書を出し，以下の原則を示して立法勧告した。

(1) 原則として対象を夫婦間の不妊治療に限定する。
(2) 提供精子・卵子による体外受精および胚の提供は，子どもに対する一定の保護が得られる条件下でのみ許容される。
(3) 代理母は禁止する。
(4) 精子，卵子，胚提供者に関する一定の情報を子ども（満16歳以上）が知る権利は保証する。

(5) 体外受精の実施は認定医療機関のみで実施を認める。
(6) 事実婚夫婦における体外受精は原則として認めない。独身者には認めない。
(7) 研究目的のヒト胚作成は原則として認めないが，余剰胚などの研究利用は事実上認める。

ベンダ報告に関する詳細な紹介として，アリキ・クリスタリ／市野川容孝「生殖技術をめぐるドイツ国内の議論――ドイツ胚保護法の成立によせて」（生命倫理研究会『1991 年度　生殖技術研究チーム研究報告書　出生前診断を考える』1992，所収）参照。

その後，1989 年「養子縁組斡旋及び代理母斡旋禁止法」（長島隆ほか編『生殖医学と生命倫理（生命医学コロッキウム 1）』太陽出版，2001 に部分訳が掲載）が制定され，代理母の斡旋を禁止している。ただし，斡旋行為についてのみ罰則があり，代理母と依頼者は罰せられない。また，胚保護法（Gesetz zum Schutz von Embryonen 1990）において，未授精卵細胞の他人への移植，代理懐胎，顕微授精，ヒト胚の売却や妊娠以外の目的で体外で発育させること，死亡した男性の精子を用いて授精させること，生殖系列細胞の人為的改変等を禁止している。違反者は自由刑または罰金刑に処せられる。

これらの法律に規定されない部分を含めた生殖補助医療の全体については，連邦医師会が「医療介助生殖のための施行規則」で自主規制している。最新版（2006 年）によると，提供精子を利用することは原則禁止ではあるが，医学的な条件を満たし，夫婦に対する十分な説明があり，提供に関する記録が保存されれば認められる。卵子提供は禁止。対象は原則として法律婚の夫婦に限られるが，事実婚でも実質的な夫婦関係を医師が認めれば例外として認める。この場合，ドナーの精子利用も認めている。また，親子法（1998 年改正）により，分娩した女性が法律上の母となり，さらに，2002 年親子法改善のための法律により，生殖補助医療に同意した夫（または事実婚のパートナー）は，生まれた子の法律上の父であることを否認できないと規定された。

ドイツでは，強制加入制の医師会が独自に定めた「補助生殖のための施行規則」が法律と併行して規制力を持っている。2006 年度版では，精子提供，

事実婚カップルに対する施術は原則禁止のままだが，例外を認める手続きを若干緩和した。

　フランスにおける規制の特徴は，つねに生命倫理の理念や原則から，個別の医療や研究を統制しようとするところにある。「人体の尊重 respect に関する法律」(1994, 民法典第一編第一章第二節第 16 条) で，「人体は不可侵であり，その構成要素及びその産物は財産権の対象としてはならない」(16-1)，「何人も，人の種の完全性を侵害してはならない。優生学上の行為は禁止する。遺伝形質の改変を行ってはならない」(16-4)，「他人のための生殖または妊娠を目的とする契約は無効」(16-7) としていた。この法律と「人体の要素と産物の提供と利用，生殖補助医療と出生前診断に関する法律」は，のちの「記名データ法」(情報保護法の一部) および「研究対象者保護法」とともに生命倫理法と総称された。主な規制は，「配偶子の提供者は生殖の経験がなければならない」，「配偶子の受け入れ，加工，保管，譲渡は，公立あるいは非営利の施設においてのみ実施できる」であった。

　生殖補助の目的は，「不妊の治療および子どもあるいはパートナーへの重篤な病気の感染回避」に限られる。対象となるカップルは，「生きており，生殖年齢にあり，結婚しているか少なくとも二年の共同生活を証明できるもの」である。カップルのどちらかの死後は，凍結精子による人工授精や生前に作成した受精卵の移植はできない。また，同性のカップルあるいは独身者は対象とならない。代理出産は禁止する。

　また，「医療を受けることで生殖能力を失う可能性があるとき，後日生殖補助を受けるために，配偶子または生殖組織を収集，保存することができる」。生殖補助医療は原則として（人工授精と排卵誘発を除き）「公的保健機関及び生物学分析研究所でなければ実施されない」と規定している。橳島次郎『先端医療のルール――人体利用はどこまで許されるのか』(講談社現代新書, 2001) 参照。

　なお，カップルは体外受精卵を例外的に第三者（提供胚によらなければ生殖補助できないカップル）に提供できる。この場合，裁判所が受け入れる夫婦の適切性を評価し決定する。その手続きがを必要なのは，フランスで受精卵が

「単なる物ではなくて，法の主体と考えられているからである」という（松川正毅『医学の発展と親子法』有斐閣，2008，137頁）。民法典が「人をその生命の始まりから尊重することを保証する」（第16条）と明示している基礎の上にこの規定を理解することができる。また，精子／卵子／胚の提供は匿名原則で行われるため，生まれた子が遺伝上の親の氏名や住所を知る権利は認められていない。2004年の改正では，先端医療技術の管理を行う先端医療庁が創設されている。

さらに，2011年の法改正で，公的機関による個人情報の監視（匿名性の保障）が強化された。2013年には，胚研究が許容された。詳細については，小門穂『フランス生命倫理法——生殖医療の用いられ方』(ナカニシヤ出版，2015) 参照。また，生殖補助医療の利用者の拡大，ゲノム編集によるヒト胚研究などの規制をテーマとする2018年改正に向けた社会的対応については，香川知晶「われわれはいかなる世界を望むのか——フランス生命倫理法改正と保健医療民主主義」(『現代宗教』2019)を参照してほしい。

イギリスでは，世界初の体外受精児誕生（1978年）を契機に，1982年政府（保健社会保障省）が「人の受精及び胚研究に関する調査委員会」（通称ウォーノック委員会）を設置した。この委員会がまとめた勧告文書（1984）は，以下のような勧告をまとめた。メアリー・ワーノック『生命操作はどこまで許されるか——人間の受精と発生学に関するワーノック・レポート』上見幸司訳，協同出版，1992，参照。

(1) 生殖補助医療の実施および配偶子等の保管を規制する公的許認可機関を創設する。
(2) 配偶子等の提供者と提供される者との間の匿名性を維持する。
(3) 生まれた子が18歳に達した後は，提供者の情報（民族集団や遺伝的特性）にアクセスできる。
(4) 配偶子の保管は5年ごとに見直し，胚の保管期間は10年を限度とする。
(5) AID出生児は，産んだ女性とその夫の嫡出子とみなす。
(6) 代理母契約は違法。代理母斡旋には刑事罰を課す。

(7) 長期にわたる綿密なカウンセリングを当事者に提供する。

(8) 受精後14日を超えたヒト胚を研究に使用してはならない。

これらの勧告に基づき，1990年，「ヒト授精及び胚研究に関する法律」(Human Fertilisation and Embryology Act, HFE法) が成立した。なお，これに先立ち，1985年，アメリカ人夫婦のために有償の代理母契約を結んだイギリス人女性が出産した事件をきっかけに，「代理母出産取り決め法」が制定され，ビジネスとしての代理母契約が禁止された。

HFE法によって1991年に設立された公的機関（HFEA）が，配偶子と胚の保管，治療，研究について規制している。生殖補助医療を受けられる対象については，生まれた子どもあるいはその出生により影響を受ける可能性のある子どもの「福祉に配慮する」とされているだけである。したがって，独身女性やレズビアン女性に対する実施も禁止されていない。同機関の報告書 (Fertility treatment 2014-2016 — Trends and Figures) によれば，治療を受けた独身女性は，全体の1.9％，レズビアン女性は2.5％であるが，その割合は急増している。

上記に示したウォーノック・レポートの原則以外では，以下の諸点が注目される。

(1) ヒト胚に動物の胚／配偶子を移植すること，あるいは動物へのヒト胚の移植を禁止する。

(2) 原始線条（primitive streak）出現（受精後14日以内？に出現）形成後の胚の保持または利用を禁止する。

(3) 配偶子の保存期間は10年，胚は5年を限度とする。

(4) 胚または配偶子の胎内への移植により懐胎した女性が子どもの母であり，その移植に同意していた夫がその子の父とみなされる。

(5) 禁止事項に違反した者については，有期の拘禁または罰金が科される。

2008年同法は改正され，生殖以外の方法によって作られた胚や人と動物の細胞などを融合させた胚などを女性の体内に移植することを禁止した。同性カップルやシングル女性も生殖補助医療を受けられるが，母親は子を妊娠した者で，彼女とシビル・パートナーシップ関係にあり，AIDなどに同意し

た者がもう一人の親になる。石原理「英国 Human Fertilisation and Embryology Act の改正」（青木清他編『医科学研究の自由と規制』上智大学出版，2011）参照。

　2015 年イギリス議会は，三人の DNA を有する子どもの誕生を可能にする法令（Regulations）改正を行って世界の注目を集めた。ミトコンドリア DNA に異常のある女性 A の細胞核と夫の精子から作成した胚を女性 B の（除核した）健康な卵子に注入し，A の子宮に移植して出産することを認めたのである。健康な受精卵の破壊，人為的な遺伝子改変の結果を次世代に引き継ぐことによるリスクなど，倫理と安全の観点から問題が多い。この改正の詳細な経緯については，和田幹彦「3 人の DNA を継ぐ子を認める法改正——英国の新「ヒト受精及び胚研究法」」（『法学志林』113 巻 2 号，2015 年 11 月）参照。

　なお，イギリスでは，国立臨床研究所（NICE）が「生殖——生殖問題を抱える人のための評価と治療」（2004）を策定して，生殖補助医療の専門家と患者が適切な決定を行えるよう支援するための情報提供と助言をしている。

　アメリカでは，州法での規制が原則だから，州による違いが大きい。一番見やすい例としては代理懐胎契約に関する規定がある。例えば，ニューヨーク州は，人工授精型および体外受精型の双方とも「公序違反」として契約は無効としている。違反した場合の罰則も定めている。ネヴァダ州などは体外授精型のみ有効としている。有効とする州では，依頼者夫婦を子どもの両親とする州が多いが，無効とする州では，産んだ女性が母，その夫が父とするところが多い。

　統一州法委員全国会議が策定した「統一親子関係法」（2017 年改訂）は，「補助生殖に同意した男性は，生まれた子どもの父である」「補助生殖に同意した者の死後に，移植が行われた場合，当該死亡配偶者が生前，死後生殖に同意していれば，死後生殖で生まれた子の親となることができる」などの規程案を示している。

　バチカンの影響が最も強く働くイタリアでは，「生殖補助医療に関する法律」（2004）が，他の諸国と比較してきわめて厳しい規制内容を有している。

そのポイントは，以下の通りである。
1. この医療の対象は不妊患者に限る。
2. 第三者の配偶子利用は禁止。
3. 双方とも生存しており，潜在的に生殖可能な状態にある婚姻中または同居中の，性を異にする成人のカップルのみが利用できる。
4. 第三者の配偶子による生殖補助医療に同意した者は，生まれた子の父性否認の訴えはできない。
5. 胚や配偶子の選別および操作は禁止。

なお，各国の規制状況については，『生殖医療をめぐるバイオエシックス』（鈴森薫訳，2009）参照。

❷ 日本の指針

日本の生殖補助医療実施機関数は，インド（1000）に次ぐ世界第二位（587）。第三位のアメリカ（410）以下に比べて圧倒的に多い（International Federation of Fertility Societies, Surveillance 2016）。さらに，実施件数が圧倒的に多い一方，採卵一回当たりの出生率は極端に低い国として知られている（International Committee for Monitoring Assisted Reproductive Technologies : ICMART World annual Report）。にもかかわらず，急速に進歩する生殖医療技術と実施機関に対する規制は，法令ではなく学会などの指針で実施されてきた。しかも，当面の問題に対応して，そのつど個別に対応する傾向があった。例えば，日本産科婦人科学会は，現在，17本の「倫理に関する見解」を会告として公表している。いずれも特定の課題に関する個別規制である。

(1) 専門学会の指針
[A] 日本産科婦人科学会の会告
主な会告は以下の通りである（学会の会告頁掲載順）。
・「体外受精・胚移植に関する見解」2014年6月改定
　不妊の夫婦に限る。遺伝子操作は行わない。実施する際には学会に登録，報告するなど。

- 「顕微授精に関する見解」2006 年 4 月改定
  男性不妊や受精障害など，これ以外の方法では妊娠の可能性が極めて低い夫婦を対象とする。
- 「ヒト胚および卵子の凍結保存と移植に関する見解」20014 年 6 月改定
  胚や卵子の凍結保存期間は，被実施者夫婦としての継続期間であり，卵子を採取した女性の生殖年齢を超えないなど。
- 「医学的適応による未受精卵子，胚（受精卵）および卵巣組織の凍結・保存に関する見解」2019 年 5 月改定
  精子と同じく，医学的適応の場合のみ凍結・保存を認める。
- 「提供精子を用いた人工授精に関する見解」2015 年 6 月改定
  「本法以外の医療行為によっては妊娠の可能性がない，あるいはこれ以外の方法で妊娠をはかった場合に母体や児に重大な危険がおよぶと判断されるもの」を対象にする。被実施者は法律婚の夫婦。精子提供者は心身ともに健康で，感染症がなく自己の知る限り遺伝性の疾患を認めない者。同一提供者からの出生児は 10 名以内。精子提供者は匿名とする。営利目的は認めない。
- 「精子の凍結保存に関する見解」2019 年 4 月改定
  悪性腫瘍の治療などによる医学的介入によって造精機能が低下すると予想される場合は，治療開始前に精子の凍結保存を認める。
- 「着床前診断に関する見解」2018 年 6 月改定
  適応の可否は，学会が事例ごとに審査する。原則として重篤な遺伝性疾患に限る。但し，均衡型染色体構造異常に起因する習慣流産も対象とする。適切な遺伝カウンセリングを行う。
- 「代理懐胎に関する見解」2003 年 4 月
  代理懐胎の実施は認めない。理由は以下の通り。
  ①生まれてくる子の福祉を最優先すべきである。
  ②代理懐胎は身体的危険性・精神的負担を伴う。
  ③家族関係を複雑にする。
  ④代理懐胎契約は倫理的に社会全体が許容しているとは認められない。

なお，社会的合意が得られる状況になった場合は，例外的に認めるかどうか再検討する。
・「胚提供による生殖補助医療に関する見解」2004年4月
　胚提供による生殖補助医療は認めない。生まれてくる子の福祉を最優先すべきであり，親子関係を不明確化しないためである。

　これらの会告は学会員の行動しか規制できないので，会告に反する医療行為を実施した医師に対する制裁は，学会からの除名などしかなかった。実際に，1998年8月，非配偶者間の体外受精（排卵障害のある女性の妹から提供された卵子を用いた）を実施した根津八紘医師（諏訪マタニティークリニック）は，除名処分を受けた。当時は法律婚の夫婦間での体外受精しか学会は認めていなかった。その後，学会は指針を改訂して卵子提供を認め，2004年根津医師は学会と和解した。しかし，その直後に同医師は，学会の禁止する代理出産（娘の代わりに母親が孫を出産）を実施したと公表。さらに，根津医師は，2006年5月，染色体異常が原因の習慣性流産の女性11人に，学会が「重篤な遺伝性疾患」を対象にしか認めていなかった着床前診断を無申請で実施したことを公表した。習慣性流産については，他の会員医師も実施を主張した結果，学会は同年4月から習慣性流産も対象に含めることを認めた。指針を無視した会員の行動を学会が追認する例が続いている。

[B] 日本生殖医学会（旧日本不妊学会）の指針
　主な指針（見解，報告）の要点は以下の通りである。
・「未受精卵子および卵巣組織の凍結・保存に関するガイドライン」2018年3月
　悪性腫瘍の治療などにより性腺機能の低下をきたす可能性を本人が懸念する場合，未受精卵子等を凍結・保存できる。本人の生殖以外の目的には使用しない。本人が希望あるいは死亡した場合，また生殖可能年齢を過ぎた場合は破棄する。36歳未満の女性ならば社会的卵子凍結・保存のための採卵を認める。

・「第三者配偶子を用いる生殖医療についての提言」2009 年 6 月
　卵子の提供を受ける女性は，体内に卵子が存在しないなど医学的理由が明確な理由がある 45 歳以下の妻に限る。卵子提供者は，原則として 35 歳未満の匿名の第三者。例外として実姉妹などからの提供を認める。
　精子の提供を受ける男性は，医学的に授精能などがない者。精子提供者は 55 歳未満の匿名の第三者。
　なお，生まれた子どもの出自を知る権利は将来認められる可能性があるので，夫婦に対してその点を十分に説明しておく。また，公的管理機関を創設し，生殖医療の実施について管理する。
・「「医学的介入により造精機能低下の可能性のある男性の精子の凍結保存」に関する日本不妊学会の見解」2003 年 9 月
　悪性腫瘍の治療によって造精機能の低下をきたす可能性がある場合には，精子凍結を認める。本人から廃棄の意思が表明されるか，本人が死亡した場合廃棄する。第三者に提供することはできない。

　これら一連の指針や逸脱例から分かるように，学会の自主規制のみでは，個々の医師の独走（逸脱行動）を止めることはできない。日本において医師は，弁護士（地域ごとの弁護士会に加入義務があり，除名されれば専門職としての活動ができない）とは異なり，医師会や学会から除名されても医療行為を継続できるからである。

(2) 厚生科学審議会の報告書
　立法に向けた取り組みとして最も大きな動きは，2001 年 6 月に設置された厚生科学審議会の生殖補助医療部会が 2003 年 4 月に発表した，「精子・卵子・胚の提供等による生殖補医療制度の整備に関する報告書」である。
　この報告書の特徴は，初めに「基本的な考え方」として，以下の六原則を提示していることである（原文には番号はないが，引用の便宜上番号を付した）。
　1．生まれてくる子の福祉を優先する。
　2．人を専ら生殖の手段として扱ってはならない。

3．安全性に十分配慮する。
4．優生思想を排除する。
5．商業主義を排除する。
6．人間の尊厳を守る。

　これらは個々の規制事項を決める前提として確認された原則のようである。このように，規制の根拠となる原則を提示している例は少ないが，なぜこの六原則なのか，各原則の意味するところは何か。報告書には詳しい説明がない。

　この報告書は，法律を制定することを想定して作成されたにもかかわらず，現在に至るまで法制化の動きがほとんどない。いまのうちに，報告書の六原則の元にあるべき理念や原則を明らかにする作業が必要だろう。そこで以下では，報告書の各原則の前提として想定される理念を検討してみよう。
　1）当事者の中で，特に子どもの福祉（あるいは利益）を優先する理由は，自律性の低い子どもの「弱さへの配慮」か。「子の福祉」とは具体的にどのようなことを想定しているのか。「優先する」とは，何に対して言っているのか。報告書の本論には「当該生殖補助医療により生まれた子が，その子に係る精子・卵子・胚を提供した人に関する個人情報を知ることは，アイデンティティの確立などのために重要なものと考えられるが，子の福祉の観点から考えた場合，このような重要な権利が提供者の意思によって左右され，提供者を特定することができる子とできない子が生まれることは適当ではない」と書かれている。文意が取りにくいが，「子どもにとって，アイデンティティの確立は重要な権利だから，提供者よりも子どもの福祉を優先する」ということらしい。さらに，提供者になるかどうかは自由だが，子どもは知る知らないを選べないという，当事者間の非対称性が前提されているようだ。
　　ではなぜ子どもの福祉を提供者の利益よりも優先するのか。例えばAIDの当事者の中で，〈最も弱い立場の者の福祉から順に保護する〉

という原則を立てれば，優先順がはっきりするだろう。さらにいえば，弱い立場の者の福祉を優先的に考慮することで，利益配慮の公平性が確保され，強者と弱者が共生する社会が実現できる。理念として共生や公平を立てることで，この報告書の原則1が支えられる。

2) 何らかの目的のために，特定の人間を手段として扱うことは，「人間の尊厳」に悖る行為である。「人間の尊厳という概念は，人間を手段化しない（noninstrumentalization）ために必要」（"human dignity" in Henk ten Have ed.; *Encyclopedia of Global Bioethics*, 2016）だと言われている。

3) 対象者の「安全性」に配慮するのは，医療の大前提だから，ことさら強調するまでもないが，強いて言えば「無危害」原則か。ただし，この報告書の本論中「提供された精子による体外受精」の項には以下の記述がある。「安全性の観点等により，より自然に近い受精方法が望ましいことから，提供された精子による卵細胞質内精子注入法（ICSI：顕微授精）により体外受精が行われるのは，提供された精子による通常の体外受精・胚移植では妊娠できないと医師によって判断された場合に限ることとする」。「自然受精」の方が「安全性」が高いとする見解は，「自然」理念を重視する拙案（42頁以下）の観点からも注目しておきたい。

4) これも「人間の尊厳」理念から派生する原則と考えられる。

5) 人体の一部を商品化すること自体「人間の尊厳」に反する。また，ビジネスの論理に医療が屈しないためには，「公正」「正義」といった理念が必要になる。

6) 「人間の尊厳」とはきわめて多義的な言葉だから，この報告書がどのような意味でこの語を使ったのか説明が欲しい。上記2，4は当然「人間の尊厳」に反する。例えば，いわゆる「ヒトクローン規制法」では，規制の理由を「クローン技術が人クローン個体あるいは人と動物のいずれであるかが明らかでない「交雑個体」の人為による生成をもたらすおそれがあり，これにより「人の尊厳の保持等」に重大な影響を与える可能性がある」からだとしている。この場合は，「種とし

てのヒトのアイデンティティ」を「尊厳」と表現しているのであろう（identity は integrity とも言い換えうる）。

次に，報告書が提示する個別規制の主な内容は以下の通りである（原文の要点をまとめて示す）。

１）公的管理機関の創設

　管理機関は，提供された精子・卵子・胚を適切に配分するための調整（コーディネーション）業務および具体的にだれに与えるかについて決定（マッチング）する業務を行う。胚提供については，医学的妥当性あるいは夫婦が子どもを安定して養育する可能性について審査する。

　医療施設は，提供を受けた夫婦の同意書，その夫婦および生まれた子と提供者の個人情報（氏名，住所，電話番号等）と医学的情報を管理機関に提出し，管理機関はこれらを 80 年間保存する。子どもが遺伝上の親を知る権利を認め，個人情報開示に対応する。

２）生殖補助医療を受ける者の条件

　不妊症の夫婦に限る。自己の配偶子が利用できる者は配偶子の提供を受けられない。加齢により妊娠できない夫婦は対象としない。AID，提供精子・卵子による体外受精を認める。胚の移植は，他の夫婦が肺移植のために得た胚に限り，実施医療機関の倫理委員会および管理機関の審査会の承認があれば認める。

　代理懐胎は認めない。移植する胚の数は原則 2 個とする。

３）提供者の条件

　精子を提供できる人は満 55 歳未満の成人に限る。卵子は，満 35 歳未満ですでに子どものいる成人のみ提供できる。同一者からの卵子提供は 3 回まで。妊娠した子の数は 10 人までに限る。感染症に関する十分な検査や遺伝性疾患のチェック等の予防措置を講ずる。

４）実施の条件

　実費及び医療費を除く対価の授受は禁止する。提供する者と提供される者との関係は匿名とする。兄弟・姉妹からの提供は当分の間認めない。子ども

の出自を知る権利は認める（「15歳以上の者は，提供者の住所，氏名等を含め開示請求できる」）。近親婚を避けるための確認を管理機関に求めることができる。血液型以外の属性の一致希望は認められない。精子・卵子の保存期間は2年，胚については10年間とする。提供者が死亡したときは廃棄する。

なお，インフォームド・コンセントは十分な説明と書面による同意が必要。当該医療実施前のカウンセリング，出産後の相談を適切に受けられるようにする。

以下は，この報告書および学会等の指針についての論点と筆者の意見である。

1. 公的規制機関を設置すべきか

86頁に示したように，日本ではいわゆる「不妊治療」クリニックが乱立しており，提供されている医療の質にはかなりの格差がある。日本産科婦人科学会の会員に対する規制の他には，日本生殖補助医療標準化機関（JISRAT 2003年創立）による指針規制があるが，加盟するクリニック（30施設）を対象としているだけである。

この機構の指針，「精子・卵子の提供による非配偶者間体外受精に関するJISRATガイドライン」（2008年7月制定，2014年8月改訂）は，「認定施設から実施申請を受けて，同機関の倫理委員会が，医学的妥当性，提供手続きの適切性，提供を受ける夫婦の心身の健康および経済状況を審査する」と規定している。生まれた子どもが遺伝上の親を知る権利を認め，被提供者夫婦は，子どもが学齢前に事実を知らせることが望ましいとしている。なお，この指針は，法整備によって公的管理機関が設立されることを予期している。

網羅的にクライエントおよび関係者の権利／利益を守るためには，公的な規制機関の新設が必須である。生殖補助医療に関わるすべての当事者の個人識別情報（氏名，生年月日，住所）を管理し，個別医療実施認可を行う。子どもの知る権利に基づく情報提供を行う，などの役割を果たすよう制度設計すべきである。

2. 匿名制を維持すべきか

　この問題は二つに分かれる。提供者と被提供者の間の匿名原則と，生まれた子どもに対する提供者の匿名原則である。

　アメリカの精子バンクでは，匿名希望のドナーと個人属性を公開することをあらかじめ承諾しているドナーとがある。後者は，州法（例：California Family Code）の規定により，子どもが18歳以上で自分の遺伝上の父を知りたいと希望した場合に，氏名・住所を開示する。

　日本の主な不妊治療機関では，長年日本産科婦人科学会の指針に従い，ドナーの匿名制を原則にしていた。しかし，子どもにとって，遺伝上の父（精子ドナー）と戸籍上あるいは養育者としての父がいることになる。その事実を親が知らせるべきかどうか。あるいは，何らかの理由で子どもが事実を知ってしまった場合に，遺伝上の父を知ることができるようにすることが倫理的なのかどうか，長い間議論されてきた。

　匿名制を支持する側は，従来からドナーのプライバシー尊重を理由としてきた。子どもとドナーとの間の紛争（相続や養育費などの要求をめぐる）を予防するためだともいう。現行の民法（第四編親族，第五編相続）は，生殖補助医療に伴う複雑な家族関係の処理を予定していないから，新たな立法原則を立てる必要がある。

　この問題を議論するときには，〈当事者のうち，より弱い立場の者の利益（福祉）から順次優先的に配慮する〉との原則を適用すべきである。

　AIDに関わる当事者の弱さの順は，以下のように考えることができる。

　　①生まれてくる子ども　＞　②不妊の夫　＞　③妻　＞　④ドナー

　子どもは自分が誕生するかしないかはもちろん，親子関係を選択する自由がない。その意味では最も弱い立場にある。他の三者は子どもを持つか持たないか，子どもの誕生に関与するかどうか選択の自由がある。三者のうち夫は自身が不妊の原因を抱えているだけでなく，子どもを持ちたいと思えば，ドナーに依存せざるをえない弱さを持つ。妻自身は不妊ではないが，婚姻関係を前提にして子どもを持ちたいと思えば，夫の同意を得てドナーから精子

提供を受けざるをえない。これに対して，ドナー自身は生殖能力があり，精子を提供するかどうか自由に決めることができる。提供による負担は検査などに要する時間だけといってよく，逆に報酬（金額の評価は人によるであろうが）を期待できる。当事者のうちで最も強い立場であることは間違いない。

　したがって，ドナーを保護することを理由とした現在の匿名原則は，実は最も強い立場の者をより強固に保護する結果になっている。匿名性を維持しなければドナーが急減するという心配は，情報開示を容認した国（スイスなど）で現実になっている。日本でも，早くから AID を実施してきた慶應大学病院が，2017 年 6 月からドナーの同意文書に「子どもがドナーに関する情報開示を求めた場合応じる可能性がある」と明記して以後，ドナーが激減し患者の受け入れ中止に追い込まれたという。しかし，ドナーが減るからという理由で，弱い立場の人間を保護しないわけにはいかない。あくまでも最も弱い立場の子どもの利益／福祉を重視した判断をすべきである。生まれた子どもが希望するならドナーの個人情報を開示すべきだ。卵子提供による出産はまだ例が少ないが，出自を知る権利については精子提供と同じ原則によるべきである。しかし，公的な規制がない限り，匿名で精子提供を認めるクリニックは減らないだろう。また，外国で精子・卵子等を提供された場合，提供契約にドナーの匿名を守るとする条項がある場合，開示が事実上困難になる可能性が高い。

　3．法律婚の夫婦に限るか
　法律婚には法律効果がある。例えば，所得税法や住民税法では，配偶者やその子が「扶養家族」として認められ一定額を収入額から特別控除される。民法では遺産相続の権利を取得できる（事実婚のカップルから生まれた子は認知を受けない限り，父の法定相続人となれない）。職場での福利厚生上の利益（配偶者手当，住宅手当など）を享受できる，生命保険の受取人になれるなどである。法律婚は夫婦双方に一定の利益をもたらす制度であって，利益損失を承知で婚姻を届け出ないカップルを倫理的に低く評価する根拠は与えない。例えば，キリスト教徒は神の前で（実際には聖職者に対して）「終世愛し続ける」との

誓詞を交換することが倫理的評価を受ける条件になるが，その後役所に届け出するように教会から要求されるわけではない。法律婚しないカップルを倫理的に非難するのは多数派の偏見によるのだといえよう。

　国際的にはもとより最近日本でも，法律の運用上，事実婚のカップルも保護する方向にある。これを「内縁法理」という。例えば，健康保険法の「被扶養者」に含まれる「配偶者」とは「届け出をしていないが，事実上婚姻関係と同様の事情にある者を含む」とされ，さらに「被保険者の配偶者で届け出をしていないが事実上婚姻関係と同様の事情にあるものの父母及び子であって，その被保険者と同一の世帯に属し，主としてその被保険者により生計を維持するもの」とされている（第三条の7の三）。また，厚生年金保険法では，「この法律において，「配偶者」，「夫」及び「妻」には，婚姻の届け出をしていないが，事実上婚姻関係と同様の事情にある者を含むものとする」とある（第三条の2）。同様の規定は，育児・介護休業法第二条，DV防止法第一条にもある。労働者災害補償保険法では，受給権者の妻には事実婚の配偶者を含むとされている（一六条の二）。

　また，借地借家法（第三六条）や公営住宅法（二三条の一）では，いずれも賃借人が死亡した場合，「事実上夫婦または養親子と同様の関係にあった同居者」は「賃借人の権利義務を承継する」とされている。最近，内縁の妻を遺族共済年金の受給者と判断した最高裁判決（2005年4月21日）も出て，判例上も事実婚を保護する傾向にある。

　住民票や国民健康保険証などで同世帯かどうかの確認はできるのだから，実務上も法律婚と区別する理由はなくなりつつある。2013年12月の民法改正で，婚外子の相続差別が解消されたため，翌年日本産科婦人科学会は，事実婚夫婦の体外受精を認める指針改定を行った。

4. 提供配偶子，胚の安全性

　ドナーを大学医学部の学生などに限ることによって，質を担保しているといわれる。しかし，どのような質なのかについては不明である。また，精子バンクによってはドナー紹介の欄で，「身長170cm以上，一流大学卒」など

と謳っているところもある。どこの大学の学生であろうと，体格がどうであろうと，それらが生まれてくる子どもにとってよい意味を持つかどうか分からないし，そもそも親の素質が子に受けつがれる保証は全くない。

　安全面から見れば，精子のリスク開示については合理性があるともいえる。例えば日本では，ドナーは性感染症，肝炎などの検査を受けるが，アメリカのバンクのように，その他のリスクに関する詳細な検査は実施されていない。「遺伝的欠陥」の有無については，本人の申告のみで済ませている場合もある。厚生審議会の報告書は「遺伝性疾患のチェック」というが，具体的にどのようにチェックするのか。手続き規定を設けて被提供者に対して情報開示することが最も重要である。

5．提供に伴うリスク回避

　契約によって回避できるリスクと契約以前の問題とがある。前者は例えば，配偶者のいずれかが死亡またはカップルが離婚した場合の配偶子や受精卵の処分，妊娠・出産に伴うリスク（着床失敗，流産，先天異常など），生まれた子どもの依頼者への引き渡し義務などであり，後者は，契約が公序に反する場合である。代理出産など公序良俗に反する場合は規制すべきだ。

6．ドナー，レシピエント双方に対する相談サービス

　例えば，明石葉子『あなたの赤ちゃんが欲しい』（筑摩書房，2004）は，高齢でしかも自身の卵子が採取しにくい女性が，アメリカで卵子提供を受けて妊娠するまでの克明な記録である。その間，斡旋機関を通さず，ほとんど自力でアメリカのドナー・エイジェンシーと交渉した。そのプロセスの中で，自身の妊娠機能をどう評価するか，不妊クリニックの選び方と治療方法の評価，斡旋過程での手続きや費用等に関するさまざまな悩みと不安の解決に時間と心身の負担を強いられている。レシピエント側に立った相談機関の必要性を感じるレポートである。

7. その他の論点

2003年に，法制審議会・生殖補助医療関連親子法制部会が「精子・卵子・胚の提供等による生殖補助医療により出生した子の親子関係に関する民法の特例に関する要綱中間試案」を出した。

1. 卵子または胚の提供により出生した子の母は，出産した女性とする。
2. 精子または胚の提供により出生した子の父は，当該医療に同意した男性とする。
3. 精子を提供した男性は，提供精子により懐胎した女性から生まれた子を認知できない。

骨子は以上であるが，その後立法化の動きは止まったままである。

現状のままでは，各不妊クリニックが学会の会告を無視して実施し続けることができる。立法化されるまで当面は，現行法の解釈による適用あるいは公訴の提起を受けた判例の蓄積により，何らかの方向性が出るのを待つしかない。

ただし，判例はそう多くはない。AID児について夫からの嫡出否認の訴えに対し，裁判所が，夫は「人工授精による妊娠，出産を包括的に認めたとは言えない」として，嫡出否認を認めた例がある（大阪地判，平成10・12・18,家月51巻9号71頁）。

また，2006年11月，法務省と厚生労働省は日本学術会議に対し，「代理懐胎を中心に生殖補助医療をめぐる諸問題」について審議を依頼した。両省の審議会が上記の文書で出した方向性を前提としない審議なのか，審議依頼の理由が極めて不明確である。同会議の生殖補助医療の在り方検討委員会の対外報告「代理懐胎を中心とする生殖補助医療の課題——社会的合意に向けて——」（2008年4月）の提言骨子は以下の通りである。

1. 新たに法律を制定して代理懐胎を原則として禁止することが望ましい。
2. 営利目的の代理懐胎の施行医，斡旋者，依頼者は処罰する。
3. 先天的に子宮を持たない女性および治療として子宮の摘出を受けた女性を対象とした「代理懐胎の試行的実施（臨床試験）は考慮されてもよい」。この試行に当たっては，公的運営機関を設立する。

4. 代理懐胎者を母とする。
  5. 養子縁組または特別養子縁組によって親子関係を定立する。
  6. 生殖補助医療について議論する際には，生まれる子の福祉を最優先とする。

　この提言の論理は分かりにくい。委員会内部の対立を反映しているのかと推察されるが，原則禁止としつつ，「試行的実施」をなぜ提言するのか。理由としてはこういわれている。

　「母体の保護や生まれる子の権利・福祉を尊重するとともに，代理懐胎の医学的問題，具体的には懐胎者や胎児・子に及ぼす危険性のチェック，特に出生後の子の精神的発達などに関する長期的な観察の必要性にかんがみ」云々。

　しかし，臨床試験としての結果を科学的に検証するためには，統計上有意な数値を出すのに十分な症例数を蓄積しなければならない。個人情報を含まないとしても，発表を前提とした症例を多数集めることがはたして可能なのだろうか。

　さらに重要な論点として，生殖補助医療の安全性の問題がある。86頁に記したように，日本では実施する機関数が世界的にも突出して多いにもかかわらず，治療の質を評価する公的基準がない。まずは，治療の有効度，健康被害などについて早急に包括的な調査をすべきである。

②── 現行法による親子関係
❶ 母子関係

　戸籍法（49条）は，「出生届」の要件として，医師，助産師などが出産に立ち会った場合には，そのうちの一人が作成する「出生証明書」を届書に添付しなければならないと規定している。この証明書は，子どもを産んだ女性がその子の母親であることを確認する書面である。この法律の立法時（1948年）には，生まれた子と産んだ女性の間に「血のつながり」すなわち遺伝子の継受がない場合があるとは想定されていなかった。しかし，代理出産などが可能となった現在でも，生殖補助医療により生じた母子関係は，この法律

によって規制するしかない。

　1962年の最高裁判決（民集16巻7号1247頁）では「妊娠・出産した女性が母である」と認めている。これは，自分が母であることを否認する非嫡出子に対して，親子関係の存在確認を求めた事件である。裁判所は，「母とその非嫡出子との間の親子関係は，原則として，母の認知を俟たず，分娩の事実により当然発生する」とした。したがって，代理出産の場合には，産んだ女性が法律上の母として認められる。依頼者夫婦の子としたい場合には養子縁組をするしか方法がない。遺伝上の母は，法律上は「養母」とならざるをえない。これに対して，上記の判例は，母子関係は当然血縁関係であるとの前提に立っているのであるから，生殖補助技術によって可能になった非血縁型の母子関係になじまないとする批判がある。

　一方アメリカでは，州法で代理母を認めている場合（ネヴァダ州など），日本人依頼者の妻が実母として届け出ることが可能になっている。しかし，たまたま妻の年齢が閉経期を過ぎていた場合や，若くても代理出産であることを公表している場合には，日本で実母として受理されない事例があった。前者の例は関西の50代の夫婦の場合で，2002年に夫の精子とアメリカ人の女性から提供された卵子を体外受精させ，別のアメリカ人女性に胚移植した。子の出生を総領事館に届け出たが，「50歳を越えた母については事実を確認する」という1961年の通達により不受理となった。日本でも出生届を受理されなかったため処分取り消しを求めて家事審判を申し立てたが却下された。大阪高裁も「代理母契約は公序良俗に反して無効」とした。しかし，その後法務省が「胎児の間に父が認知していたと見なす」として，日本国籍が認められた（大阪高裁判決2005年5月20日）。

　後者の例は向井亜紀・高田延彦夫妻の場合である。妻ががん治療により子宮を全摘したため，体外受精でできた夫婦の胚をネヴァダ州でアメリカ人女性に依頼（代理出産契約）して移植し，双子の男児を得た。州の裁判所では夫婦の実子として認められたが，東京都品川区は出生届を受理しなかった（2004年）。夫妻は出生届の受理を求めて家庭裁判所に申し立てたが却下され，東京高裁に控訴したところ，「本件子らの福祉にとっては，わが国において

抗告人らを法律的な親と認めることを優先すべき状況となっており」,「本件〔ネヴァダ州〕裁判が公序良俗に反するものではない」として,出生届を受理すべきだと認めた（2006年）。しかし,最高裁判所は,2007年3月「民法が実親子関係を認めていない者の間にその成立を認める内容の外国裁判所の裁判は,我が国の法秩序の基本原則ないし基本理念と相いれないものであり,民訴法118条3号にいう公の秩序に反する」。「懐胎し出産した女性が出生した子の母」であると決定した。その後,同夫妻は子どもたちと特別養子縁組した（朝日新聞2009年4月28日）。この間の経緯については,向井亜紀自身の手記『家族未満』（小学館,2007）に詳しい。この手記には裁判所の決定など訴訟資料等が付録されている。

ただし,樋口範雄による「代理懐胎と法的母子関係に関する意見書」が「現代の親子関係確定の法理を指導する原理は,やはり子の福祉の優先であると考えることができる」とし,さらに,出生届不受理の場合,「母がアメリカ人Zだと宣言することは子Aの福祉にかなう結果とはならない。Zは子Aを養育する意思をもっていないからである」としているのは説得的ではない。代理出産の経緯を子どもたちに開示したら,「子の福祉にかなう結果」が得られないと断定することはできない。さらに,真実を知ることによって子の福祉が侵害される恐れを認めるなら,それはまさに代理出産を否定する論拠になる。

実態としては,アメリカで代理出産を依頼して子を得た夫婦の出生届が受理されている例は少なくないようだ。出産証明書の母親を依頼者の妻とすることができれば,受理に問題はなくなるからだ。

なお,日本で代理出産を実施した諏訪マタニティクリニック（根津院長）の自主ガイドライン（2009年4月改定）の骨子は以下の通りである。

1. 当院では,依頼者夫婦の体外受精による受精卵を第三者の女性に移植する代理出産のみを行う。
2. 依頼者は法律婚の夫婦に限る。妻は45歳までで,原則として先天的または後天的に子宮のない方に限る。
3. 代理母は,依頼者夫婦の妻の実母で,60歳前後までの方。

4. 代理母は，ボランティア精神で臨み，金銭や生まれた子どもに対する権利を要求しない。
   5. 生まれた子どもは代理母の子として届け，後日依頼者夫婦と養子縁組する。

母子関係は現行法と判例に適合する指針であるが，代理懐胎者を実母に限る根拠が明確ではない。「最もトラブルやストレス等が少ない」と言うが，統計上有意な差が証明できるような臨床試験を経ているわけではない。

❷ 父子関係
(1) 父が生存している場合

法律上の父子関係は，母子関係と同じように扱うことができない。自然生殖の場合，受精の場に立ち会う第三者は通常いないからだ。いたとしても現実にどの行為で妊娠したのかは確定できない。つまり，男性と女性では子どもとの関係において非対称性がある。妻は事実関係の証明が可能だが，夫が証明することは容易ではない。最近では，遺伝情報による親子鑑定（DNA鑑定）ができるようになったが，事実を証明する確率的精度が高まったに過ぎない。

現行の民法では，まず「妻が婚姻中に懐胎した子は，夫の子と推定する」（772条「嫡出性の推定」）としている。あくまで「推定」である。したがって夫が自分の子でないと判断した場合には，「夫は，子が嫡出であることを否認することができる」（774条「嫡出性の否認」）と定めている。法律婚でない事実上の夫婦から産まれた子については，父または母が出生届を出すなどの方法で，子として「認知」することができる（民法779, 781条）。

したがって，非配偶者間人工授精の場合，法律上の夫婦の妻が産んだ子は夫の子と「推定」される。出生届を提出すれば，戸籍上は嫡出子と認められる。夫が嫡出性を否認しなければ，法律上は自然生殖と同じように父子関係が確定する。しかし，何らかの理由で，夫が「否認」する可能性はある。例えば，夫婦関係が破綻したり，生まれた子の状態が期待通りではなかった

（先天性の異常がある）などの理由が持ち出され得る。

　民法が「嫡出子の推定」後に「嫡出性の否認」を認めているのは，妻の婚外性交渉による子（したがって，遺伝上の関係がない子）との父子関係を排除するためである。夫が未知の関係から生まれた結果を負わないで済むよう正すための制度と解せる。これに反して，AIDでは，妻が人工授精で子どもを生むことについて夫自身が一度同意している（同意がなければ原則として施術は実行されない）。一旦同意書に署名した後に同意を撤回する行為は，最も弱い立場にある子どもの法律上の地位を揺るがせる。日本弁護士連合会が，同意した契約によって妻が産んだ子は夫の子と「みなす」とする民法改正を提案しているのは妥当である。一般的な信義則から言っても，いったん同意後に撤回することは認めるべきではない。諸外国の関係法でも「生殖補助医療に同意した夫が，出生した子の父となる」とする点ではほぼ一致している。

　問題は，夫の同意なく第三者の精子を使用したり，夫との体外受精卵を無断で移植した場合だ。2014年，奈良市のクリニックが凍結保存していた受精卵を（別居中の）夫に無断で妻に移植し，妻は翌年女児を出産し，夫の嫡出子として出生届を出した。その後離婚した夫は，元妻とクリニックを相手に二千万円の損害賠償と女児とは親子関係がないことの確認を求めて奈良地裁に民事訴訟を起こした。夫はクリニックが自分の意思を確認せずに移植した責任を訴えたが，クリニックは，夫婦が2010年同クリニックで体外受精を受け，長男を出産していること，その後保管を続けていた受精卵について廃棄の申し出がなかったことで，14年にも夫婦の同意があると考え施術したと主張した。奈良地裁は，2017年12月，別居中とはいえ夫婦の実態は損なわれていないと認定し，「婚姻中に妻が妊娠した子は夫の子」とする民法の規定に基づき，女児は夫の嫡出子と推定するとして，元夫の訴えを退けた。翌年4月大阪高裁も地裁判決を支持した。生まれた子の父子関係を確定する点では妥当な判決だが，クリニックが施術1件ごとに夫の同意を確認すべきであったし，何より生殖医療に関する法整備を怠ってきた国会と行政府の責任が重い。

　なお，2013年12月最高裁判所は，性別適合手術を受けて戸籍上の性別を

男性に変えた人が，ドナーの精子を用いて妻の生んだ子を嫡出子として認めた。「嫡出推定は子の利益にかなう」とした判決は，一般的 AID による子の保護と整合している。

(2) 父が死亡している場合

　日本産科婦人科学会の会告によれば，「被実施者は，法的に婚姻している夫婦で，心身ともに妊娠・分娩・育児に耐え得る状態にあるものとする」となっている（「提供精子を用いた人工受精に関する見解」2015 年改定）。しかし，実際には夫の死後の体外受精に関して，日本では上級審裁判例が二つある。

　一例目は，白血病の夫が骨髄移植に際し，無精子症になるのを避けるため，1998 年精子を凍結保存したが，99 年に死亡。その後，妻が精子を保存した医療機関とは別の施設で体外受精を受け，01 年 5 月出産した。死亡した父の嫡出子として出生届を出したが，父親の死後 300 日を経過していたため受理されなかった（民法 772 条の 2 による）。03 年 11 月，その子が，母を法定代理人として父子関係の確認を求めた訴訟で，松山地裁は「自然的な受精・懐胎という過程からの乖離が著しい。夫は死後の精子廃棄を希望する依頼書に署名捺印している」などの理由から請求を棄却した。ところが，原告側控訴により 04 年 7 月高松高裁は一審判決を取り消し，「生物学的血縁関係があり，父の同意があれば十分」として父子関係を認めた。国側が上告し，06 年 9 月最高裁は，「死後生殖について現行民法は想定していない。法律上の父子関係は認められない」として，高裁判決を破棄した。母親は「この子に父親が誰か教えてやりたい」と訴えていた。しかし，遺伝上の父を教えることは事実上自由であるし，法律上認知が認められても民法では相続権は認められず，法律上保護される権利がない。最高裁判決は妥当である。

　二例目は，内縁の男女が，男性の病気を理由に 2001 年精子を凍結保存した。男性の生存中に体外受精を試みたが成功せず，02 年に男性は死亡。その後女性は体外受精で 03 年女児を出産。死後認知を求めた訴訟で，東京地裁は 05 年 9 月，「死者の精子の使用は自然な生殖との乖離が大きく，認知を受容する共通の社会的認識があるとはいえない。男性は生前に体外受精での

出産に同意していたが，死後の体外受精にも同様の意思があったと考えるのは問題」だとして，原告の請求を棄却した。原告側控訴により，06年2月，東京高裁は「精子提供者の同意は，体外授精のたびに得る必要があり，同意がなければ法律上の親子関係は成立しない」として，一審判決を支持した（村重慶一「死後生殖子の法的地位」『判例タイムズ』1207号，32頁）。

　生殖補助医療に関する訴訟で，「自然な生殖との乖離が大きい」ことを理由にした裁判所の判断が二例出たことには画期的な意義がある。事前規制においても「自然生殖との乖離」を根拠とすべきである。

③── 子が遺伝上の親を知る権利

　匿名原則に基づいて精子・卵子・胚が提供され妻が出産した子どもは，親が自ら開示しない限り，父母との遺伝上のつながりを疑わないであろう。しかし，何かの機会に親の秘密を知った子どもがドナーを知りたいと思ったとき，子どもの権利は保護されるべきか。〈当事者のうち最も弱い立場の者の利益を最優先する〉との原則に立てば，当然ドナー個人を識別できる情報（住所，氏名など）を子どもに開示すべきである。「子どもの権利に関する条約」（1989採択，1994批准）が「できるかぎり，その父母について知る権利がある」（第7条1項）と規定していることも尊重しなければならない。イギリスでも，氏名と提供時の住所などを開示することを2005年4月以降認めた。

　ただし，子どもが知る前に親が子に出自の秘密を開示する法的義務を課すよりは，子に対する倫理的義務を負うとすべきであろう。AIDで生まれた子どもたちが真実を知ったとき，最も傷つき苦しむのは「親から真実を告げられなかったこと」だという事実（歌代幸子『精子提供──父親を知らない子どもたち』新潮社，2012，39頁参照）を親があらかじめ知っておく必要がある。なお，AIDで生まれた人の自助グループ（DOGなど）が切実な証言を集めている。

　さらに，ドナーは法律上の親のような扶養義務は負わず，AIDで生まれた子どもはドナーに対して養育費を請求したり相続権を主張したりすることはできないとすべきであろう。また双方とも相手に対し認知請求できないと

することで，両者の関係の安定をはかることが期待できる。

　子の権利については，自分の遺伝上の出自を知りたいという欲求だけでなく，近親婚を避けたいとする希望も関わってくる。ただし，近親婚で何らかの「先天異常児」（本書では「先天性少数型」と呼ぶ）が生まれる確率，「異常」の程度などについて，子どもに十分な情報が提供されていなければならない。そうでないと，近親婚は民法で禁じられている（三親等以内の男女は法律婚できない）としても，先天性少数型の子どもが生まれる可能性を承知の上で事実婚する自由まで否定してはいないことを知らない場合も多いからだ。

　また，特別養子縁組において，生みの親の戸籍から除籍された記録を閲覧する権利（その結果，生みの親を知る権利）は認められていることも参考にすべきである。

　いずれにせよ，子どもの「知る権利」を保護するためには，生殖補助医療に関する情報を一元的に管理する公的機関を設置する必要がある。厚生審議会の報告書もそう提言している。

　また，遺伝上の親に関する具体的なイメージを描けない子どもの心理について，子ども自身の意見を傾聴すべきであろう。専門のカウンセリングを受ける権利も保証しなければならない。精子提供によって生まれた子どもたちが知りたいのは，提供者の氏名や住所あるいは遺伝的情報よりも，遺伝上の父親が「どんな人間なのか」ということであろう。子どもたちに対する聞き取り調査から見えてくるのは「父親を精子という物質以上にイメージできない」「ドナーが人間ではない」という苦しみだ（長沖暁子ほか「AID当事者の語りから見る配偶子・胚提供が性・生殖・家族観に及ぼす影響」科学研究費補助金基盤研究（B）研究成果報告書，2005。南貴子『人工授精におけるドナーの匿名性廃止と家族——オーストラリア・ビクトリア州の事例を中心に』風間書房，2010。その他，非配偶者間人工授精によって生まれた人の自助グループ（GOD）『子どもが語るAID』同グループ，2007，参照）。

④──出産への社会的圧力

「結婚適齢期」と言われる年齢の女性に対して，結婚と出産を期待する家族あるいは社会からの圧力は依然として強い。適当な相手がいなければ生涯独身でもいいとか，結婚はするが子どもはなくてもいいとか，子どもができなければ養子縁組したいという人びとの気持ちを受け入れる意識が，日本社会ではまだまだ極めて低い。特に，妊娠，出産の当事者である女性個人の意思が十分に尊重されず，家族の中での役割（妻，母）が重視される傾向が根強い。生殖補助医療の技術が発達すればするほど，女性がその技術を利用することを周囲が期待するようになり，ますます女性が心理的に追い込まれる，あるいは，本人自身が自責の念に駆られる場合が増えることになる。医療を受けるかどうかについて，女性の自己決定が尊重されたと言っても，その決定の前提にある社会的な抑圧構造が変わらなければ「尊重」は形式的なものに終わってしまう。精子に不妊の原因がある男性ももちろん精神的な負担を強いられるが，どちらかと言えば，排卵から妊娠までさまざまな人工的侵襲に耐えなければならない女性の方が，はるかに強い心身ストレスを受ける。

女性の受ける社会的圧力については，カナダのフェミニスト哲学者スーザン・シャーウィンが20年も前に書いた，『もう患者でいるのはよそう』（岡田雅勝ほか訳，勁草書房，1998）が周到な分析をしている（特に115頁以下参照）。例えば，「新しい生殖技術の多くが，私たちの社会に見られる出産至上主義（pronatalist）やヘテロセクシュアリティの価値観と，その元になる性別役割分業を当然のこととして受け入れている」（119頁），「新しい生殖技術を求めるように駆り立てている価値観を再考した方がよいと思われてくる。毎年多くの子どもたちが餓死しているというのに，体外受精やその他の生殖技術を用いてある種の子どもたちを産み出すのに，莫大なお金をそそぎ込むように人々を駆り立てることは適切かどうか，反省を迫られるのである。（中略）フェミニスト倫理は，不妊問題を違う方向で解決したいと思っている。（中略）医学の最前線の領域では，卵管の閉塞につながる性病や骨盤の炎症の原因になるものを減らすために，研究や治療をもっと盛んにすべきである」（123-124頁）。

これらの発言は，日本社会の現状や対策の方向性についても十分当てはまる。不妊予防に関する提言も貴重である。社会的圧力自体がストレスになって妊娠を妨げる場合もあるし，性感染症，子宮がん，子宮内膜症などの疾患が原因となる場合もある。それぞれについての予防医学的な研究あるいは若い女性への啓発活動への支援拡大が必要だ。

　こうした現実の中で，多様なライフスタイルに対する理解を深めてゆくためには，当事者に対する相談体制の充実が必要だろう。特に，生殖補助医療に対して，また，さまざまなライフスタイルや養子縁組の制度と現状に対する情報提供が必須である。否，それ以前に，生殖補助医療関係者自身が，不妊患者に対して，治療開始の時点から，特別養子縁組など様々な生殖補助医療以外の選択肢を当事者に積極的に示すべきだ。がん治療を始める時から緩和ケアについて情報提供するのと同じである。現行の対象年齢6歳未満を15歳未満に引き上げるなど，縁組成立の障害を緩和する制度改正も必要になる。

　また，現在，日本不妊カウンセリング学会認定の「不妊カウンセラー」，「体外受精コーディネーター」が，妊娠，出産，不妊に悩む人々に対する情報提供による支援活動をしている。こうした活動によっても，出産への社会的圧力に対応する力が当事者に身につくようになることを期待したい。

　上記については，柘植あづみ『妊娠を考える──〈からだ〉をめぐるポリティクス』NTT出版，2010，参照。また，非配偶者間人工授精によって生まれた人の自助グループ（GOD）『子どもが語るAID』同グループ，2007，参照。

⑤──社会保険の適用

　本来の不妊症治療，例えば，卵管形成術，排卵誘発剤の投与などは保険適用だが，生殖補助医療にまで適用すべきかどうか。現在は，人工授精など一般不妊治療については，検査および一部治療のみ保険適用されるが，体外受精は自由診療である。実施数，技術としての安定度からいうと保険適用可能であろう。しかし，本来の「治療」（妊娠機能の回復など）ではないため，保

険適用の大義名分がない。公的医療保険の適用には慎重であるべきだ。なお，2004年度から「特定不妊治療費助成金事業」が開始されている（助成額など2014年改定）。対象は，体外受精と顕微授精。実施主体は都道府県，指定都市などである。

第4節　政策論

上記のような法律・制度の現状に対して，民間団体あるいは有志グループから，制度改革に関するいくつかの提言がある。

①——日本弁護士連合会の提言

日弁連は，2000年3月「生殖医療技術の利用に対する法的規制に関する提言」を発表。その後，死後懐胎をめぐる2006年9月最高裁判決などを受けて，2007年1月「補充提言——死後懐胎と代理懐胎（代理母・借り腹）について」において，死後懐胎および代理出産を禁止する法規制の必要を指摘した。さらに，2014年4月「第三者の関わる生殖医療技術の利用に関する法制化についての提言」を出した。提言の骨子は以下の通りである。

1. 公的管理機関を創設し，実施する医療機関の認可，実施の際の判断，並びに提供者を特定する情報などの一元管理機能を持たせる。
2. 利用者の範囲は法律婚または事実婚の男女に限る。
3. 専門的カウンセラーのカウンセリングを受けることを義務とする。
4. 子どもの出自を知る権利を法律に明記し，これを保障する。
5. 出生した子どもに対し，第三者の関わる生殖医療技術を用いたことを利用者から告知するための支援制度を構築する。
6. 同意した利用者男性を父とし分娩した女性を母とする。
7. 施術の範囲は，精子提供及び卵子提供に限り，胚提供，死後生殖及び代理出産は禁止すべきである。
8. 精子・卵子の提供やこれらの斡旋について，有償で行うことを禁止する。

提言の理由付けについては議論の余地もあるが、いずれも提言内容は妥当である。

②──総合研究開発機構の試案

特殊法人「総合開発研究機構」(NIRA) が作成した試案「生命倫理法案」(2001年9月) がある。名称は「生命倫理法」であるが、「生殖補助医療及び人の発生操作研究の適正な実施のための規制」を法の目的としている。目的以外の生命倫理については触れていない。

内容の要点は、以下の通りである（総合研究開発機構・川井健共編『生命科学の発展と法──生命倫理法試案』有斐閣、2001。同法案の解説は、総合研究開発機構編、藤川忠宏著『生殖革命と法──生命科学の発展と倫理』日本経済評論社、2002と、総合研究開発機構・川井健共編『生命倫理法案──生殖医療・親子関係・クローンをめぐって』商事法務、2005参照）。

1. 管理機関

    内閣府に生命倫理委員会を設置する。この委員会が生殖補助医療を行う医療機関を認可し登録を受理する。登録機関に対して委員会は必要な報告を求め、立入検査をし、生殖補助医療の一時停止などの処分をすることができる。

2. 審議機関

    内閣府に生殖補助医療審議会及びヒト胚等審議会を設置し、生命倫理委員会からの諮問を受けて意見を述べる。

3. 生殖補助医療を受けられるのは、生殖年齢を越えない婚姻中の夫婦で不妊である場合に限る。

4. 精子または卵子を提供する第三者と当該夫婦とは二親等以内の親族関係があってはならない。

5. 精子及び卵子の提供は、費用を除き、無償とする。

6. 精子および卵子の提供者は、主な疾患の既往歴、重篤な遺伝性疾患の可能性の有無、現在罹患している重篤な疾患の有無などを告知しなければならない。

7．精子，卵子および胚の凍結保存期間は5年とし，その期間を経過したものは提供者の同意を得て廃棄する。
8．生殖医療によって生まれた子は，分娩した女を母とし，懐胎した女の夫を父とする。
9．満一六歳に達した者は，生命倫理委員会に対し，生殖補助医療による出生の有無および精子，卵子の提供者について記録の開示を請求できる。
10．妻以外の女に出産させる契約は無効とする。
11．ヒト胚の作成および利用は禁止する。
12．上記の禁止行為をした者は，それぞれの行為に応じて懲役もしくは罰金等を科する。

公的管理機関の設置など，具体的な提言にはほぼ同意できる。

③──日本医師会「生殖補助医療の実施に関する法律案　要綱骨子（案）」
（2013年2月）

その骨子は以下の通り。
1．親子関係
　　生殖補助医療技術により懐胎し出産した者が母である。当該生殖補助医療の実施を依頼し同意した夫が父である。
2．生殖補助医療指定医制度の創設
　　母体保護法にもとづく指定医制度の手法に倣い，概略を法律で定めるが，運用については，学会等の指針に準拠することとする。
3．精子，卵子，受精卵の売買禁止
　　臓器の売買を禁じた臓器移植法に倣い，違反者は刑事罰で処断する。

法律では概略を定め，実施に関わる詳細な行為規制は学会指針による，いわば自主管理を求めている。

④──自民党「特定生殖補助医療に関する法律要綱（案）」（2014）
概要は以下の通りである。
1．夫婦の精子または卵子により懐胎できない場合，認定医療機関にお

いて，第三者精子による人工授精，体外受精，胚移植を認める。
2. 先天的または後天的な原因により子宮のない者が妻である夫婦は，大臣指定の医療機関において，政令で定める手続きにより体外受精胚を妻以外の者に移植（代理懐胎）することを認める。
3. 依頼夫婦，配偶子等提供者，代理懐胎する女性の同意書は，国立成育医療研究センターが80年間保存する。
4. 配偶子等の売買，代理懐胎にかかわる利益供与は罰則付きで禁止。
5. 特定生殖補助医療により出産した女性がその子の母とする。
6. 夫は同意した生殖補助医療によって生まれた子の嫡出否認はできない。

法律により公的機関を創設し，特定生殖医療を管理する案は評価できるが，代理懐胎まで認める論拠は明解ではない。

⑤——政策提言の論点

以上に紹介した諸機関の提言に対する私見をまとめると以下の通りになる。
1. 事実婚のカップルにも生殖補助医療の利用を認める。子どもの福祉を考え，身分関係を明確にするなどの理由が挙げられる。しかし，すでに事実婚のカップルを保護する方向でさまざまな取り組みが実行されていることを考えれば，生殖補助医療だけ例外とする理由は見当たらない。
2. 生殖補助医療については，そのリスクや成功率，費用負担等について，患者と医師の間での対話内容が改善されなければならない。さらに情報公開が必須だ。柘植あづみほか（『妊娠——あなたの妊娠と出生前診断の経験をおしえてください』洛北出版，2009）によれば，対面して直接情報を開示するコミュニケーションが決定的に不足しているという。
3. 日本の場合，体外受精などの実施や生殖補助医療に対する公的補助金の支給年齢に制限がないため，体外受精実施数は世界一，妊娠率は国際比較できわめて低い水準（50カ国中45位！）にある（「ART成績の国際比較」『周産期医学』42巻8号，2012）。十分なカウンセリングに加えて，年齢規制を設けるべきであろう。「卵子は老化する」という自

然の生理について十分な知識がない人々に対する啓発活動を進めるべきだ。一方で，読売新聞の卵子凍結に関する調査（2016年3月20日付）では，「パートナーがいない。仕事が忙しい」などの理由で卵子を凍結保存して，高齢妊娠に備えている女性（多くが35歳以上）が，23医療機関で562人に及ぶことが明らかになった。実際に卵子を解凍し使用した31人中5人が出産に至ったという。凍結卵子の妊娠および出産率，薬剤を使用する採卵リスク，採卵から凍結保存等に要する費用などに関して，公的機関が適切な情報提供と厳格な規制をすることが急務になっている。日本生殖医学会は2013年健康な女性の卵子凍結も認める指針を発表したが，日本産科婦人科学会の生殖医療リスクマネージメント小委員会が，2015年「医学的適応のない未受精卵子の採取，凍結，保存に関する留意事項」をまとめ，「安全性，有用性が不明。妊娠可能性が低い。非実施者や生れる子どもの医学的リスクが高いから，実施は推奨しない」としている。学会指針が対立しており，公的規制がないこうした現実が，皮肉なことにクリニックの収益を上げていく結果になっている。患者本位に変えなければならない。

4. 日本不妊カウンセリング学会の認定資格である不妊カウンセラー（現在約1130名。体外受精コーディネーター約520名）が，以下のような到達目標を達成するための養成過程を経て認定され，不妊治療施設で活動している。

　「生殖医療に関する基礎的知識および evidence に基づく不妊治療の基礎知識を有している。不妊患者の心理・社会的問題を理解している。不妊カップルの自立的決定を促すことができる。ARTのステップ，問題点，成績などについて理解しており，患者とさまざまの医療職種間をコーディネイトできる」。これらのカウンセラーの普及が急務である。実際の活動については，歌代幸子『精子提供——父親を知らない子どもたち』（新潮社，2012）105頁以下に紹介がある。

5. 当事者による自助グループ（DOGなど）の存在を周知する。
　カウンセリングにおいて説明する必須事項とする。

6. 遺伝上の父親を知る権利は尊重すべきだ。生まれた子が病院で受診する際、血族の既往歴を知らないから医師に話せないなどの実際的不利益もあるが、最も強い希望は「単なる精子ではない自分の父親像を知りたい」ことだろう（歌代，前掲書，217頁）。

　「提供者に養育義務や相続権を主張しない」などの条件を、精子提供の契約に入れておけば、紛争を避けることも可能だ。何よりも弱い立場の子ども自身の利益を最大限尊重すべきである。自分のアイデンティティに関わることを親から知らされていなかった、うそをつかれていたという怒りや苦しみに対しても十分な配慮が必要だ。そのためには、当事者の個人情報を蓄積するイギリスのような公的機関の設立が必須になる。

　また、イギリスの当事者グループによる真実告知のためのハンドブックが参考になる。オリビア・モンッチ『大好きなあなただから、真実を話しておきたくて——精子・卵子・胚の提供により生まれたことを子どもたちに話すための親向けガイド』（才村眞理訳，帝塚山大学出版会，2011）。

7. 不妊治療を経験したカップルへのインタビュー記録がいくつか公開されている。例えば、家田荘子は、不妊治療を経験した多様な（シングルマザーから脊椎損傷による下半身不随の患者も含む）当事者たちの語りから、日本社会とクリニックの現実を浮かび上がらせている（『不妊　赤ちゃんがほしい』幻冬舎アウトロー文庫，2007）。それらの記録を読むと、共通している問題が見えてくる。

(1) 不妊であることへの偏見に基づく社会的圧力。

　親族、友人、近所の人々から「子どもはまだか」「なぜできないのか」「孫の顔が見たい」など、「結婚すれば子どもができるのが当たり前」だという思い込みによる発言を聞かされる。他人のプライバシーを侵害していることに対する自覚だけでなく、さまざまな生き方に対する想像力と受容力が欲しい。初等中等教育において、「家族の多様性」に気付かせるカリキュラムが必要だ。

(2) 不妊治療施設の患者に対する無神経な処遇。

　妊婦と一緒の待合室で待たされる。診察室に入ると，カーテン一枚で仕切られたベッドが並び，隣の会話が筒抜け，次々と検査台に上げられる患者。不妊治療が他の医療以上にビジネス化し，一人一人の患者の心理に対する理解が必要だという自覚すら医師の頭から消えているのか。

(3) 担当医の対応が，検査や治療の結果の評価中心で，患者本人の生き方や苦しみに寄り添ってくれない。

　〈当事者のうち最も弱い者の福祉／利益を最優先する〉という原則に基づき，生殖補助医療をめぐる環境を整備しなければならない。

第2章

人工妊娠中絶

　人工妊娠中絶に関する公共政策論の第一の目的は，中絶を予防し，実施件数を減らすことである。第二の目的は，望まない妊娠をして中絶するかどうか悩んでいる女性，あるいは中絶後に精神的な傷を負っている女性を，いかにケアあるいは支援するかである。生命尊重派はもとより女性の権利擁護派も，これらの目的自体に反対することはないであろう。しかし，まずは両派の主張や倫理観を整理することから始めなければならない。

第1節　倫理と権利

①── 胎児の生命を重視する見解

　人工妊娠中絶の倫理については，世界的に見れば，カトリック教会の公式見解が最も明解な態度を示している。「卵子が受精した瞬間から父親や母親のそれとは異なる一つの生命がはじまる」。「自然法は創造主が人間の心の中に規範としてきざみ込まれたもので，(中略)それに反対することはいつも悪である。人間の法は処罰を差し控えることはできるが，自然法に反することを正しいとすることはできない。(中略)堕胎を原則的に正当なものと認めようとする法はその不道徳な法の一例である」（「堕胎に関する教理聖省の宣言」カトリック中央協議会訳，1974）。この文書は，教会内部の者に堕胎しないよう命じているだけではなく，いかなる国の法であれ，人工妊娠中絶を原則的に認めることを禁止しているのである。ただし，単なる禁止ではなく，「堕胎

のかわりに具体的で名誉ある可能な手段が常に取られるために，家庭や未婚の母への援助，子どものための補助金，私生児のための法規，養子縁組のための合理的な取り決め，すなわち全体的で積極的な政策が実施されなければならない」（同上）と，生まれた子を支援する社会政策の実現を提言していることを見落としてはならない。

　さらに，「われわれは，人間の生命が初めに現れた瞬間から，そこに一つの人格の存在を見いだすことができる。ヒトの個体（human individual）であるものが人格的存在（human person）でないということがありえるだろうか。(中略)したがって人間の生命は，その存在の最初の瞬間から，すなわち接合子が形成された瞬間から，肉体と精神とからなる全体性を備えた一人の人間として，倫理的に無条件の尊重を要求する。人間は受胎の瞬間から人間として尊重され，扱われるべきである。そして，その同じ瞬間から人間としての権利，とりわけ無害な人間にだれにでも備わっている不可侵な権利が認められなければならない」（教皇庁教理省『生命の始まりに関する教書』1987，〔日本〕カトリック中央協議会訳，1996）。ここでは，胎児の倫理的地位と法的地位とは区別されず，胎児は人格をもった人であることを認めるべきだとされている。また，女性が妊娠した具体的事情についても情状酌量は認められない。近親相姦やレイプによる場合であっても，胎児は生命として保護されなければならないとする原則は維持される。胎児が何らかの障害をもっていることが出世前診断で判明した場合も中絶は許されない（ヨハネ・パウロ二世の回勅「いのちの福音」）。

　上記は現在のカトリック教会の公式見解であるが，十九世紀半ばまで教会は「胎動」（quickening or fetal movement　妊娠4ヶ月ごろから妊婦が感じる胎児の運動）によって，霊が入って（animation）胎児が生命を持つと考えており，胎動以前の胎児については堕胎罪に問われなかった。古い教会法では，animationは，男子では妊娠40日目に，女子では80日目に起こるなどともいわれていた（Catholic Encyclopedia: abortion）。

　人の生命の始期は「受精の瞬間から」という解釈が普及したのは1869年教皇ピオ九世の勅書以降のことである。聖書には「あなたはわたしを乳のよ

うに注ぎ出し，チーズのように固め，骨と筋を編み合わせ，それに皮と肉を着せて下さった」（旧約聖書「ヨブ記」10 章 10，11 節），「あなたは，わたしの内臓を造り，母の胎内にわたしを組み立ててくださった」（同「詩編」第 139 編 13 節）などという記述がある。一方，中絶に関する記述はほとんどない。神が生命の誕生に受精段階から関与されているとする信仰は古くからあったようだし，初期教会から人工妊娠中絶を殺人と見なす見解は少なくなかったが，受精卵から生命だという教説を公にしたのは最近のことなのである。

また，現代でもカトリック教徒すべてがこれに従っているわけではない。例えば，全米カトリック司教会議（NCCB）は，アメリカ連邦レベルで初めて中絶を認めた連邦最高裁判決（Roe vs. Wade, 1973）が「生まれる前の子どもの生命権に対する非道な拒否」に当たると強く批判した。ところがこの判決に加わったただ一人のカトリック教徒であった判事（ウィリアム・ジョセフ・ブレナン）は，リベラル派判事のリーダー格と言われており，この判決に賛成している（判決は賛成 7 反対 2）。また，プロ・チョイス派のカトリックで組織する団体（Catholics for Choice＝CFC）は教会の反中絶政策を批判している。「対話や情報交換あるいはアイディアや価値観の伝え合いを通じて，既成の体制や権威にチャレンジする」というこの団体の信念は，「対話を通じたチャレンジ」の苦手な人々に対するメッセージでもあろう。

アメリカのプロ・ライフ派にはプロテスタントの保守派も含まれるが，プロテスタントの多数は，中絶を許容するかどうかは個人の良心と信仰に基づいて判断すべきであって，法律で規制すべきではないと考えている。これらのプロ・チョイス信徒の連合体である Religious Coalition for Reproductive Choice のメンバーには，Episcopal Church, Presbyterian Church, Methodist Church, Unitarian Universalists, ユダヤ教関係団体などが含まれている。

上記の最高裁判決以降，1979 年に Moral Majority（道徳的多数派），1989 年に Christian Federation（キリスト教徒連合）が創立され，主として共和党保守派を基盤に反中絶運動を強力に展開した。具体的には，連邦憲法修正第 14 条の「いかなる州も，正当な法の手続きによらないで，何人からも生命，自由または財産を奪ってはならない」において「人」とは胎児を含むとする

解釈の法律化，中絶禁止を憲法修正条項に付加するなどの主張であった。しかし，プライバシー権を連邦最高裁が初めて認めた（グリスウォルド対コネティカット事件）のが避妊の自由に関わっていたように，生命に関わる争点を通じて，徐々に女性の権利を認める方向が固まりつつあった。その大勢を覆すことは容易ではなかった。この間の経緯およびアメリカキリスト教界各派の中絶に関する見解の推移については，ここで詳述することはできない。上坂昇『神の国アメリカの論理』（明石書店，2008）に詳しい紹介と分析がある。

　ちなみに，イスラーム教では，妊娠120日以降の胎児は完全な人間とみなされる。それ以前なら必要な理由が認められれば，人工妊娠中絶が認められるという。ユダヤ教では，妊娠初期を除き中絶を認めない。仏教でも不殺生戒に触れると解されていたが，在家信者に広く知られていたわけではなかった。

　ロナルド・ドゥオーキンは，さまざまな宗教諸派の生命論を批判的に検討した上で，生命には「本質的な価値 intrinsic value」があるとする立場から中絶と尊厳死に関する倫理的・法的問題を詳細に分析している（『ライフズ・ドミニオン――中絶と尊厳死そして個人の自由』水谷英夫ほか訳，信山社，1998）。

　これらに対して，人工妊娠中絶に関する日本人の態度は，おおむね政府の人口政策によって動いた（戦前の「産めよ，増やせよ」政策から，戦後の中絶容認へ）が，「人は本来胎児をこう見るべきだ」とする倫理的な思想が社会の内部から（例えば有力な宗教団体によって）強力にしかも継続的に発せられることはなかった。日本でも保守的キリスト教徒が原則として中絶反対の立場を主張してきたし，いまでもそうであるが，世論の大勢を動かすような力はない。仏教系あるいは神道系の有力な団体からこの問題について目立った議論を提起した例はほとんどない。わずかに宗教法人「生長の家」が優生保護法改正について，積極的な運動を展開したのが目立つ程度であった。

　1992年日本印度学仏教学会が学会の生命倫理委員会委員を対象に行った「仏教と生命倫理についてのアンケート」（回答数20）では，「授精の瞬間からヒトとして認める」とする意見が多数であり，母体の安全確保など「一定の条件のもとでは中絶を認めるのもやむを得ない」としている。なお，この

調査では「先天異常児」などに対する選別的中絶については，条件付きで認める意見と絶対に認めるべきでない意見とが拮抗し，生殖補助医療については夫婦間のみについて認める意見が圧倒的多数だった（『印度学仏教学研究』第41巻1号，1993年12月）。なお，仏教と生命倫理に関する詳説は，中野東禅『中絶・尊厳死・脳死・環境——生命倫理と仏教』（雄山閣出版，1998）参照。

②──女性の選択権を重視する見解

まず，1979年，国連で採択された「女性差別撤廃条約」で，「子の数及び出産の間隔を自由にかつ責任をもって決定する同一の権利並びにこれらの行使を可能にする情報，教育及び手段を享受する同一の権利」（第16条）が保障された。次いで，1994年国連主催の国際人口・開発会議（カイロ）で「行動計画」が採択された。そのなかで用いられた「Reproductive and Sexual Health / Rights」（性と生殖に関する女性の権利）が次第に全世界に知られるようになった。

それによると，「リプロダクティブ・ヘルスとは，人間の生殖システム，その機能と（活動）過程のすべての側面において，単に疾病，障害がないということばかりでなく，身体的，精神的，社会的に完全に良好な状態にあることを指す。したがって，リプロダクティブ・ヘルスは，人々が安全で満ち足りた性生活を営むことができ，生殖能力をもち，子どもを産むか産まないか，いつ産むか，何人産むかを決める自由をもつことを意味する。（中略）リプロダクティブ・ヘルスケアは，リプロダクティブ・ヘルスに関わる諸問題の予防，解決を通して，リプロダクティブ・ヘルスとその良好な状態に寄与する一連の方法，技術，サービスの総体と定義される。リプロダクティブ・ヘルスは，個人の生と個人的人間関係の高揚を目的とする性に関する健康（セクシュアル・ヘルス）を含み，単に生殖と性感染症に関連するカウンセリングとケアにとどまるものではない」（外務省監訳『国際人口・開発会議行動計画』世界の動き社，1996）。

この行動計画は，各国の政府および地域に対して，リプロダクティブ・ヘルスを支援する政策を実施するよう義務づけている。翌年の世界女性会議

(北京) では「行動綱領」が採択された。

　リプロダクティブ・ヘルス／ライツは，日本では生命尊重派の組織的な抵抗を受けることなく，妊娠中絶の自由は広く受容された。ただし抵抗がなかったことはジェンダー的視点からこの思想を的確に理解することをかえって妨げたとも言えるだろう。女性の権利一般が十分に社会的理解を得ていない日本で，妊娠・出産に関わる個人の選択を女性の権利として理解する認識が浸透していた（浸透している）とは言えないからだ。

　日本政府は，あらたに国内の制度を作り直す必要に迫られたが，実際には法律論を展開する必要もなく，優生保護法（→母体保護法）の枠内で事実上実現した形になっている。中絶を選択する人々に女性の権利としての意識が高いわけではなく，他国民と比較してむしろ弱いのが現実である。例えば，2005 年に 5 カ国で各 1000 名以上を調査し，内閣府政策統括官（共生社会政策担当）がまとめた『少子化社会に関する国際意識調査報告書』(2006) によれば，「中絶は女性の権利」だと認める人の割合は，スウェーデンでは 81.5%，フランスでは 52.1%，プロ・ライフ派の力が強いアメリカでも 32.7% であるのに対し，日本ではわずかに 16.1% に過ぎない（ちなみに韓国では 14.8%）。この数値から見れば，日本ではいまだに男性支配が強く，妊娠や出産に関わる意思決定が「女性の権利／自由」とは認められていないことが分かる。中絶するかどうかの決定すら男性の意向が強く反映しているとも推察される。

③——胎児の倫理的地位

　さて，法律論に入る前に検討しておかなければならない重要な論点がある。それは胎児の倫理的地位に関わる問題である。「胎児は母体の一部」だとする従来の考え方では，胎児の自律的価値はないに等しい。他方，カトリックの公式見解は，胎児と人の地位には原則として優劣をつけていない。この両極の間にどのような倫理的立場がありうるだろうか。

　胎児が母体の一部だとする中絶擁護論として，日本ではおそらく最も古く注目すべき文献に，原田皐月 (1887-1933) の小説「獄中の女より男に」(『青鞜』第五巻六号，1915 年 6 月。折井美耶子編集／解説『性と愛をめぐる論争』ドメス

出版，1991，所収）がある。この小説は，自分の意思で女性が堕胎することがなぜ悪いのかという主題を立てており，伊藤野枝（1895-1923）らとの間で「堕胎論争」を巻き起した作品である。堕胎罪で起訴され法廷に立つ女性に，作者は以下のように語らせている。

「女は月々沢山な卵細胞を捨てゝゐます。受胎したと云ふ丈けではまだ生命も人格も感じ得ません。全く母体の小さな附属物としか思はれないのですから。本能的な愛などは猶さら感じ得ませんでした。そして私は自分の腕一本切って罪となった人を聞いた事がありません。（中略）腕は切り離しても単独に何の用も些しの生命も持ちませんが胎児は生命を持ち得ると云ふ相違丈けはあります。（中略）私の体を離れると同時にもう他の主宰から離れた一個の尊い人命人格を持ち得るのですから。（中略）非常な責任を感じないわけには参りませんのです。（中略）兎に角自分が不用意の為に斯うなったのだから，妊娠して了つたのだから，私の出来るだけの努力を生れる子に尽くそう。（中略）始めはさう決心したのですけど，もう一歩考を進めた時，それは私には都合がいゝが産まれてくるものには何にも関係のない事だと気が付きました。（中略）まだ其処まで単独のものでなく母胎の命の中の一物であるうちに母が胎児の幸福と信じる信念通りにこれを左右する事は母の権内にあっていゝ事と思ひます。（中略）私は母の為に児を捨てたのではなく，児の為に児を捨てたのでした」。

他の身体組織とは異なる特徴を認めつつ，身体の一部として妊婦の意思で処分する権利を認めるに至る論理が明瞭に展開されている。現代の医学的知見からこれをいかに批判できるだろうか。

まず，確認しなければならない点は，妊娠した女性の身体の他の部分と胎児とは異なる組織だということである。例えば，生体移植の対象として身体から分離される臓器（肝臓や肺の一部，片側の腎臓など）と胎児組織は明らかに異なる。第一に，前者は女性の体内にあるときにも他人の体内にあるときにも，人の体の一部としてしか機能しない。言い換えれば，人の体外では自律的な生命活動はできない。これと比較して胎児は，母体の外に排出されても一定の条件下では自律的生命として生き続けることができる。第二に，胎

児は母体とは異なる遺伝子構造を持つのに対して，他の体細胞はすべて母体と同じ遺伝子を持つ。妊娠中の女性は「自分」でない胎児を母体が拒絶しないように免疫力が下がるという事実もある。第三に，胎児学研究の進歩によって，胎児の精神発達が従来考えられていた以上に進んでいることが分かってきた。例えば，妊娠中期には母親の声を認識して応答するなど，社会‐認知能力の発達が顕著に見られると言われている。

以上から，生物学的に見れば，胎児が母体を構成する他の組織と異なるのは事実だから，倫理的地位について他の組織と同様に扱うことはできない。すなわち，以下に示す順で倫理的価値に高低がつくと考えるべきであろう。

個体としての人　＞　胎児　＞　胎児以外の体細胞（組織）

これらの事実を無視して「胎児は母体の一部」だとする主張には根拠がない。ただし，胎児が母体の他の部分とは異なる生物学的な特徴を持つとはいえ，胎児が母体の内部にあることは事実である。母体外で生存可能になるまでは，母体に完全に依存した存在であるから，胎児は「人」とは言えず，「人に準じた」倫理的地位を持つ生命体として理解すべきである。以上を前提にした上で，フェミニストの「女性と胎児との関係は，明らかに非対称的である」（スーザン・シャーウィン『もう患者でいるのはよそう』岡田雅勝ほか訳，勁草書房，1998，89頁）という主張を理解すべきであろう。

以上の検討から，胎児は母体の一部である組織ではなく，しかも独立した人とは異なる，第三のカテゴリーとして「道徳上の地位 moral status」を認めるべきなのである。「他人ともいいがたく，さりとて「わたし」でもない複雑な存在」（森崎和江『いのち，響きあう』藤原書店，1998，34頁）として。

なお，カトリック教会のように，人の生命は受胎に始まるとして，胎児と人を同価値とする立場からは，母体を救うために結果として胎児を犠牲にすることも，胎児を救うために結果として母体を犠牲にすることも，同価値になる。しかし，上述のような倫理的価値の高低を認める立場では，母体よりも胎児の生命を優先する選択肢はないと考えざるを得ない。

これに対して，胎児と人という区別を横断した分類を立てる人々があり，

総称してパースン論（person theory）といわれている。代表的な論者であるマイケル・トゥーリー（Michael Tooley）によると，その論理はこうなる。

「あるものが人格になる――つまり生存する権利を持つ――ためには，どのような諸性質を持たねばならないか。私が擁護したいのは次の主張である。ある有機体は，諸経験とその他の心的状態の持続的主体としての自己の概念を持ち，自分自身がそのような持続的主体であると信じているときに限り，生存する重大な権利を持つ」（「胎児は人格を持つか」，加藤尚武ほか編『バイオエシックスの基礎――欧米の「生命倫理」論』東海大学出版会，1988, 101-102頁）。つまり，この「自己意識要件」（self-consciousness requirement）を満たしているものと，自己意識を持たない「生物学的有機体」（biological organism）を区別して，前者にのみ生存権を認める。胎児はもとより「出産後間もない時期での嬰児殺しは，道徳的に承認可能でなければならない」（同，108頁）という主張だ。

また，ウォレン（M. A. Warren）は，人を「ヒトという種の一員」と「道徳的共同体の一員」とに分ける。後者であるためには，以下の「人格性（personhood）の条件」を満たさなければならない。

1．苦痛を感じる力がある。
2．理性すなわち問題解決力がある。
3．自己動機的に（遺伝的および外的な制約から自由に）活動する力がある。
4．コミュニケーション力がある。
5．自己意識がある。

これら五つの条件をすべて欠いている者は「人」（パースン）ではないから，道徳的配慮の対象ではない。

こうしたパースン論を認めて「生命の質」を問題にするなら，質の高低をだれが評価するのか，生命を奪ってよいほど質が低いかどうか，どこで線引きするのかが問われ続けることになる。

④――胎児の法的地位

以下では，現行の法律及び判例において，人工妊娠中絶あるいは胎児の地

位がどのように理解されているか確認する。倫理観には個人差を認めなければならないが，法令は国内すべての当事者に適用される。その論理を政策論の大前提として知らなければならない。

〈刑　法〉

　刑法に規定する犯罪の客体（対象＝被害者）は「人」でなければならない。胎児は母体から一部でも露出すれば「人」と認められる。民法と異なり，一部露出でも殺害することは可能だからだ。ただし，自己堕胎罪だけが例外であるように読める。刑法212条によれば，「妊娠中の女子が薬物を用い，又はその他の方法により，堕胎したときは，一年以下の懲役に処する」とある。この条文では，明らかに堕胎罪の客体は胎児である。213条から216条までの同意及び不同意堕胎罪では，胎児は女性の一部だから客体は妊娠した女性のみであるとする解釈も可能だが，212条ではそうした解釈はできない。一般に刑法では自分で自分のからだの一部を傷つけること（自傷行為）は罪にならないから，胎児が母体の一部なら自己堕胎罪も必要ないことになるからである。

　仮に堕胎罪の保護法益は妊娠した女性の生命と胎児の生命だとすると，213条以下についても罪の客体は女性と胎児と解さなければならなくなる。しかし，現在の刑法学では，212条の保護法益は胎児，213条以下の保護法益は母体と分けるのが通説である（立法当時はどう考えられていたのかについては，小泉英一『堕胎罪の研究』雄渾社，1956，など参照）。

　なお，堕胎とは，「自然の分娩期に先立って人為的に胎児を母体外に排出すること」と定義されている（大審院判決，1911年12月8日）。しかし，自然の分娩期においても危険な人為的排出は堕胎に当たり，さらに母体内において殺害した場合も堕胎と解するのが通説である。排出された胎児が母体外で生存している場合でも堕胎罪は成立する。その胎児を放置して死亡させた場合は保護責任者遺棄致死罪も併合する（最高裁判決，1988年1月19日）。窒息死させた場合は，殺人罪も併合する（大審院判決1922年11月28日）。

　堕胎罪が実際に適用されたケースは少ない。司法統計年報によれば，堕胎

罪で一審有罪になった人数は1953年以降10名未満であり，1970年以降はゼロになっている。業務上堕胎罪に問われたまれな例として，1988年の最高裁判決が一件だけある。

このように刑法の適用がまれであり，特別法である母体保護法によって事実上堕胎罪は非犯罪化されているとすれば，刑法を改正して堕胎罪を廃止しない法益は何だろうか。「廃止すれば中絶を助長する」という意見もある。一般予防的効果を持つとするのである。しかし，現実を見れば，予防的機能を失っているというべきだろう（堀内捷三『刑法各論』有斐閣，2003，7頁）。

逆に，堕胎罪廃止の主張もある。例えば，具体的な提案として，「からだと性の法律をつくる女の会」が作成した「避妊および人工妊娠中絶に関する法律（案）」（2001年3月）がある。

この法案は，前文で「基本的人権であるリプロダクティブ・ヘルス／ライツ」に基づき法律を制定するとしている。主な規定は以下の通りである。

　第四条　この法律で人工妊娠中絶とは，妊娠した女性が出産に至る前に，人工的に妊娠を中断することをいう。

　第五条　人工妊娠中絶を希望する者は，本人の意思のみによって人工妊娠中絶を受けることができる。2．人工妊娠中絶は，胎児が女性の体外で生命を保続することのできない時期に行う。

第三章の「備考」によれば，「女性が自ら中絶を行うことがあっても，違法としない」「中絶が可能な週数は政令または省令で定める」としている。さらに第十二条では，規定の週数を越えて中絶を行った医師は処罰する（量刑未定。女性は罰しない）と規定する。

なお，本人の意思に反した中絶を行ってはならない（第十一条）とし，違反した者は，現行の刑法堕胎罪215条に準じ，懲役六ヶ月以上七年以下に処するという。

この法案は，胎児の法的／道徳的地位についてはまったく触れない。「胎児は母体の一部」との理解が暗黙に前提されているようだ。にもかかわらず，中絶可能期間を限定し，それを越えて中絶手術を実施した医師を処罰する規定を設けている（いわゆる期間適応）。なぜ期間適応にするのだろうか。その

理由が「備考」には書かれていない。リプロダクティブ・ヘルス／ライツが「子どもを産むか産まないか，産むとしたらいつ，何人，どのような間隔で産むかを自ら判断し決定する権利」であるとするなら，法律で期間限定せず，女性が自らの判断でいつでも中絶できるとすべきではないだろうか。

また，第五条2は，「女性の体外で生命を保続する」ことができる胎児を法律上保護する対象としていると読むことができる。もしその時期が，現行の厚生省事務次官通知（1990）と同じく「22週未満」であるとすると，根拠となる権利を別にすれば，事実上現行の母体保護法と変わりがなくなってしまう。人工妊娠中絶に関する限り，この会の法案は刑法堕胎罪の廃止だけが新しいことになる。

いずれにせよ，胎児の法的地位は現行刑法上自己堕胎罪において辛うじて認められているに過ぎない。こうした解釈に対して，最近，業務上過失致死傷害罪について，胎児の法的地位を認める判例が出るようになってきた。

例えば，胎児性水俣病に関するケースがある。母親が食べた魚介類を介して塩化メチル水銀を摂取し，胎内において水俣病に罹患した後出生した子が提訴した。一審の熊本地裁（1979）は，業務上過失致死罪を認めた。被告人の控訴による二審判決は一審判決を追認した。上告審では，以下のような決定が出た。

「現行刑法上，胎児は，堕胎の罪において独立の行為客体として特別に規定されている場合を除き，母体の一部を構成するものと取り扱われていると解されるから，業務上過失致死罪の成否を論ずるに当たっては，胎児に病変を発生させることは，人である母体の一部に対するものとして，人に病変を発生させることにほかならない。そして，胎児が出生し人となった後，右病変に起因して死亡するに至った場合は，結局，人に病変を発生させて人に死の結果をもたらしたことに帰するから，病変の発生時において客体が人であることを要するとの立場を採ると否とにかかわらず，同罪が成立するものと解するのが相当である」。

難解な論理である。被告人は「人」（＝胎児を身体の一部に含む女性）に病変を発生させた。出生後の「人」は母親の病変に起因して死亡したという。結

局は病変の発生時に客体が「人」であってもなくても，業務上過失致死罪が成立するとする論理である。例えば性感染症の被害者が，自分に直接感染させた人に，以前感染させていた人の刑事責任を認められたケースを想起させる。

　こうした無理な判決に対しては，罪刑法定主義の原則に反するとして批判し，新たな立法を要するとする刑法学者が多い。無理な文理解釈によるよりは，法律の改正を優先させるべきであろう。

　上記のようなケースに対し，筆者は，刑法に胎児傷害致死罪を新設し，単純傷害，公害，薬害，放射線被害など第三者による胎児への業務上過失傷害および致死罪を適用すべきだと考える。最近の判例も私見に近い判断を示しているように読める。

　それは，業務上過失による胎児死亡のケース（静岡地裁浜松支部，2006年3月）である。乗用車に搭乗中の妊婦（妊娠37週）が他車に衝突され，胎盤早期剥離となり帝王切開で出産したが30時間後胎児は死亡した。静岡地検浜松支部は事故と胎児死亡の因果関係を主張，子どもへの過失致死罪で起訴。弁護側は「現行刑法に処罰規定がない」と主張したが，静岡地裁浜松支部は致死罪を認めた。ただし，胎児を法律上の「人」として認めた理由については言及していない。

　この判決に先立つ2005年11月，札幌地検が，妊娠31週目の妊婦に対する同様の交通事故のため帝王切開により出生（重症新生児仮死状態）後11時間で死亡した胎児に対する過失致死罪の適用を見送っていた。静岡地裁の判決は，画期的な新判例になったのである。

　札幌地検の起訴状は，妊婦に対する過失傷害についてこう記している。「当時妊娠中であった女性（28歳）に胎盤早期剥離及び加療171日間を要する左手船状骨骨折等の傷害を負わせるとともに，同人の身体の一部である胎児に前記胎盤早期剥離に起因する新生児遷延性肺高血圧症の傷害をそれぞれ負わせたものである」。つまり，胎児は「母体の一部」だから「母体から独立した犯罪の客体とは認められない」という従来の解釈を踏襲していた。ところが論告では，「傷害時において，胎内にあったとはいえ，各器官の備わ

った十分人間と呼ぶに足りる状態だった胎児を死に至らせているのであるから，その結果は極めて重大であり，量刑上も適正に考慮されるべきものである」と変わった。この間に被害児の父親が裁判所に提出した上申書と意見陳述書に「正常出産の新生児と何ら変わらないから業務上過失致死罪が妥当である」との趣旨を書いたことが影響したと推定されている（江花優子『11時間　お腹の赤ちゃんは「人」ではないのですか』小学館，2007，48頁以下による）。検察としては，裁判所に量刑上の配慮を求めることによって，現行法の不備を実務的に補ってもらいたいと考えたのであろう。

　それにもかかわらず判決文による犯罪事実認定では，妊婦に「傷害を負わせるとともに，同人の身体の一部である胎児」に傷害を負わせたと，従来通り「胎児は母体の一部」説に依拠した表現になっている。これが胎児の法的地位に関する司法の通説なのである。

　被害者の遺族からすれば，加害時に胎児であったという理由だけで，生まれた子（すなわち法律上の「人」）を死亡させても刑法上罪に問えないことは，理解しがたいのは当然であろう。妊娠週数が進めば進むほどこの矛盾は大きく感じられるはずである。しかし，胎児の法的地位について上段で説明したように，発達段階に応じて胎児の法的地位を強くするのが現行法の枠組みである。これは海外の法制度においても基本的に同じである。倫理的には受精後あるいは着床後の生命は誕生後の人と変わりないとすることができるが，法律では客観的に「いつから人になるのか」確定できる時点が必要になる。その際，医学的に妊娠が確認できる時点から保護するしかない。さらに，歴史的／習俗的に胎児あるいは嬰児を人として認めるまでには，それぞれの時期および地域で異なる時間をかけてきた事実がある。生命は発達段階に応じて法的にもより強く保護されてきたのである。

　この他に，業務上過失による胎児死亡のケースとしては，長崎県警が業務上過失致死容疑で送検し，検察も同容疑で起訴し判決も認めた例がある（長崎地裁，2007年2月）。

　ただし，胎児傷害致死罪を新設した場合，受精後いつから「胎児」と認めるのかが問われる。また，妊婦自身の過失による胎児傷害は不可罰とすべき

であろう。そうでないと，妊婦自身の不注意による転倒などが原因である胎児障害も処罰の対象に含められてしまうからである。

〈民　法〉

　民法で「人」とは，私権を有する者（私権の主体）であるが，「私権の享有は出生に始まる」（1条の3）とされている。出生するまでの胎児は「人」とは認められない。「人」となるのは，母体から胎児の体全体が露出した時点だと解釈されている。ただし，損害賠償請求権（721条），相続権（886条）については，出生後に請求できる。すなわち，損害を受けたとき，あるいは相続権が発生した（親が死亡した）ときには胎児であっても，出生後に権利を行使できる（逆に言えば，出生しなければ権利は発生しない）。なお，労働者災害補償保険法では，遺族補償年金の請求権を胎児にも認めている（16条の2②）。

　胎児に関連した最近の判例がある。妊婦が交通事故に遭い，病院に搬送されたが，帝王切開で出生した胎児には低酸素脳症により重度の障害が残った。加害者が無保険車を運転していたので，被害胎児が任意保険の「無保険車傷害条項」の適用を求めて提訴した。保険会社側は「胎児はこの条項の対象ではない」と主張したが，2006年3月最高裁は，「胎児である間に不法行為によって出生後に障害が生じ，後遺症害が残存した場合には，損害賠償請求できる」とし，一審・二審の判決を支持して胎児も保険金の対象と認めた。

〈行政法〉

　「墓地，埋葬等に関する法律」によれば，「「埋葬」とは，死体（妊娠四箇月以上の死胎を含む。）を土中に葬ることをいう」（第二条）とあり，市町村長が死亡若しくは死産の届出を受理したのち，埋葬許可証を発行する（第五条）。なお，埋葬は「死亡又は死産後二十四時間を経過した後でなければ，これを行ってはならない。但し，妊娠七箇月に満たない死産のときは，この限りではない」（第三条）とある。つまりこの法律は，

　　人　＞　妊娠七箇月未満妊娠四箇月以上の死胎　＞　妊娠四箇月未満の死胎

の順序で保護要件を区別している。「妊娠四箇月未満の胎児」は，「死胎」となっても埋葬する必要はなく，「物」として適正に廃棄すればよい存在である。これに対応して医師法21条は「医師は，死体又は妊娠四月以上の死産児を検案して異状があると認めたときは，二四時間以内に所轄警察署に届け出なければならない」と規定している。

　2005年5月，横浜地裁は，15回にわたり中絶胎児を廃棄物として適法に処理しなかったクリニックの院長に「廃棄物の処理及び清掃に関する法律」（以下，廃棄物処理法）により有罪判決を下した。同法は，「生活環境の保全及び公衆衛生の向上を図ること」を目的としており，医療廃棄物も「感染性廃棄物」に該当すると解されている。廃棄されたものが無機物であれ，身体の一部であれ，生活環境の保全等に悪い影響がなければよいのである。自治体の中には独自の条例で，四箇月未満の胎児であっても，焼却にあたって適切に取り扱われるような制度を持つところもある。例えば，神奈川県の胞衣条例（「えなその他出産に伴う産あい物処理業者条例」1950）で，「えな」（胞衣：胎盤や羊膜），および12週未満の死亡胎児を扱う専門業者の活動を規制している。

　また，死体遺棄罪（刑法190条）における「死体」とはなにかについて，1931年11月大審院判決は，「やや人の形態を具えた死胎」は「死体」として「尊敬すべきだ」と言い切っている。

　「縦令死胎ト雖稍々人ノ形態ヲ具フルニ至リ人ノ之ヲ葬祭スルノ程度ニ達シタルモノニ在リテハ之ヲ尊敬スヘキコト普通死体ト異ナル所ナキヲ以テ之ヲ同条ニ所謂死体中ニ包含スルモノト解セサルヘカラス」（刑集10巻597頁）。

　なお，墓地，埋葬等に関する法律では，妊娠四箇月以上の死胎を埋葬しなかった場合の罰則は「千円以下の罰金又は拘留若しくは科料」（21条1号）であり，「感染症の予防及び感染症の患者に対する医療に関する法律」によれば，都道府県知事が「感染症の病原体に汚染され，又は汚染された疑いがある死体の移動を制限し，又は禁止することができる」が，之に違反した場合の罰則は「五十万円以下の罰金」である（69条5号）。これに対して，廃棄物処理法の運搬委託に関する条文に違反した場合は，「3年以下の懲役若

しくは 300 万円以下の罰金」などとなり，法の不均衡が指摘されている（上記裁判における弁護側の主張など）。これは胎児の現行法上の地位について整合性が考慮されていない結果であろう。なお，小門穂「死亡胎児の法的取り扱いについて——遺体としての尊厳と感染性廃棄物との間で」（『助産雑誌』60 巻 2 号，2006）参照。

　この他，法律ではないが，総合科学技術会議の「ヒト胚の取扱いに関する基本的な考え方」(2004) において，「ヒト授精胚は，「人」そのものではないとしても，「人の尊厳」という社会の基本的価値の維持のために特に尊重されるべき存在であり，かかる意味で「ヒトの生命の萌芽」として位置づけられるべきものと考えられる」と明記されている。また，日本産科婦人科学会は，「受精卵は二週間以内に限って研究に利用できる」とする会告を出し，その理由を以下のように解説している。「ヒトが個体として発育を開始する時期は個体形成に与かる臓器の分化の時期をもって，その始まりとすることができ，それ以前はまだ個体性が確立されず胞胚細胞が多分化性をもつ時期でもある．それゆえヒトが個体としての発育能を確立する以前の時期，すなわち受精後 2 週間以内を研究許容時期と定めた」(2002 年 1 月改訂「ヒト精子・卵子・受精卵を取り扱う研究に関する見解」)。

〈母体保護法〉
　「国民素質ノ向上」を目的とした戦前の国民優生法 (1940) は，ナチス・ドイツの遺伝病子孫予防法を参考にしたと言われ，優生手術（不妊手術）の実施を主たる目的としていた。したがって，医師が規定外の優生手術を行うときまたは「妊娠中絶」を行うときは，他の医師の意見を聴取し，かつ行政官庁への届け出を義務づけた（第十六条）。この法律が刑法の堕胎罪とセットになって，中絶を事実上禁止していた。

　戦後になって，人口の質の管理を強化しつつ，過剰人口時代に人口の量的抑制も図るため，「優生」と「母性保護」の目的を連結して，新たに優生保護法 (1948) が成立した。国民優生法では遺伝性疾患に限定されていた不妊手術の対象が，優生保護法では「らい病」を含み，さらに 1950 年代の改正

で遺伝性以外の「精神病」等が中絶や不妊手術の対象に加えられた。戦中には断種強制に対して抑制要因となっていた人口拡大政策が戦後180度転換したため、戦後は中絶が自由化され、断種強制が強化された。

優生保護法は、第14条「医師の認定による人工妊娠中絶」で、「本人及び配偶者の同意を得て、人工妊娠中絶を行うことが出来る」場合を4項目に分けている。

「一　本人又は配偶者が精神病、精神薄弱、精神病質、遺伝性身体疾患又は遺伝性奇型を有しているもの

二　本人又は配偶者の四親等以内の血族関係にある者が遺伝性精神病、遺伝性精神薄弱、遺伝性精神病質、遺伝性身体疾患、又は遺伝性奇型を有しているもの

本人又は配偶者が癩疾患に罹っているもの

三　妊娠の継続又は分娩が身体的又は経済的理由により母体の健康を著しく害するおそれのあるもの

四　暴行若しくは強迫によって又は抵抗若しくは拒絶することができない間に姦淫されて妊娠したもの」である。

特に一項および二項は精神疾患、遺伝性疾患およびハンセン病に苦しむ人々に対する差別を前提にした優生政策の一環であった。したがって、精神障害者団体などからの批判を受け、ようやく1996年の改正時に、優生手術に関する条文における同じ文言とともに両項とも削除された。このとき、法律の目的から「優生上の見地から不良な子孫の出生を防止する」との文言も削除され、法律の名称が「母体保護法」となった。

また、この法律で人工妊娠中絶の定義は「胎児が、母体外において、生命を保続することのできない時期に、人工的に、胎児及びその附属物を母体外に排出すること」とされている。「母体外において、生命を保続することのできない時期」は、未熟児の保育技術の進歩等に対応して厚生事務次官通知により決定されてきた。

　　1953年6月　　妊娠8月未満
　　1977年1月　　妊娠7月未満

1979 年 1 月　　妊娠 23 週未満（月数別から週数別に変更）
　1991 年 1 月　　妊娠 22 週未満

　以上を整理すると，胎児の法的地位については，現行法や行政規制などから以下のように整理できる。

　　　人　＞　妊娠 24 週未満〜12 週以上の胎児（墓地，埋葬等法）＞
　妊娠 22 週未満の胎児（母体保護法）＞　妊娠 12 週未満の胎児　＞　胚

　この序列に従って保護の度合いに強弱が付けられている。この関係を無視して政策論を展開することはできない。例えば，ES 細胞を培養するために受精卵から内部細胞塊を取り出すことに反対しながら，胎児の妊娠中絶や死胎の処理については何もいわない議論はバランスを失している。
　次に，人工妊娠中絶は女性の自己決定権あるいはプライバシー権に属するかどうかについて検討しなければならない。
　まず大前提として，自己決定権は他人の生命や身体に介入する権利ではないということを確認する必要がある。この権利はあくまでも自分の身体の一部に対する介入を許す権利である。東海大学安楽死訴訟や「エホバの証人」信者が提起した輸血拒否訴訟が認めた「自己決定権」あるいは「人格権」は，本人の病気治療に関する方針の決定に関わっていた。上述したように，胎児は母体の一部（すなわち自分の組織）と同じではないとすれば，中絶は自己決定権の対象にはなじまない。避妊がリプロダクティブ・ヘルス／ライツの一部であるということと同じ意味で，中絶が女性の権利だとはいえない。「人に準じた」生命体に介入することを正当化する論理は，女性の自己決定権に「準じた」権利として認めることでなければならない。

　さて，日本で新たな政策論を考える参考として，中絶論争が活発なアメリカおよびヨーロッパ各国の例が参考になる。

⑤──アメリカの中絶規制

1970年以降，いくつかの州で妊娠週数を限定して中絶が合法化された後に，ロウ対ウェイド，ドウ対ボルトン判決が下された。

1971年に始まった連邦最高裁の公判で争われたのは，母体の生命を救済する目的以外での中絶を禁じたテキサス州法（1857）とジョージア州法の違憲性だった。原告のジェーン・ロウ（仮名）は21歳の女性で強姦（後に否定）により妊娠したが，テキサス州法で中絶が認められなかったため訴訟を起こした。また，メアリ・ドウ（仮名）は22歳の既婚女性。貧窮のため3人の子どもを里子や養子に出していたが，4回目の妊娠で中絶を申請した。ジョージア州法は，条件が厳しく中絶できなかった。二つの訴訟は併合して審査された。双方の原告は，中絶は女性のプライバシー権に含まれると主張した。1973年1月に出た判決は，連邦憲法修正第14条を根拠とするプライバシー権が「妊娠を終らせるか否かについての女性の決定権」を含むとしたが，それは絶対的（無条件）なものではなく，「州が，健康の擁護，医療水準の維持，および潜在的生命の保護に対する重要な利害関係を主張することは正当」と認めた。この判断から裁判所は妊娠期間を三区分した以下のような対応を示した。

1．妊娠初期（第一三半期）
中絶の決定と実施は，担当医の医学的判断に委ねられる。女性の意思で中絶できる。

2．妊娠中期（第二三半期）
州は母体の健康に合理的な関連のある方法で中絶を規制できる。女性と医師それぞれの合意が必要。

3．妊娠後期（第三三半期）
州は，人の生命の潜在的可能性に対する州の利益を増進するために，中絶を規制できる。

妊娠前期および中期では，女性の健康と安全がプライバシー権によって侵害されないかどうかが問題とされ，妊娠後期では女性だけでなく胎児も保護対象とされている。ただし，ドウ判決で裁判所は，女性の「健康」には「患

者の安寧に関係する身体的，情緒的，心理的，家族的，および女性の年齢などすべての要素」が含まれるとしている。なお，胎児の「生存可能性」とは，「母体外においても人工的助けがあれば生存する可能性」であり，妊娠24週から28週ごろに認められるとした。

なお，判決は憲法修正第14条における「人 person」には胎児は含まれないとし，「受胎の瞬間から人である」というカトリックの見解を認めていない。しかし，一方で判決は胎児が「潜在的な人間の生命」だとして妊娠後期での規制を認めた。

この判決に全米カトリック司教会議は「生まれる前の子どもの生命権に対する極悪非道な拒絶」だと批判したが，各州の法律は，「女性の権利」を認める方向に改正せざるをえなくなった。中絶件数も飛躍的に増えた（1973年の約74万件から1983年の約158万件へ）。中絶問題に関する歴史的な判決であったが，その後も激しい論争が続いた。

カトリック教会を中心とするプロ・ライフ派は，憲法修正第5条および第14条の「法の適正な手続きによらないで，生命，自由または財産を奪われることはない」し，「人」に胎児を含める修正案を連邦議会に提出することを中心に，さまざまな立法により中絶を抑制しようとした。1970年代末からはプロテスタント原理主義や福音派がキリスト教保守派またはニュー・ライトといわれる組織（モラル・マジョリティなど）を結成してプロ・ライフ派の政治運動を活発化した。共和党政権（レーガン，ブッシュ）も中絶反対派を最高裁判所の裁判官に任命して，ロウ・ドウ判決の無効化を狙ったが成功しなかった。

これに対してプロ・チョイス派は，リベラルなカトリックからフェミニストまで多様なグループからなっていた。中絶の合法化や避妊手段の利用拡大などを主張し，教会と鋭く対立する平信徒団体「自由な選択を支持するカトリック」(Catholics for a Free Choice＝CFFC → Catholics for Choice＝CFC)，全米中絶の権利行動連盟 (National Abortion Rights Action League → National Abortion and Reproductive Rights Action League＝NARAL)，全米女性機構 (National Organization for Women＝NOW) などが女性の権利擁護運動を活発に展開した。

詳しくは，荻野美穂『中絶論争とアメリカ社会——身体をめぐる戦争』（岩波書店，2001），緒方房子『アメリカの中絶問題——出口なき論争へ』（明石書店，2006）等参照。

　こうした経過をたどることによって，人工妊娠中絶に関する政策論を考える上で重要な一つの方向性が見えてくる。受精卵から完全に「人」として保護すべきだとする極論と，中絶するかどうかは妊娠週数のいかんにかかわらず女性の自由だとする極論との間で，〈神々の闘争〉を避けるために，①妊娠週数が進むに連れて保護の強度を高めること（期間モデル）と，②「母体外生存可能性」による判断という原則である。②は妊娠後期のある時期から該当する胎児の特徴だから，原則は①に限ってもよいであろう。要するに，アメリカでは，大統領と各州知事，連邦議会と州議会議員の選挙があり，連邦最高裁判所の判事が大統領によって任命される過程を通じて，有権者の倫理的な感情が反映されてきた。その結果，「胎児の法的地位は成長段階に応じて保護の程度を変える」とするしか解決の方法がないことを，多数の国民が理解したように見える。しかし，いまだに論争は続いている。共和党の強い南部諸州を中心に，中絶を極度に制限または禁止する州法（アラバマ州など）が2019年に相次いで成立している。

⑥——ヨーロッパ各国の中絶規制

　各国の法律を比較する際に，妊娠週数を基準としている（期限モデル）か，中絶できる条件を定めている（適応モデル）か，中絶前の相談を義務づけている（相談モデル）かの三点に着目すると分かりやすい。

　イギリスは，1967年の人工妊娠中絶法（Abortion Act）以来，広く中絶を認める国として知られている。その主な適応条件は①母体の生命に危険を及ぼす場合，②精神的・身体的健康を害するおそれのある場合，③胎児が重度の心身障害を持つおそれがある場合などである。ただし，期間は妊娠24週までとしている。また，1976年の先天障害防止法（Congenital Disabilities Act）により，医師が先天障害の可能性を妊娠中に知らせるなどの義務を怠った場

合，障害児の生まれた両親が医師に対し訴訟を起こすことが可能になった。

　ドイツでは，1995年刑法改正によって，東西ドイツで異なっていた中絶規制を統一した。①専門家によるカウンセリングを受けることを条件に妊娠12週まで認める。②医学的適応のある場合（妊婦の生命の危険を避けるためか，妊婦の身体的精神的健康を著しく害する危険性を避けるため）カウンセリングは義務づけられず，期間限定もなしで認める。③犯罪による妊娠の場合は，カウンセリングを受ける義務なく妊娠12週まで，④胎児に異常がある場合，中絶を認めると定められた。しかしこれによって異常胎児の中絶が自由化されたのではない。医学的適応条件のうちに含めることとされた（上田健二ほか訳「ドイツ新妊娠中絶法――『妊婦および家族援助法改正案』とその理由書」『同志社法学』Vol. 47, No. 6, 1996, 玉井真理子「ドイツの胎児条項廃止とドイツ人類遺伝学会声明」，齋藤有紀子編著『母体保護法とわたしたち』明石書店，2002）。
　さらに，妊娠葛藤法が「妊娠葛藤相談」について詳細に規定している。
　相談できる内容は，妊娠，出産に直接関わることに限らず，住居や仕事など生活全般に及ぶ。相談の目的は，生きる権利を持つ「未出生の生命の保護」であるが，妊娠を継続するかどうか最終的な決定は妊婦本人の自由に任される。ただし，相談を受けることは本人の権利であるとともに義務でもある。「葛藤」（Konflict）は妊娠と中絶の間にあるばかりでなく，相談に関わる権利と義務の間にもある（小椋宗一郎「「妊娠葛藤」とは何か――妊娠中絶に関するドイツの法制度の確立」『社会思想史学会大会報告集』2006, 同「ドイツにおける「妊娠葛藤相談」について――義務づけられた相談を巡る諸問題」『生命倫理』17号，2007，参照）。
　なお，すでにEU各国で妊娠葛藤相談の制度が整備されている。日本においても同様の相談制度を導入すべきだとの提言も出ている。不本意な妊娠のもたらす結果について，悩む女性と子どもの生命を守るためには，妊娠初期からの相談と支援の枠組みを充実させるべきである。ドイツの制度を参考にして，2007年5月に運用を開始した熊本市の慈恵病院「こうのとりのゆりかご」（通称：赤ちゃんポスト）は，若年出産，障害児出産などさまざまな事

情で育児ができない親が新生児を託す機関として注目された。ここでは，電話やメールで24時間対応の妊娠相談窓口を設けている。こうした民間施設だけでなく，厚労省は妊娠初期からの相談窓口「子育て世代包括支援センター」の設置を市区町村に勧めているが，設置自体遅々として進んでいない。特に未成年者が利用しやすい制度の充実が必要だ。さらに，生まれた子どもが受ける社会的に不利な結果，成人した子どもが受ける精神的な衝撃に関する想像力の涵養，あるいは当事者意識に欠ける父親に自覚を促す教育など，「妊娠，出産，子育て支援に関する相談窓口や支援制度」の充実を国と全国の行政機関に求めたい。

　以上について詳しくは，金沢文雄「妊娠葛藤相談の導入への提言──ドイツの「妊婦と家族援助改正法」を参考にして」（『岡山商科大学法学論叢』第10号，2002），玉井真理子「ドイツの胎児条項廃止とドイツ人類遺伝学会声明」（斎藤有紀子編『母体保護法とわたしたち』明石書店，2002），落美都里「子どもの将来から見る「赤ちゃんポスト」──ドイツの現状と比較して」（国立国会図書館，レファレンス，2008年6月号），田口朝子「妊娠葛藤の質的構造」（『生命倫理』Vol. 22, No. 1, 2012）参照。

　フランスでは，1975年中絶を女性のリプロダクティヴ・ライツとして認める法律（ヴェイユ法）を定めた。女性が妊娠の事実について苦悩している場合，理由のいかんを問わず，妊娠12週以内なら中絶できる。2000年に破毀院（Cour de cassation　司法訴訟に関し下級審の判決を破毀する権限を有する最高裁判所）が，障害を持って生まれた子どもの「生まれて来ない権利」（風疹罹患による影響を誤診した医師により侵害された）を認める判決を出した（ペリュシュ判決）。これに対し，2002年「先天性障害に関わる国民的連帯と保障に関する法」が成立し，さらに「患者の権利法」となり，「生まれて来ない権利」は否定された。結果として出生前診断による中絶が増加するという事態が憂慮されている。山本由美子「フランスにおける出生前診断の現状と胎児理由によるIVGの危機」（『生命倫理』通巻18号，2007）参照。

⑦——社会的問題

人工妊娠中絶の総数を減らすこと自体に反対する人はいないだろう。しかし，減少させるための政策を総合的に考えた例を日本では聞かない。その点，アメリカで民主党プロ・ライフ派（Democrats for Life of America）が中心となってまとめた法案（Pregnant Women Support Act）が参考になる。簡潔な紹介は，上坂昇『神の国アメリカの論理——宗教右派によるイスラエル支援，中絶・同性結婚の否認』（明石書店，2008，197-198頁）参照。

この法案の政策パッケージの中から，日本でも実現可能な政策をまとめてみる。

1) 年齢に応じた適切な避妊教育
2) 妊婦の妊娠継続支援（妊婦に対するDV防止等を含む）
3) 人工妊娠中絶の方法と副作用（不妊，精神的影響など）に関する正確な情報提供
4) 中絶を希望する理由に関する綿密な調査
5) 出世前診断や薬害の評価に関する正確な情報提供（特にfalse - positiveの場合）
6) 特別養子制度に関する情報提供

さらに，以下の項目にまとめて検討する。

❶ 性教育

人工妊娠中絶数を減らす政策としては，特に中学・高校の生徒を対象とした，中絶の実態に関する啓発活動および性教育の充実が急務である。現状では，中学校の「保健体育」科目の指導において，「生殖に関わる機能の成熟の変化に伴う適切な行動」について教えるとしながら，性交，避妊，中絶を正面から扱わない（中学校学習指導要領解説，保健体育編）。高等学校においてすら，「受精，妊娠，出産とそれに伴う健康課題について理解できるようにするとともに，（中略）家族計画の意義や人工妊娠中絶の心身への影響などについても理解できるようにする」としながら，「なお，男女それぞれの生殖にかかわる機能については，必要に応じ関連付けて扱う程度とする」（高

等学校学習指導要領解説，保健体育編）に留めているのが現状である。「生殖にかかわる機能について」積極的に教えないで，どうして「人工妊娠中絶の心身への影響」を理解できるのだろうか。性感染症予防との関連で避妊法などについても具体的な指導が中学校レベルから必要である。西山千恵子・柘植あづみ編著『文部省／高校「妊活」教材の嘘』（論創社，2017）参照。

　従来の性教育ですら過激に過ぎるとの批判が保守派から噴出して，当たり障りのない知識しか与えられていない（児玉勇二『性教育裁判——七生養護学校事件が残したもの』岩波ブックレット，2009参照）。反面でインターネットなどから性に関する情報を容易に得ることができるようになった。保守派は生徒の現実を知らないか，知っていても無視しているのか。「性交を助長する」など，現実を知らない主張も根強い。つい最近も，東京都足立区立中学校3年生を対象に行われた性教育の授業（中絶統計や正しい避妊知識など）が，自民党都議の都議会における質問を受けて，都教委が区教委を指導した例が報道された。都教委の指導根拠は，中学の保健体育の学習指導要領には，「性交」「避妊」「人工妊娠中絶」の用語が使われておらず，「中学生の発達段階に応じておらず，不適切」だからだという（朝日新聞，2018年3月24日朝刊）。性感染症予防については指導を認めながら，性交や避妊について指導してはならないとしている指導要領自体の一面的な発想を緊急に改める必要がある。

　性行為の結果何が起こるか，妊娠だけでなく性感染症（STD）のリスクについてもほとんど触れられない（あるいは重視されない）から，STDも増加に歯止めがかかっていないのが日本の現状である。例えば，梅毒患者数は1990年代以降1000人台で推移していたが，2013年以降に急増，2017年には5000人を超えている。

　避妊法についての知識あるいは避妊の実施率も，啓発活動の遅れと関連した課題が多い。先進国に遅れて日本でも1999年，低用量ピル（oral contraceptives＝OC，経口避妊薬）が認可されたが，副作用を過大に心配して使用を忌避する傾向がいまだに強い。日本家族計画協会などが，長年にわたり避妊や中絶に関する広報活動を続けているように，粘り強く若年層に教育する専門家（145頁参照）の役割が大きい。また，効果が不確実なコンドームの使用

に頼る傾向が依然として強い背景には，男性中心の避妊依存がある。中絶で身体的精神的に傷つく女性自身が自律的に避妊する方法（OCなど）を選択する指導が必要だ。緊急避妊薬（2011年認可のアフターピル）も，産科あるいは婦人科の処方が必要な上に，普及に向けた啓発活動が足りない。

　子どもの「性的自己決定能力」の獲得を目的とした，ユネスコ『国際セクシュアリティ教育ガイダンス』（2009）では，「5〜8歳で赤ちゃんが生まれる過程を教え，9〜12歳で望まない妊娠や性感染症の危険を避けるため，正しい避妊法を学ぶ。中学生，高校生には，健康な妊娠や出産について，性的な接触に必要な互いの同意について教える」べきだと書かれている（浅井春夫ほか訳，明石書店，2017）参照。

　また，現行の性教育においては，中絶の現実についてほとんど触れられない。性教育を考える上で，大きなポイントになるのは，人工妊娠中絶に関する基礎知識である。

　母体保護法の定義（第2条2項）では，「胎児が，母体外において，生命を保続することのできない時期に，人工的に，胎児及びその附属物を母体外に娩出すること」が「人工妊娠中絶」である。「娩出」（delivery）は医学用語であり日常用語ではないが，分娩と同じく「胎児および胎盤排出」を意味する。その結果，確かに妊娠は中絶されるが，より重要な事実は，胎児の生命が人為的に途絶されることである。

　娩出する方法は妊娠週数に応じて異なる。妊娠11週までは「掻爬」（Dilation & Curettage＝D＆C）する。まず，ラミナリアまたはヘガールと呼ばれる器具を使って子宮頸管を胎児の頭部が通る程度に拡張し，鉗子とキューレットを使用して，胎児とその附属物（胎盤，卵膜，臍帯，羊水）を掻き出すか，吸引管を用いて吸引する。D＆Cの方が母体を傷つけやすいので，欧米では吸引法が主流だが，日本では古くからD＆Cが多い。術前に二つの方法のリスクを女性に開示し選ばせるべきである。

　この過程で胎児組織は破壊される。妊娠12週以上になると，上記と同じように子宮頸管を拡張した上で，陣痛促進剤（子宮平滑筋を収縮し，頸管を拡張する効果がある）を使って，分娩と同じように胎児を取り出す。胎児は薬剤

の影響などによって胎内で死亡するか，生きて生まれても生命を保続させる方法がないため短時間で死亡する。22週以上なら保育器で育てることができるが，それ以下ではできないという医学的な限界があるためである。いいかえれば，最善の医学的処置を施しても母体外で生命を「保続」できない場合に，生きて生まれた子も「中絶」した胎児と認められる。

　以上の方法について解説した佐藤孝道『出世前診断』（有斐閣，1999）が，「人工妊娠中絶がどんなものであるか，あえて記載する。記載することが，罪悪感を増幅させるのではないかという危惧はある。しかし，真実をきちんと見つめてはじめて，自己決定が可能になるという側面もある」（43頁）と書いている。現場を知る産婦人科医として「あえて」記述した気概を高く評価したい。しかし，それでも「という側面もある」など，言い回しは控えめである。もっと積極的に「中絶は女性の権利だというなら，自己決定する前提として，選択する行為の現実を知らなければならない」というべきではないだろうか。

　一方，アメリカのプロ・ライフ派のサイトでは，中絶の過程を図解して残酷性を強調しているところもある。例えば，National Right to Life（http://www.nrlc.org/default.html）。ここは，中絶に関する政策に影響を与えるためのキャンペーンやロビー活動を活発に行っているが，ホームページには妊娠して中絶を考えている人のために，「医学的事実」として手術の方法を生々しいイラスト入りで提供している。合併症や精神的後遺症などについても詳しい説明がある一方，出産に向けて支援するための情報提供もしている。このように高みから脅すような情報公開は好ましくないが，中絶の方法や胎児の状態について事実を何も知らせないのでは「真実をきちんと見つめる」ことにはならない。

　まず，実態を確認しよう。厚生労働省の統計によれば，敗戦後から1950年代には，年間100万件を越えていたこともある中絶件数は，2017年度には16万4千件台になっている。戦後ある時期までは，経産婦が実際に「経済的理由」によって中絶したケースが少なくなかった。その後徐々に，一人の女性が産む子どもの数は減少し，経産婦が中絶する必要性も薄くなってい

った。代わって1990年代から十代の未婚女性の中絶が増加しつつあった。しかし，2000年代から各年齢層とも毎年減少する傾向になっている。低用量ピルや緊急避妊法の普及率は依然として低いので，各世代の「性行動の停滞」が影響しているのではないかと推定される（日本家族計画協会による調査報告書など）。

なお，妊娠中絶の場合，「件数」という統計用語には違和感が残る。アメリカの「生命尊重」（プロ・ライフ）派なら，「未生の子ども unborn child」あるいは「誕生前の赤ちゃん pre-born baby」抹殺数というだろう。せめて「胎児数」と言えないだろうか。いずれにせよ，これらの数値は正式な届け出数であって，未届けの暗数があることを忘れてはならない。

❷ 妊婦への情報提供

アメリカのプロ・ライフ派がインターネット上であるいは紙媒体で提供する中絶画像は，人の形を備えた胎児が医療器具で殺される様子を生々しく伝えて，感情的な反応（あるいは心理的圧力効果）を狙っている（例えば，https://www.abortionno.org/abortion-photos/）。また，プロ・ライフ派の著者による啓発本にも中絶のおぞましさを強調する表現が選ばれている。例えば，『わたしの生命を奪わないで——人工中絶に関するQ&A』菊田昇訳，燦葉出版社，1991，103頁以下）。脅迫的表現を用いた中絶抑止策は行き過ぎだが，中絶手術の現実を妊婦に伝えない日本の現実にも問題がある。ドイツのように，医師によるカウンセリングを受けることを法律で義務づけている国もある。少なくとも葛藤相談の制度を増やし，手術前に妊娠中絶をめぐる問題点を知らせる必要がある。医師，看護師，少年指導員などを対象にして日本家族計画協会が認定する「思春期保健相談士」の活動に期待したい。

女性の自己決定権を尊重するなら，その前提として，妊娠した女性に中絶が与える心身両面に及ぶ侵害に関して，当事者に詳しい情報を提供すべきである。一般の病気治療として行われる手術においては，患者が未成年者であっても，術前にそのメリット，デメリットが詳細に説明されて同意書を取得するのが一般的である。それに反して，中絶手術が十分な情報提供なしに行

われているのは，母体の健康にとって大きなマイナスである。そもそも人工妊娠中絶とはどういう手術なのか。例えば，手術の方法について，上段でも触れたような中絶方法があること。「"掻爬"を行った場合は，その途中で胎児は破損され死亡する。一方，"薬剤による中絶"では陣痛促進剤の影響により子宮内で胎児が死亡することもあるが，生きて生まれることもある。"妊娠中絶"と呼ばれるが，"中絶"させられるのは，妊娠ではなく，むしろ胎児の命である」（佐藤孝道『出生前診断』有斐閣選書，1999, 44頁）。それが人工的に胎児の生命を「中絶」することの意味である。どこまで説明するかは女性の年齢や心身の条件によるが，こうした事実をできるかぎり説明すべきだろう。さらに身体的な後遺症だけでなく，心的外傷後ストレス症候群（PTSD）の一つである中絶後遺症候群（Post Abortion Syndrome＝PAS）についても，年齢に応じた適切な説明が必要である。産婦人科医と精神科医の連携が求められるケースもあるはずである。

　また，自分一人では育てられないと思いつつ，妊婦が出産を決意する過程で，出産後の女性に対する社会的支援についても情報を与えるべきである。児童相談所や乳児院あるいは特別養子縁組の制度などについて，特に若い世代にほとんど知られていないのは生命保護の観点から惜しむべきことである。1987年に「特別養子法」（民法817条の2～11）が新設された背景に，望まない妊娠で中絶される子どもたちを救いたいという医師の新生児斡旋事件があったことを想起したい。特別養子縁組では「実方の血族との親族関係が終了する縁組」であること，「子の利益のため」でもあることなど，制度の意義と実態に関する詳しい情報を開示すべきである。

第2節　選別的中絶

①──倫理的論点

　一昔前までは，母体を離れて初めて子どもが「五体満足」かどうか判定できたのだが，医療技術の進歩によって，出産前に親が子どもの「生命の質」を選べるようになった。「子どもは端的に受け入れるべきものから判断とコ

ントロールの対象へと変わり，無条件で歓迎すべき贈り物という子ども観は，条件付きで受け容れ可能な生産物という子ども観へと変わり始めているのかもしれない」（レオン・R. カス編著『治療を超えて――バイオテクノロジーと幸福の追求（大統領生命倫理評議会報告書）』倉持武監訳，青木書店，2005，44頁）。

　個人が選ぶ行為は私的な価値判断によるのであるから，個人の自由だとも言えるが，一人一人が選んだ結果は社会に対して強い影響力を持つ。したがって，法制度あるいは社会的な問題にまで視野を拡げて検討する必要がある。

　いま，受精卵診断から障害新生児の治療停止まで，「生命の選別」を可能にする医療技術を利用することの倫理性が問われている。これに対して，いかなる選別も認めないとする立場（カトリック保守派）から（性別選択を含むあらゆる）選別の自由を肯定する立場，子どもの最善の利益を考えて選別するのは親の義務だとする意見などまで，さまざまな倫理的判断がある。生まれる子自身のための選別ではなく，すでに生まれている子の病気治療のために，移植に適合する骨髄等の提供者として，受精卵の選別を認める意見もある。かつては，優生保護法に「不良な子孫の出生を防止する」という目的が明記され，また，1960年代後半から1970年代にかけて「先天性異常児＝不幸な子」とし，「生まれる前に選別することが親にとっても本人にとっても，また医療や福祉費用を負担する社会にとっても望ましい」とする考え方があった。県民運動（事例：兵庫県衛生部「不幸な子どもの生まれない運動」）もあったが，障害者団体などの強い抗議により中止された。

　これに対して，人はそれぞれ固有の目的を持つ存在として尊重されるべきで，他人の手段として利用されてはならないとする倫理基準を持ち出すことはできる。しかし，自分の家や資産を相続する人間，自分の老後から死後の供養までしてくれる人間を求めて子どもを望むことは，古今東西どこにでも見られたことである。いわゆるドナー・ベビー（移植組織の提供者として生む子ども）や生殖クローニング（体細胞からヒト・クローンを作製して臓器移植のドナーとする）場合などと，どこで倫理上区別できるだろうか。

　思想信条の自由が認められている社会では，個人あるいは所属する団体ごとに倫理的基準に大きな差があり，一国内で見ればさまざまな基準が併存し

ているのが実態である。法律と異なり，全国民を規制する倫理綱領は存在しないし，あるべきではないだろう。制裁も団体のメンバーがその団体に所属する限り，処分（例えば除名）を受けるに過ぎない。

したがってここで論ずべき問題は，それぞれの倫理基準に内的な整合性があるかどうか，さらに倫理と法律との関係である。例えば，すべての生命選別を批判する場合は，選別しようとする人の自由意思を認めるのかどうか，論理的な説明が欠かせない。あるいは，受精卵診断には反対するが選別的中絶には反対しないとすれば，同じような「生命の選択」を区別する根拠を示す必要がある。また逆にすべては当事者の自由だとするなら，受精卵や胎児など選ばれる客体と選ぶ主体の関係は何か，説明する必要がある。どの発育段階の生命も，生まれるまではすべて「母体の一部」だと主張するのかどうか。「産むか産まないか決めるのは女性の自由」だとしても，選別的中絶を同じ論理で肯定するわけにはいかないだろう。リプロダクティヴ・フリーダムの中に，選別の自由を含めるべきではない。

筆者は，前節で詳細に検討したように，生命の成熟度に対応して，尊重すべき度合い（道徳的地位）が異なると考えている。例えば，妊娠中母体の生命に危険が生じたとき，母親の命を助けるか胎児の生命を助けるか選ばなければならない場合がある。この場合，中絶反対論者であってもほとんどは「母体の危険」を優先するとの原則を否定しない（優先順位を決めるべきでないと考えて，両方を救おうとし結果として二つの生命を失ったケースはあった）。おそらく，ほとんどすべての人が母体の生命を優先することが倫理にかなっていると判断するだろう。

胎児についても，生命の質の選択という意味では同じであっても，成熟の度合いが進むに連れて，胚の道徳的地位が上がると考える（成熟度モデル）のが妥当である。出生前診断で中絶を選択するより，受精卵診断で胚を選択する方が倫理的な問題性は低いと考える。

また，生殖補助医療として体外受精を行う場合と比較すると，受精卵診断は診断のために体外受精にせざるをえないという事情がある。したがって前

者が不妊の患者を対象とするとしても，後者では不妊を条件とする理由はない。むしろ出生前診断との整合性を考えるべきであろう。上記の成熟度モデルでは，胎児あるいは胚の異常診断およびそれに基づく選別の倫理性は，胚よりも胎児の方に相対的により強く問われるべきである。

以下では，出生前診断と受精卵診断について，論点を詳しく検討したい。

②──出生前診断

受精卵が子宮内膜に着床（妊娠）してから後，胎児の発育状態や疾患に関して以下のような検査を実施し，それに基づいた診断をすることを出生前診断という。検査の目的は，妊娠中の母体と胎児の健康管理，胎児治療，分娩方法の検討（経膣分娩か帝王切開か）などである。診断の結果は，選別的中絶をするかしないか決めるために必要な情報となる。

胎児の発育状態を調べるための最近の主な検査方法は，以下の通りである。
1）超音波断層法（エコー検査）

妊娠初期から後期まで，最も一般的に行われている画像診断である。母体や胎児への侵襲度は低い。画像から目視できる限りの異常を発見できる。なお，胎児の首の後ろの厚みの検査（nuchal translucency：NT）のように染色体異常の可能性しか分からない場合もある。最近はその精度が高くなり，広範囲にわたり，これまでは発見し難かった微細な「異常」まで発見できるようになった。早期発見は，胎児治療できる疾患については有利だが，治療不可能な疾患については，検査を開始する前に，母親とパートナーに対して，十分な説明をする必要が増した。
2）羊水検査

妊娠中期に，子宮内に針を刺して羊水中に含まれる細胞を採取し分析して，染色体異常や子宮内感染症の有無を調べる。後述の母体血清マーカー試験では確率しか分からないケースについて確定診断が可能である。羊水を採取するための穿刺が流産を誘発するリスクがある。
3）無侵襲的出生前遺伝学的検査（Non-Invasive Prenatal Genetic Testing＝NIPT）

1994年から母親の血液検査だけで，胎児異常の可能性を判定する「母体血清マーカー検査」が実施された。この検査で判明するのは，染色体異常の確率だったが，羊水検査での確定診断を受けて中絶するケースが増えた。そのため，産婦人科医がこのマーカー検査を妊婦に勧めるべきかどうかについて，議論が沸騰した。

　これらの検査に関する医学的・倫理的リスクについて，これまでさまざまな見解が表明されてきた。日本産科婦人科学会もたびたび見解を改定した。1999年厚生科学審議会先端医療技術評価部会の出生前診断に関する専門部会が「母体血清マーカー検査についての見解」を出し，「医師は妊婦に対し，この検査のことを積極的に知らせる必要はない」とした。

　臨床現場では，この検査で「異常の確率が高い」と診断すれば，羊水検査を経て中絶を希望するに至る妊婦が少なくなく，他方では，検査について情報開示しないことで「説明義務違反」に問われるリスクがある。

　また，2010年日本産科婦人科学会は「出生前に行われる検査及び診断に関する見解」を出した。「本法は，原則として重篤な遺伝性疾患児を出産する可能性のある，遺伝子変異ならびに染色体異常を保因する場合に限り適用される。但し，重篤な遺伝性疾患に加え，均衡型染色体構造異常に起因すると考えられる習慣流産も対象とする」。十分な遺伝カウンセリングを行った上で，「夫婦の自己決定権を尊重する」という。

　現行の見解は「出生前に行われる遺伝学的検査および診断に関する見解」（2013年改定）である。

　その後2013年からNIPTが新たに実施されたので，「新型出生前診断」とも言う。母体血中に含まれる胎児の遺伝子を調べて，染色体異常を発見する。検査の精度が上記のマーカー検査よりはるかに高いと言われているが，確定診断は羊水検査によるという意味では同じである。しかし，アメリカでは精度が高い点を評価されて普及し，日本では日本産科婦人科学会（日産婦）が認定する（産科医と小児科医が常勤し，十分な遺伝カウンセリングが提供できるなどの条件を満たした）施設に限定して臨床試験として実施され，5年半で6万

5千組以上の夫婦が利用し，陽性と確定診断された夫婦の9割以上は妊娠中絶している（NIPTコンソーシアムによる）。学会は2019年3月から従来型の施設を「基幹施設」とし，小児科医が常勤でなくても常時連携できれば「連携施設」として，NIPTを実施できる施設を大幅に増やす案を出した。認可外施設での不適切な検査を減らすのが目的だとしたが，日本小児科学会などが，検査前後のカウンセリングの質が低下するとして強く批判したため，6月日産婦は施設拡大案を見送った。

　従来の各学会の見解に見られる論点を整理すると，以下の通りである。
1）検査（胎児情報）へのアクセス権
　　日本人類遺伝学会は「クライアント及びその家族は知る権利と共にそれを拒否する権利（知りたくない権利）も有しており，いずれも尊重されなければならない。よって診療及び検査は，それを受ける者の自主性に基づいた意志決定に従って行われ，カウンセラーの強い示唆もしくは指導のもとでなされることのないように配慮する」とする。さらに，母体血清マーカー検査を個々のカップルや妊婦に勧めてはならないとし，「分かり易い言葉による十分な説明と非指示的カウンセリングを行ない，検査が自由意志により行われることを文書により確認しなければならない」とする。
2）検査／診断の適応
　　いかなる目的に使用することも依頼者の自由かどうか。もし制限すべきだとするなら，どの範囲にすべきか。「重篤な疾患」に限って適応を認めるか，伴性遺伝病に限り男女生み分けを認めるか。
　　学会は，「夫婦のいずれかが，染色体異常の保因者」，「染色体異常児を分娩した既往を有する場合」，「高齢妊娠」，「妊婦が重篤なX連鎖遺伝病のヘテロ接合体の場合」，「夫婦とも重篤な常染色体劣性遺伝病のヘテロ接合体の場合」，「夫婦のいずれかが重篤な常染色体優性遺伝病のヘテロ接合体の場合」，「重篤な疾胎児異常の恐れのある場合」に限定している。したがって，X連鎖遺伝病の場合を除き，胎児の性別を告げない

などとしている。
3）障害者差別につながらないか。

　先天的少数型胎児の中絶を認めることは，生存している障害者に対する偏見／差別を助長することになるか。

　障害者団体は偏見／差別の恐れを強調する。障害児・障害者に対する医療費，教育費，社会保障費などの社会的費用の観点を絡ませた議論をするべきではないことは言うまでもない。まずは，先天性少数型の子どもを持つ可能性のある親が障害について具体的なイメージを持つ必要がある。五つの家族を丹念に取材した，玉井邦夫『瞬間を重ねて――「障害児」のいる暮らし』（ひとなる書房，1994）を勧めたい。

　なお，福祉系の文献ではしばしば「障害児・者」という奇妙な日本語表記に出会うが，本書では用いない。「障害児・障害者」と表記する。また，ついでに言えば，「児の治療」などと書く産科，小児科の医師がいる。いずれも医学文献を読む読者しか想定していないふしがある。これらの表記を耳で聞いた場合一義的な理解が難しいことを考えてほしい。「児」ではなく，「子ども」または「乳児」「幼児」「小児」などと書くべきである。

　また，差別に関連して，スクリーニングで中絶を選ぶ人が増えて，先天的少数型の子どもが減れば，専門家も減り，治療やケアができる医療者が少なくなり，医師が治療に消極的になり，少数型患児の健康管理に支障を来すという指摘は古くからあった。イギリスでの例について，坂井律子『ルポルタージュ出生前診断』（NHK出版，1999，194頁以下）参照。

4）診断前後のカウンセリング

　学会は，「遺伝学的検査は，十分な遺伝カウンセリングを行った後に実施」すべきだと主張している。しかし，臨床遺伝専門医が遺伝カウンセリングを行える施設はまだ限られている。そもそも産科医不足の現状では，十分な説明時間が取れない。そのため対策として，口頭説明後に資料を渡すなどの試みがなされている。いずれにしても「調べたいかどうか，結果を知りたいか，知りたくないか」の選択について同意を求め

る前に，家族が相談する時間が必要だ。左合治彦ほか編『産科実践ガイド――EBMに基づく成育診断サマリー』（診断と治療社，2009）参照。本来はドイツのように法律でカウンセリングを義務づける必要がある。

　また，カウンセリングの大前提として考えるべきことがある。専門家によれば，「自律的であり得れば，カウンセリングなど不要である。すべての情報を教え，自己決定すればよい。しかし実際には遺伝検査や出生前診断ではカウンセリングの必要性が強調される。つまり，『自律』は目標であっても，患者や妊婦がどんな条件下においても，生まれながらにして，自律的であることはないのである。（中略）医療におけるカウンセリングは，（中略）来談者の「自律性」の確立過程と考えることができる」（佐藤孝道「産婦人科医にとっての母体保護法」，斎藤有紀子編著『母体保護法とわたしたち』明石書店，2002，所収，117頁）。さらに，カウンセリングの際に，検査数値の読み方など，くりかえし時間をかけて説明することの重要性を説く，佐藤孝道『染色体異常の出生前診断と母体血清マーカー試験』（新興医学出版社，1996，75頁以下）参照。なお，出生前診断を体験した女性たちにインタビューを重ね，当事者の心理に対する深い理解を記した，河合蘭『出生前診断――出産ジャーナリストが見つめた現状と未来』（朝日新書，2015）も勧めたい。

5）胎児の生存権

　訴訟例としては，「先天性風疹症候群児出生事件」（前橋地裁，1992年12月15日判決）がある。風疹に罹患して障害児を出産することを心配した妊娠初期の女性が，総合病院で抗体価検査を受けた。検査結果を医師が誤診した結果，聴覚，視覚および循環器系に傷害を持つ子が生まれた。夫婦は医師と病院開設者を相手取り，誤診と説明不十分により精神的損害および子に対する特殊教育費用等の損害賠償を求めて提訴した。裁判所（前橋地裁）は1992年原告の精神的損害の一部を認めた（判例時報1474号134頁，『判例タイムス』809号187頁）。

　この判決では，「胎児に異常があることが分かれば中絶できた」権利を侵害したとは認めていない。優生保護法の文面上「胎児適応」条項が

ないからである。仮に出生前診断の結果，胎児に異常があるという理由で中絶できるとする明示的規定があれば，この種の事案では損害賠償の認定に違いが出たであろう。「胎児適応」を明文化しない効果がここにあるといえる。

また，2014年6月の函館地裁判決は，染色体異常が認められた羊水検査の結果を見誤った医師と病院に慰謝料の支払いを認めた。その理由として，「先天異常を有する子どもの出生に対する心の準備や養育環境の準備をする機会を奪われた」ことを挙げて，中絶だけが選択肢でないことに着目している。

欧米では，1990年代の議論で，胎児適応を認める国が大勢を占めた。しかし，他方では，受精卵診断に対する対応は分かれている。適応条件を限定して認めているイギリス，フランスなどと，禁止が原則のドイツ，スイス，オーストリアなどである。

筆者は，人＞（母体外で生存可能性のある）胎児＞（母体外で生存可能性のない）胎児＞受精卵，の順で段階的に法的保護の重みを区別するしかないと考える。したがって，現行法の枠組みからすると，出世前診断に基づく選別的中絶は認めていないと解釈する。しかし，受精卵診断については，専門学会の審査に委ねてもよい。ただし，配偶子，接合子の保護に関する法律ができたときには，胚の保護についても，母体保護法との整合性を十分考慮しつつ決めるべきであろう。胎児の質による選別的中絶を事実上許しながら，他方で受精卵診断の結果に基づく選別を禁止することはできない。

③——受精卵（着床前）診断（preimplantation genetic diagnosis=PGD）

着床前診断とは，体外受精で得られた受精卵が4ないし8細胞に分裂した際に，1～2個の割球を取り出し，染色体あるいは遺伝子の情報を調べ，細胞が正常かどうか診断することである。この診断に基づき，正常な細胞のみを子宮に注入する施術を行う。日本産科婦人科学会の「着床前診断」に関する見解（2018年6月改定）では，「重篤な遺伝性疾患児を出産する可能性のあ

る遺伝子変異ならびに染色体異常を保因する場合，および均衡型染色体構造異常に起因すると考えられる習慣流産（反復流産を含む）に限り検査を認めている。代表的な例として，デュシェンヌ型筋ジストロフィー（Duchenne muscular dystrophy）がある。この病気は，X染色体上の遺伝子異常による，進行性の筋力低下・筋萎縮症である。5歳以上で発症し平均20歳で死亡することが多いといわれる。なお，同学会は，2014年着床前スクリーニング（PGS）の臨床研究を始めることを承認した。体外受精で得たすべての受精卵の染色体異常を調べ，正常な胚だけを移植する方針である。

　この診断が医学的に見て，「遺伝性疾患のない子」を出産するという目的に有効かどうか検討する必要がある。生産率，「異常」発生率については，自然妊娠あるいは一般の体外受精と比較して有意差がないといわれている（「着床前診断の規制と実施のあり方」CLSS Etudes, No. 3, Aug. 2004）。

　日本では，産科婦人科学会が1998年「「着床前診断」に関する見解」を出し，「臨床研究の範囲に限定」して，「重篤かつ現在治療法が見出されていない遺伝性疾患に限り適用」を認めた。どの疾患が該当するかは，申請された症例ごとに学会が審査するとした。その後，1999年5月と2000年5月に，セントマザー産婦人科医院（北九州市，田中温院長）から習慣流産の症例に関して申請されたが「重篤な遺伝性疾患」に当たらないとして却下された。99年には鹿児島大学医学部付属病院からデュシェンヌ型筋ジストロフィーの性別選択について申請されたが，遺伝子診断が可能とされ却下された。2003年9月には，名古屋市立大学医学部が筋緊張性ジストロフィーを対象として申請したが不承認とされた。さらに，2004年1月慶応大学医学部がデュシェンヌ型筋ジストロフィーの症例を，2005年6月年名古屋市立大学が筋強直性ジストロフィーの症例をそれぞれ対象にした申請を出し，学会は両方とも認めている。2005年大谷産婦人科（神戸市，大谷徹郎院長）が，前年9月から05年3月までに染色体異常による習慣流産のカップル27組に受精卵診断を行い，12組が妊娠，うち11組が妊娠継続中（1組は流産）であると公表した。

　こうした動きに対して，学会は06年2月，習慣流産の一部（均衡型相互転座）について審査の対象にすることを認め，さらに，2010年「着床前診断

に関する見解」を改定して，習慣流産も対象に認めた。この間，学会の意見募集などに応じて，さまざまな団体や個人が受精卵診断を批判する意見を表明した。それらは①「いのちの選別」である。②女性の心身に過重な負担を強いる。③生命操作に歯止めが利かなくなる。などの理由を挙げている（「優生思想を問うネットワーク」など）。他方では，当事者の自己決定権に任せてよいとする主張が一部の産婦人科医を中心に展開されている。生まれてくる子どもの健康を願うのは自然な心情だ。十分な説明を受けて同意した着床前診断は女性に対する抑圧とは言えない。刑法で保護される「胎児」と異なり，受精卵は法律が保護する「生命」とは言えない，などとする反論については，大谷徹郎・遠藤直哉編著『はじまった着床前診断』（はる書房，2005）参照。

　欧米では，1990年イギリスのハマースミス病院で，複数のX連鎖劣性遺伝性疾患の症例に関して実施されて以来，ハンチントン病や家族性アルツハイマー病など晩発性（壮年期に発症する）遺伝性疾患にまで適応疾患が拡大されてきた。さらに，医学的理由のない子どもの性別選択，染色体異数検査（習慣流産などの可能性が高いかどうかの診断），白血球抗原（HLA）型適合診断（兄姉のために白血病などの適合児を出産するため）などにも広く応用されている。
　イギリスでは生殖補助技術等を管理する公的機関（HFEAなど）が，着床前診断の申請を審査し認可している。適応疾患は「不治」または「重篤な」疾患とされているが，疾患が特定されているわけではないので，認めるかどうかは認可施設内の倫理委員会の判断に委ねられている。
　ドイツでは連邦議会「現代医療の法と倫理」審議会が2002年にまとめた答申において，着床前診断は胚保護法第1条第1項第2号「卵細胞が由来する女性の妊娠を助けるのとは異なる目的のために，その卵細胞を人為的に受精させることを企てる」行為の禁止に当たると判断している（松田純監訳『受精卵診断と生命政策の合意形成』知泉書館，2006，197頁以下）。
　この他，排卵を誘発するための卵巣刺激療法によって，「卵巣過剰刺激症候群」を引き起こす懸念，着床前診断で想定した異常以外の遺伝的異常が発現した場合の心理的負担などについても課題が残る。斎藤有紀子・白井泰子

「受精卵の着床前遺伝子診断に関する倫理的，心理社会的問題の検討」（平成8～10年度厚生省精神・神経疾患委託費「筋ジストロフィーの遺伝相談及び全身的病態の把握と対策に関する研究」班報告書，2000年）参照。

　胎児の質を選択して中絶することは，現在の日本では実態としては法律上規制されていないに等しい。倫理的には好ましくないとする人が少なくないなかで，政策論としては何が必要か。まずは，当事者に対する相談機関の充実だろう。イギリスで1988年に創立された「胎児異常を理由とした中絶に関するサポート」(Support Around Termination For Abnormality＝SATFA）→1998年 Antenatal Results and Choices＝ARC）のような相談機関が必要だ。つらい決断を迫られている，あるいは実施した後に苦しんでいる人々の悩みを傾聴しつつ，求めに応じて非指示的な情報を提供し，関連機関を紹介する。また，患者団体を紹介するなどの活動も必須だろう。

　個人の自発的な選択を尊重すると言っても，その自発性がさまざまな社会的圧力の下にあることを想定して，相談の結果，選別的中絶を決断するカップルが減ることを目指す政策が必要だ。

　あとは教育である。個人が本来持つ（内なる）優生思想の問題性に気づかせること。優生思想は，「優れた生命」と「劣った生命」とを区別し，できるだけ前者を選び，育てようとする。ところが，実際には，どのような選別をしても，「劣った生命」との出会いを減らすことはできない。仮に「優れた生命」を選べたと思ったところで，人生の途上では，「優」を「劣」に転化するさまざまなリスクを避けることができない。優生的選別そのものが意味を持たないことが多い。そうした生命（人生）の偶然性，予測不可能性に気づかせることが教育の目的ではないか。

④——Wrongful Birth 訴訟，Wrongful Life 訴訟

　Wrongful Birth 訴訟とは，アメリカにおいて新生児が何らかの障害を持っていることを知った親が，妊娠中または妊娠以前に医師が十分な情報提供をしなかったなどの過失があったとして損害賠償請求をするケースである。また，Wrongful Life 訴訟とは，同じような状況下で生まれた子自身が，医

師の過失がなければ自分は生まれなかったはずだとして，同様の請求をするケースである。

　前者のケースについて裁判所は，親が妊娠を継続するか中絶するか選択する機会を奪われたとして子の養育に関わる健常児以上の費用の一部を認める場合があるが，後者については「生まれたこと（生命）自体を損害とは認めない」とする判断が一般的であった（丸山英二「アメリカにおける先天性障害児の出生と不法行為責任」，唄孝一ほか編『家族と医療──その法学的考察』弘文堂，1995，所収，参照）。

⑤──障害新生児の治療停止

　選別的中絶が許されるなら，なぜ新生児を治療せず死ぬに任せることが許されないのかという議論がある（グレゴリー・E.ペンス『医療倫理──よりよい決定のための事例分析 1』宮坂道夫ほか訳，みすず書房，2000，313頁以下）。胎児と新生児に対する倫理的判断はどう異なるのか，同価値のこととして扱うべきか。いずれにせよ選別的中絶は倫理的に障害新生児の放棄死の問題と関連して論ずべき問題である。

　1970年代アメリカのNICU草創期に障害新生児がほとんど積極的な治療を受けていないことを小児科医が議論の対象にするようになった。詳細な経緯については，香川知晶『生命倫理の成立──人体実験・臓器移植・治療停止』（勁草書房，2000，第三章）参照。

　1973年小児科医のレイモンド・ダフとA. G. M.キャンベルは，イェール大学ニュー・ヘヴン病院の特別ケア保育室（special care nursery）において，治療の差し控えまたは中止による死亡児の実態を報告した論文（1979年）を発表し，先天性障害児の治療方針を，新生児本人および家族の利害を考慮して，以下のようにクラス分けすることを提案した。

　A　最大限の治療を行う。
　B　制限的な治療を行う。合併症のあるダウン症候群，重度の二分脊椎など
　C　生命維持治療を中止する。無脳症，13トリソミーなど

(Campbell, A. G. M. and Duff, R. S. Deciding the care of severely malformed or dying infants. *Journal of Medical Ethics*, 5, pp. 65-67)

　その後，1982年インディアナ州で，ベビー・ドゥー事件が起こった。食道閉鎖症とダウン症候群を合併した男児が生まれたが，両親は外科手術や経静脈栄養を拒否した。病院が地裁に提訴し，裁判所は両親に治療方法の選択権を認めた。検事は上告したが州最高裁は認めず，子どもは生後6日で死亡した。大統領（レーガン）は障害者差別であるとし，連邦政府の基金を受けるすべての病院に対し，障害を理由に治療や栄養補給を停止した病院には助成金の支給を差し止める決定を出した。翌年，ベビー・ジェイン・ドゥー事件が起こった。脊髄髄膜瘤や水頭症などを合併した子どもの両親が，矯正手術への同意を拒否し，保存的治療を選んだ。その後裁判となったが，両親の治療方針が最終的に認められた。この間に，医療や生物医学的研究などの倫理的問題を検討する大統領委員会が重症新生児の治療選択に関する判断基準（治療が無益な場合治療を行わないなど）を示し，さらに子ども虐待法の改正などを経て，保健福祉省の指針などが作成されるに至った。

　詳細は，永水裕子「治療拒否をめぐるアメリカでの動向——二つのベビー・ドゥー事件がもたらしたもの」（田村正徳ほか『新生児医療現場の生命倫理——「話し合いのガイドライン」をめぐって』メディカ出版，2005，126頁以下）参照。

　日本では，ダフ，キャンベルの基準を仁志田博司（東京女子医大）が改定して，「NICUにおけるMedical Decision」を以下の四クラスに分けた（1987年）。

　A　あらゆる治療を行う。
　B　一定限度以上の治療（心臓手術や血液透析など）は行わない。表皮水疱症や先天性ミオパチーなど，生命予後が短いことが明らかな場合。
　C　現在行っている以上の治療は行わず一般的養護（保温，栄養，清拭および愛情）に徹する。致死的奇形児，無脳児など。
　D　治療をすべて停止する（現在は実施せず）。

　　（仁志田ほか「周産期の倫理」『産婦人科の世界』第三十七巻冬期増刊号，1985年12月，80-88頁。同「新生児医療における倫理的観点からの意思決定」『日

本新生児学会誌』第二十三巻第一号，1987 年 3 月，337-341 頁。文言は若干改訂されている）。

　仁志田は「Medical Decision Making のポリシー」において，「判断の原則は，患者のプラスになるか（家族のためは二次的），家族への情報提供および最大限の意見聴取，関係医療従事者全員の意見聴取（全員一致の原則），家族に最終判断を迫らない」などを提示した中でのクラス分けであった。仁志田は以下のように言う。「事例ごとに事情を十分考慮し，場合によっては，家族に最終決定の意見を求めず，決定の重荷を医療側が負う」（仁志田『出生をめぐるバイオエシックス——周産期の臨床にみる「母と子のいのち」』メジカルビュー社，1999，181-182 頁）。

　また，Class C について仁志田自身はこう言っている。「曖昧であるのみならず真綿で首を絞めるようなものであり，限られた医療資源の無駄遣いでもあるという批判を受けた。予後不良ということが学問的にも明らかであるならば治療そのものが無駄であり，さっさと生命維持装置を中止すべきであるというのがアメリカ的プラグマチズムの発想である」。しかし，日本においては，法的な環境も整わず，まだ社会一般の通念が，医療者側がそのような命を縮める行為を行うことを認めていない現実がある。さらに，「我々は，救うことのできない命があること，対応できない疾患があることを受け入れ，自然の経過に委ねる考えに至った。（中略）安らかに死を受け入れることのできるステップとして（中略）cure（治療）は不可能なら care（看護）に医療の内容を集中し，できる限り痛みや苦しみを緩和する看取りの医療に切り替えるのが Class C である」（前掲書，182-183 頁）。

　その後，個別疾患の医療区分について批判が続いた。そして，1998 年，船戸正久らが生命予後不良児に対する「倫理的・医学的意志決定のガイドライン」を作成した。これは，仁志田基準を踏襲しつつ，クラス C を緩和的医療とし，「痛み，不快，痙攣などの児に苦痛を与える症状については積極的な緩和的治療（鎮痛剤，鎮静剤，抗痙攣剤の処方）を行う。心停止時の蘇生はしない（DNR）で，「自然経過」にゆだねる」を加え，クラス D を看取りの医療とし，「家族が安らかな看取りを希望し，児の状態が悪化し死が逃

れないと判断したとき」には,「あらゆる医学的介入を中止し,両親の手元に患児を返し,抱っこしてもらって十分スキンシップを取りながら大事な「看取りの時」を持ってもらう。(中略) 家族が希望すれば,牧師その他家族の希望する宗教家に立ち会ってもらい,最後の大切な「別れの儀式」を持ってもらう」としている (船戸ほか「新生児における看取りの医療」『周産期医学』29, 1537–1543, 1999)。仁志田基準と異なり,緩和医療と家族の看取りを重視する内容となっている。

　さらに,2004 年,田村正徳 (埼玉医科大学小児科) ほかによる「重篤な疾患を持った新生児の治療をめぐる医療スタッフと父母との話し合いに関するガイドライン」が作成された (田村正徳・玉井真理子『新生児医療現場の生命倫理──「話し合いのガイドライン」をめぐって』メディカ出版,2005 参照)。これは,上記の基準とは異なり,表記の通り,医療スタッフと家族が医療措置を中止あるいは差し控える場合の話し合いに必要な指針である。「こどもの最善の利益」(こどもの尊厳を保ち,愛情を持って接すること) について話し合う際の原則を提示している。その主要点は以下の通りである。

①父母または医療スタッフによる治療方針の決定は,「こどもの最善の利益」に基づくものでなければならない。
②こどもの治療に関わる医療スタッフはチームとして十分意見を交換するようにすべきである。
③父母との十分な話し合いが必要であり,医師だけでなくその他の医療スタッフが同席し父母の意思を確認する。
④治療の差し控えや中止の決定をした場合は,それが「こどもの最善の利益」であると判断した根拠を家族との話し合いの内容などとともに診療録に記載する。
⑤決定した後も「こどもの最善の利益」にかなう医療を追及し,家族への最大限の支援をすべきである。

　この指針では「こどもの最善の利益」が最も重要な,しかし最も定義しづらい概念であろう。上掲書でも論じられているが (87 頁以下),結論は必ずしも明解ではない。「疑わしきはこどもの生命に」と言い換えられる場合も

あれば,「延命よりも苦痛緩和」だという判断も十分ありうる。結局, 裁判所あるいは医療機関は事例ごとに総合判断するしかない。

かつて, アイオワ大学医学部のロバート・F. ワイヤーはこう言っていた。「もしほとんどすべての新生児が「人格への可能性」をもち,「人格への可能性をもつひと」が実際に「人格をもつひと」に発達し, 保護されるべきこの社会の一員となるならば, 新生児の死を「倫理的に善悪はつけにくい」(トゥーリー) とか,「殺すことは全く悪くない」(シンガー) などといって簡単に片づけられない。むしろ新生児の死は「生きることへの権利」をもった個人の死として受けとめなくてはならない。なぜならば後に「人格をもつひととして生きることへの権利を持つ」からである。したがって, 先天性障害児の生命を絶つ決断は, 深い悲しみの中で行われるべきものなのである」(『障害新生児の生命倫理——選択的治療停止をめぐって』高木俊一郎ほか監訳, 学苑社, 1991, 247 頁)。

筆者自身は, 新生児だけでなく,「人格への可能性」がほとんどないと判断されたあらゆる人に対しても, 最後の決断は「深い悲しみとともに下されるべきだ」と思っている。

〈付論〉優生思想の問題

　優生思想（eugenics）とは，進化論やヒト遺伝学を論拠としながら，人間の遺伝的形質を改良して，国の将来人口の質を選別したり，自分の子どもの資質を生まれる前から人為的な方法で改良しよう（逆に，劣った資質は排除しよう）とする思想である。生物学の知見を社会全体の「生命の質」改良に応用できるとした「社会ダーヴィニズム」などを起源としている。その思想的起源は多様であり，国により地域により時代によって，さまざまな特徴と変異を見せてきた。根拠とされた遺伝学もメンデル理論だけでなくラマルクその他の学説を援用し，さらに人種至上主義や移民排斥論あるいは犯罪予防論や社会主義と政治的に結びついた（マーク・B. アダムス『比較「優生学」史──独・仏・伯・露における「良き血筋を作る技術」の展開』佐藤雅彦訳，現代書館，1998。スティーブン・トロンブレイ『優生思想の歴史──生殖への権利』藤田真利子訳，明石書店，2000．英米に限っても多様な思想や政治的意図が錯綜した経過について，ダニエル・ケヴルズ『優生学の名の下に──「人類改良」の悪夢の百年』西俣総平訳，朝日新聞社，1993 参照）。

　20 世紀初頭からその影響が世界的に拡大したが，1920 年にドイツで出版され，ヒトラーにも強い影響を与えた，一冊の本があった。ライプツィヒ大学法学科教授カール・ビンディングとフライブルク大学精神科教授アルフレッド・ホッヘの共著『無価値な生命の抹殺に関する規制解除』（*Die Freigabe der Vernichtung lebensunwerten Lebens*）である。

　著者たちはこう主張している。死期が目前に迫っていて治癒の見込みがない者は安楽死させることができるように法的規制を解除する。有用な人材が戦場や生産の現場で命を落としている一方で，精神病院の中では患者が手厚い看護を受けているのは極端な矛盾だからである。治癒不可能な先天的あるいは後天的精神障害者は「精神的死者」（geistich Tote）であり，社会にとっ

て「寄生的存在」(parasit Existenz) であると。K. ビンディング，A. ホッヘ『「生きるに値しない生命」とは誰のことか――ナチス安楽死思想の原典を読む』(森下直貴ほか訳，窓社，2001) 参照。

　この主張に影響を受けて，ヒトラーは「健全であるものだけが，子供を生むべきで，自分が病身であり欠陥があるにもかかわらず子供をつくることはただ恥辱であり，むしろ子供を生むことを断念することが，最高の名誉である。(中略) 未来に対しては個人の希望や我欲などはなんでもないものと考え，犠牲にしなければならない」(平野一郎ほか訳『わが闘争』下，角川文庫，49-50頁) と言った。

　しかし，ヒトラーだけが優生政策を推進したわけではなかった。1920年代からヒトラー政権が誕生し遺伝病子孫予防法が制定される1933年までのドイツ国内の学会および権力側の動きについて，また実際に断種や安楽死に手を染めた医師 (特に精神科医)，看護師，大学教授，殺害施設の職員，教会の聖職者たち，あるいは目撃者などの夥しい証言が，エルンスト・クレー『第三帝国と安楽死』(松下正明監訳，批評社，1999) に集められている。ホッヘが後年身内が安楽死させられたことを知って，安楽死絶対反対論者に転向したとのエピソード (同書，23頁) は，学問的言説の根源的弱さを教えてくれる。断種法を注釈した医師が，生きる価値の低い者の生殖を不能にすることは，「次世代に対する隣人愛」であり「真の社会的同情」であると言った (同，39頁) ことからは，高度な知識を有する者の語感と生活経験の貧しさ，その貧しさに対する本人の鈍感が浮き彫りにされている。

　第二次大戦終了後も欧米諸国では1980年代まで優生手術が，本人の承諾なく (あるいは形式的な同意取得の下に) 実施し続けられた。アメリカ・ヴァージニア州リンチバーグ訓練所で1970年代初頭まで，貧困家庭の非行歴のある少年少女を対象に行われた強制断種の実態は，本人同意がいかに誘導的に行われうるかの凄惨な見本を示している (トロンブレイ，前掲書，第13章)。

　福祉国家スウェーデンにおいて，1935年から1976年まで「社会的に不適応な」「道徳的に欠陥のある」貧困階層の人々 (特に女性) を対象として公的に強制実施されていた不妊手術の実態については，二文字理明・椎木章『福

祉国家の優生思想——スウェーデン発強制不妊手術報道』(明石書店, 2000)参照。

現在でもアメリカのパイオニア財団などが公然とこの思想運動を展開している。

①──優生政策史概観

日本ではかつて国民優生法 (1940年) により,「遺伝性精神病」,「強度且悪質ナル遺伝性身体疾患」などに罹患している者は,本人自らあるいは本人の同意を得て代理人が,また「公益上特ニ必要アリト認ムルトキ」は,(本人あるいは代理人の同意がなくても) 精神病院または保健所長等が,不妊手術の申請をすることができた。

この法律が参考にしたドイツの「遺伝病の子孫を予防するための法律」(1933年) も,不妊手術は本人自身の申請を原則とする一方,意思表示力のない者については,代理人の同意または施設の長等による事実上の強制が認められていた。

ドイツの場合,手術の対象は,先天性精神薄弱 (知的障害),精神分裂病 (統合失調症),そううつ病,てんかん,ハンチントン病,視覚／聴覚障害,重度の身体障害,重度のアルコール中毒であったが,さらに1935年法律改正により,異常性欲が加えられた。また,同年「ドイツ民族の遺伝的健康を守るための法律」により,遺伝性疾患,精神疾患などを持つ人たちの結婚禁止にまで踏み込むに至った。不妊手術総数は不明だが,20万から40万件と推定されている。

1939年になると不妊手術は中止され,精神障害者自身の殺害 (安楽死) 計画が実行され,推定で10万人が殺されたと言われている。

日本では明治以来,欧米から優生学が「民族衛生学」などの名称で紹介されてきた。福沢諭吉が「人の能力には天賦遺伝の際限ありて,決して其の以上に上るべからず」(『教育なる力』1875-1876) と言ったように,能力は遺伝するとする考え方は,「啓蒙思想」とともに,比較的抵抗なく受け入れられてきた。その上で,遺伝的劣性を排除する思想が受容された。

1938年，内務省所管の衛生行政や社会政策と陸軍省による兵士の体力強化政策を合体して，厚生省が創設された。予防局優生課が設置され，「民族衛生」が政府の公式行政の項目となった。人口の量的拡大だけでなく質的改良に本格的に取り組む体制であった。その後優生思想が，民間の学問のレベルから国家の政策に浮上したのが国民優生法である。

　この法律の目的は，「悪質ナル遺伝性疾患ノ素質ヲ有スル者ノ増加を防遏スルト共に健全ナル素質ヲ有スル者ノ増加ヲ図リ以テ国民性質ノ向上ヲ期スルコト」であった。法文上は本人の意思を尊重する建前になっていたが，「公益上特ニ必要アリト認ムルトキ」は，精神病院長らが手術を申請することもできた。法律案の審議に至る過程で，議会の内外で活発に行われた賛否の議論について詳細は，藤野豊『日本ファシズムと優生思想』（かもがわ出版，1998）に詳しい。「血統を尊重する家族制度に反する」，「ナチス断種法の対象である精神障害等がどこまで遺伝と関係あるのか不明」などとする反対論には，当時の世論のドイツとは異なる特殊性が見える。

　優生保護の主たる目的を実行する方法は，不妊手術（「優生手術」=「生殖腺を除去することなしに，生殖を不能にする手術」）であった。手術を受ける対象は，「遺伝性精神病」「遺伝性身体疾患」「遺伝性畸形」などとされていた。ナチス断種法で対象とされていた「重度のアルコール依存症」はリストになく，20世紀初頭からアメリカの諸州で始まった断種法の対象にあった「犯罪者」も含まれていない。また，ドイツではアーリア人種間の結婚を義務づけたが，日本では，「優生結婚法」により「健康証明書」の提出を義務づけるなど，国家による結婚管理を模索する動きもあったが，反対論が強く，厚生省が「優生結婚相談所」を設置して，優生結婚を奨励するなどの施策に留まった。ドイツと比較すると日本では，人口の量的拡大に積極的で，質的管理はハンセン病患者などの例外を除き，制度化されることは少なかった。

　さかのぼれば，国民優生法下においても，「家族国家主義に反する」などの批判が根強く，不妊手術の実施件数（1941〜1948年の7年間で538件）はナチス政権下（約40万件といわれる）に比べて桁違いに少ない（454件。吉益脩夫

ほか『優生学』南江堂，1961，187頁，参照）。これについては，「「国民優生法」の適用による断種件数は，敗戦までにわずか四五四件にすぎなかった。これは，当時の日本が，ナチス断種法の理念を否定してあくまでも人道的に法律を制定・運用したためでは決してない。（中略）対象となるべき精神病患者がほとんど把捉されていなかったためなのである。したがって，精神科医療の不備とならんで精神病患者の調査不足こそがこの数字に現れた結果にほかならない」とする分析もある（小俣和一郎『ナチス　もう一つの大罪──「安楽死」とドイツ精神医学』人文書院，1995，208頁）。

アメリカの優生学者たちは，「科学としての優生学と，政治手段としての優生学を厳密に区別」して，ナチス・ドイツの断種法を支持した（シュテファン・キュール『ナチ・コネクション』麻生九美訳，明石書店，1999）。こうした史実などからは，日本の優生思想受容とは異なる「科学としての優生学」への信奉の強さを感じる。

優生保護法（1948-1996）は，第1条で「この法律は，優生上の見地から不良な子孫の出生を防止するとともに，母性の生命健康を保護することを目的とする」と規定していた。この法律の前身であった国民優生法と比較して，両法に共通するのは，国家が人口政策の一環としている，国民の生命の質（「国民素質」）を維持し向上させるという優生的目的である。

なお，優生保護法下では，83,963件の不妊手術が実施された。これらの中には，遺伝性とはいえないハンセン病や本人の同意を得ていない手術が含まれている。日本弁護士連合会は患者から人権救済を申し立てられたのに応じて，2017年2月，以下のように批判して，被害者への謝罪と補償，資料の保全と実態調査を厚労省に求めた。「特定の疾患や障がいを有していることを理由に，その人を「不良」であるとみなし，子孫の出生を行わないよう働きかけることは，個人の尊厳を踏みにじり，自由な意思決定を阻害している。特に，ハンセン病患者については，半強制的に優生手術が実施されていた。したがって，本人の同意による優生手術は，その同意が自由な意思決定による真の同意であるとはいえない。対象者の自己決定権及びリプロダクティブ・ヘルス／ライツを侵害するものである」。2018年には，被害者7人が国

による謝罪と国家賠償を求めて提訴している。この問題について，国連の自由権規約委員会および女性差別撤廃委員会から，たびたび勧告を受けていたにもかかわらず，法的救済を怠ってきたが，2019年4月強制不妊救済法がようやく誕生した。国の責任や謝罪の文言が明記されていないこの法律による「救済」（一時金支給など）の評価と法的救済がこれほど遅れた原因の究明は今後の課題である。

　優生保護法（第4条，第12条）による本人の同意なしの不妊手術は約16,500件になる。それに加えて，ハンセン病患者のように事実上の強制による不妊手術を受けた1550余の人がいる。らい予防法が廃止され，この処置が廃止されたのは，ようやく1996年のことであった。2001年「ハンセン病療養所入所者等に対する補償金の支給等に関する法律」が成立し，ハンセン病療養所入所者等の被った精神的苦痛を慰謝するための補償金の支給が始まった。

　こうして，患者の人権擁護運動が力を持つようになるとともに，人口政策としての優生政策は次第に退潮に向かった。代わって登場したのが，個人の自由選択に任された優生思想である。もとより政府による公共政策としての優生保護の場合にも，「個人の自由」が限定付きながら認められていた。だが，「公益」や国家目的とは別に，個人が自由な意思決定で「生命の質を選択あるいは改良」しようとする場合は，個人的／自発的な優生的選択行為（voluntary eugenics）であると言われる。本書が主として問題にするのはこのような個人的優生思想である。

②── 個人の優性選択

　国家主導の優生政策が国民の自由を抑制したから批判されたとすれば，自由な個人的選択として，優れた生命を選ぶことを批判する根拠は何か。「五体満足」で高い能力の子どもを望むのは，大多数の親にとってごく「自然」な心の動きである。それが単に「望む」レベルにとどまっているなら問題はない。しかし，特定の生命の萌芽あるいは胎児の質を選んで妊娠を継続し，それ以外を廃棄する処置となると，その倫理的妥当性が問われる。

第一の論点は、〈生命の平等性〉である。
　種としてのヒトに属し、生きている限り、その生命体は障害の有無／程度に関わらず平等に扱うべきだとする主張がある。これに対する批判として「パースン論」としてまとめられている一連の議論がある。その代表的論客としてしばしば引用されるのが、ピーター・シンガーである。「障害が極めて重篤で、苦痛に満ちた悲惨な生を送ることが確実な場合、延命のための手術を行うことは間違いだと考える医師もいる。つまり、この子たちの生は、生きるに値しないのである。この判断が正しいなら、功利主義の原理に従えば、そのような子どもを殺すのは正しいということになる」(Peter Singer, *Practical Ethics*, Cambridge University Press, 1979, 『実践の倫理』山内友三郎ほか訳、昭和堂、1991)。
　これに対する批判論も多彩だが、以下の論理が参考になる。
　「近現代人の人格概念は、理性と自己認識という、個々の存在の持つ性質によって、その存在が人格たりうるかどうかを決めるという構造をもっている。つまり人格であるか否かは個々の存在ごとにばらばらに決められる。しかし人格をこのように個別に捉えるのではなく、存在と存在とが取り結ぶある種の関係を表すものとして捉えることはできないか」。旧約聖書における神と人との「顔と顔を合わせた関係」あるいはマルティン・ブーバーの「われ-なんじの関係」、「つまり相手に正面から向かい合う関係が成り立つとき、その構成項である存在はいずれも「人格」となると考える。(中略)こうした「人格」の捉え方からは、「ダウン症児は人格ではない」という言明は導かれない。(中略)しかし、一方で、「生命の質」を関係によって評価するならば、第一に、ネガティヴな関係の下にある生命の質は、ネガティヴにしか評価できなくなる可能性がある。また第二に、将来「われ-なんじの関係」が成立するかどうかは予測不可能なので、生命の質の評価そのものが不可能になるかもしれない。これらの問題をどう考えるかは、今後の議論としたい」(土屋貴志「「生まれなかったほうがよかったいのち」とは？——障害新生児の治療停止を支える価値観」、浅井美智子・柘植あづみ編『つくられる生殖神話——生殖技術・家族・生命』制作同人社、1955、所収、174-175、180頁)。

公共政策論としては「生命の質」を関係性において評価するという視点を取れば十分であろう。関係によっては評価できるのだから，パースン論を肯定することは許されないのである。
　第二の論点は，障害者／障害児に対する差別助長に対する恐れである。
　「障害者／障害児」と慣習的に呼ばれ，分類されてきた人々自身の多くが「障害」と感じているのは，自身の身体の損傷（欠損 impairment），能力低下（disability）自体よりも，それらがもたらす社会的不利（handicapped）であることは，これまでにもしばしば指摘されてきた。例えば，先天的あるいは後天的に眼球を損傷し，視力が低下した人にとっては，それらのことよりも，社会生活において不当に差別されたり，生活の質が極端に悪化したりすることの方が，本人にとっては耐え難いであろう。優生的選択が可能になることによって，障害を避けなかった自己責任を追及され，社会的不利の改善が進まないことは避けなければならない。
　そのためにはまず，「異常」とか「障害」とかいう用語の醸し出すイメージを一新する必要がある。言葉を言い換えればいいというのではない。政治的に正しい（politically correct）用語法を身につければ済むことでもないが，例えば，「先天性異常」を「先天性少数型」と言い換えることのイメージ効果は小さくないだろう。その上で基礎教育から「社会的不利」に苦しむ人々に対する共感を育むプログラムが必須だ。「障害は個性だ」という人もいるが，「個性」とすると，特性が個人化して（一人一人別々に）捉えられやすい。しかし，何らかの「異常」や「障害」を持つ人々を一定の症状を共有する少数集団として捉える方が，公共政策を構想するときには適切である。
　障害者差別は，障害を負う他者の部分しか見ないところから発生する。愛が人の全体を受容することから始まるのと対照的である。さまざまな不利な条件に苦しんでいる人の全体を見られるような人間観の涵養が必要だ。「愛が全体の存在を見ない限り，愛はまだ真に関係の根源語のもとにいないことになる。本来盲目的なものは憎しみである。ひとは存在の一部分だけを見るとき，憎むのである」（マルティン・ブーバー『我と汝・対話』植田重雄訳，岩波文庫，1979，25頁）。

第三の論点は,「予防は優生学ではない」のかどうかである。

WHO「遺伝医学の倫理的諸問題及び遺伝サービスの提供に関するガイドライン」(1995) の原案段階の考え方である。当事者が自己決定で予防措置を取るのは優生学ではない,という理由を強調しているが,かつての国家的優生政策でも自己決定は尊重されていたことを考えれば,あまり説得的な区別であるとは言えない。このガイドラインの最終版では「個人やカップルが同じ選択をすると結果として疾患の発生率は下がるが,これをもって優生学というのは正当ではない」という表現に変更された。この経緯について詳しくは,玉井真理子「世界保健機構 (WHO) による遺伝医療に関するガイドラインと「優生学」」(『信州大学医療技術短期大学部研究紀要』23 号,1998) 参照。

しかし,広範に実施されている予防医療が優生的選択を含んでいる場合は少なくない。例えば,妊婦の受ける「風疹抗体検査」,新生児に対するスクリーニングなど。ただし,早期発見／早期治療で疾患の発現を抑制できる場合と区別する必要がある。

産科・婦人科の専門医はこう言う。「優生学からの離脱が可能であるとすれば,それはおそらく,"インフォームド・コンセント"や"自己決定"というキーワードを介してではないだろう。国民が,"子どもとは何か"を改めて考え直し,"人間の多様性"と"共生の心"を理解することと,出生前診断のマス・スクリーニング化を絶対に阻止するという行政や学会の明確な姿勢がなければ,第二次優生学はどんどん広がり,ナチスのような極限状態になるまでこの事態は止められない」(佐藤,前掲書,168 頁)。

佐藤医師が言うように「国民が理解する」ようになるためには基礎教育から変えなければならない。中学,高校の保健科目において,"人間の多様性"と"共生の心"を優生学批判の倫理基準とすべきである。

第3章

遺伝医療と再生医療

第1節　遺伝医療

　遺伝情報は個人情報の中でも最も繊細な注意が必要な（sensitive）情報であるから，その取り扱いには特別に慎重でなければならない。他方，ゲノム編集など，遺伝子を人工的に改変する技術は加速度的に進歩しており，しかも，その利用はますます簡便になりつつある。改変に必要な知識は，ネットからだれでも簡単に取得でき，解析機器も安価に入手できるようになった。自宅の小さなラボで，ゲノム編集により新種の生物を製作する，バイオハッカーと呼ばれる人々が増えつつある。その一方，新たな技術を利用して，無制限に遺伝子ビジネスを展開する結果，倫理的・法的・社会的課題が続出している。これらの課題は，遺伝子診断，遺伝子治療など遺伝医療に関わる部分と，遺伝子研究に関わる部分とに分かれる。本章では，医療と研究規制の現状とあるべき政策を順次考察する。

①——遺伝子診断，遺伝子治療

　遺伝子診断（genetic diagnosis）は，さまざまな遺伝子検査（genetic testing）の結果に基づき，専門医が下す診断である。遺伝子検査の定義としては，アメリカ連邦政府の遺伝子検査特別委員会が，国立ヒトゲノム研究所に提出した報告書「合州国において安全で有効な遺伝子検査を推進するために」の定義が参考になる（濃沼信夫監訳『遺伝子検査ガイドライン　アメリカ特別委員会最

終報告書』厚生科学研究所，2000，38頁）。

　「臨床上の目的で遺伝子疾患に関する遺伝子型や突然変異，表現型もしくは核（染色体）型を同定するために，ヒトのDNA，RNA，染色体，蛋白質ならびにある種の代謝物を分析すること。その目的には，病気のリスクの予測や，保因者の特定，出生前および臨床上の診断あるいは予後の予測などが含まれる。胎児，新生児ならびに保因者のスクリーニング，ハイリスク家系の検査も同様に含まれる」。除外されるのは「純然たる研究目的で実施される検査，（遺伝性とは違って）体細胞突然変異の検査や法医学的な目的で実施される検査」である。

　臨床で行われる遺伝子診断は，すでに発症している病気の確定診断と治療方法の選択に利用することを目的とする場合と，発症以前のリスク診断を目的とする場合とがある。

　例えば，ウィルス性感染症の遺伝子検査により，病原体の確定ができる。慢性骨髄性白血病の場合，染色体の異常を見極めることができる。また例えば，遺伝性（家族性）腫瘍の場合，父親由来か母親由来のがん抑制遺伝子に変異があり，常染色体優性遺伝の形式で遺伝する。がん抑制遺伝子の変異が確認されれば，病気の予後を予測することができ，治療計画を立てるのに役立つ。ただし，現在の医学では有効な治療法がなく，予後が悪い疾患の場合，検査結果を本人あるいは家族にいかに伝えるかについて，倫理的な判断が重要になる。

　また，異常が本人限りの現象であり，診療情報が外部に漏れない場合と，遺伝子の変異が家族性のものであって，まだ発症していない家族の発症可能性を予測できる情報が得られる場合がある。後者では，誰にどの程度伝えるべきかという深刻な倫理的問題が発生する。がんのような多因子病であれば，変異因子を持っていても，発症するか否かは環境や生活習慣などの複雑な要因によって決まる。しかし，単一因子病では，特定の遺伝子の変異から発症に至る確率は極めて高くなる。

　例えば，ハンチントン病という先天性の疾患がある。全身の不随意運動と進行性の精神障害などを特徴とする。欧米では人口10万人あたり40～80

人，日本では同じく1〜4人が罹患するといわれている。原因となる遺伝子は4番染色体の特定の位置にあることが分かっている。遺伝形式は常染色体優性遺伝であるため，両親のどちらかからこの遺伝子を受け継ぐ確率は50％だが，発症する確率（浸透率）はほぼ100％になる。この病気の家系に属する人が，遺伝子診断を受けて，因子を持っていると分かれば，その兄弟・姉妹にも保因者がいる可能性がある。特にこの病気は，30歳前後に発症することが多いので，結婚して子どもを持ってから，事実を知る場合もある。本人の「知る権利」と「知らないでいる権利」をどう保護するか。医師が家族に知らせてよいか（守秘義務は解除されるか），知らせなければならないか（告知義務があるか）が問題となる。遺伝子診断の研究に積極的に関わりながら，自らは知らないでいる（検査を受けない）ことを選んだアット・リスク（遺伝子を受け継ぐ可能性のある，もしくは発症する可能性のある）家族の苦悩について，アリス・ウェクスラー『ウェクスラー家の選択——遺伝子診断と向き合った家族』（武藤香織ほか訳，新潮社，2003）参照。

　こうした単一因子病は，ハンチントン病の他に数百種類が発見されている。それらの中では，デュシェンヌ型筋ジストロフィー，血友病（いずれもX染色体劣性遺伝），ADA欠損症，家族性アルツハイマー病などが，比較的よく知られている。最近，日本乳癌学会は「BRCA1あるいはBRCA2遺伝子変異をもつ女性にリスク低減乳房切除術は勧められるか」という診療指針において，遺伝カウンセリング体制が整備されている医療機関に限って，予防切除を「推奨する」と明記した。

　また最近，特定の薬が効きやすいかどうか（あるいは副作用が強く出るかどうか）が，患者の遺伝子型の違いによって異なることが分かってきた。薬を服用する前に，遺伝子型を調べて（薬理応答性検査）から，効果が大きく副作用が小さい薬剤を選ぶこと（個別化医療などという）もできるようになった。最近ではより網羅的なゲノム検査に基づく「ゲノム診療」という言い方が普及し，2019年6月から保険でがん遺伝子検査が受けられるようになった。遺伝子診断の応用範囲は着実に広がりつつある。

　他方で，さまざまな企業が，簡便な遺伝子検査を一般向けに販売している

現実がある。医師や遺伝カウンセラーを介さないので，「消費者直接販売」（Direct to Consumer ＝ DTC）遺伝子検査と呼ばれている。例えば，「検査キットに唾液を入れて郵送するだけ」で，「病気のかかりやすさ，体質などの遺伝的傾向を知ることができる」などと PR している会社がある。検査の信頼性（品質管理）や個人情報保護などについて，遺伝子検査の販売に関する法的規制は日本にはまだない。経済産業省の「遺伝子検査ビジネス実施事業者の遵守事項」その他，学会指針あるいは業界の自主規制があるのみである。例えば，臨床検査標準協議会「遺伝子関連検査に関する日本版ベストプラクティスガイドライン」（解説版，2010）参照。医療と DTC 両方を総合的に法規制すべきである。

　なお，遺伝子治療は，1990 年代から本格的に欧米諸国で，がんやエイズなどを対象に試験的に実施された。ウィルスなどのベクター（DNA を体内に導入する媒体）を使って標的細胞に正常細胞を導入し，失われた機能を回復する方法などである。日本では 1995 年北海道大学医学部附属病院で，ADA 欠損症（アデノシンデアミナーゼという酵素が体内で十分に作れないため，重い免疫不全症になる遺伝性の疾患）の子ども（4 歳）に対して初めて行われた。患者の血液から採取したリンパ球（白血球）に正常な ADA 遺伝子を組み込んで体内に戻す方法である。血友病，白血病，脊髄性筋萎縮症など難病治療において有効性が報告されたり，新たな臨床研究が進行中である。

　さらに，クリスパー（CRISPR／Cas9）と呼ばれる人工酵素を用いた，比較的簡便なゲノム編集技術が開発され，筋ジストロフィー，ムコ多糖症 2 型，血友病などの治療研究が進んでいる。しかし，狙い通りに遺伝子改変ができず，予期しない健康被害が出現するリスクもある。そこで，ターゲットを絞って鋭利な編集を可能にする「塩基編集」（ベース・エディティング）という技術が開発された。さらに，精子，卵子や受精卵のゲノム編集が進み，次世代に及ぼす未知の危険が予想されるため，各国は規制を強めている。日本でも 2015 年 8 月，日本遺伝子治療学会とアメリカ遺伝子細胞治療学会が，ゲノム編集による受精卵操作を禁止する共同声明を出した。ただし，かつてクローン研究についての論争に見られたように，一定の厳しい条件の下で，基

礎研究は認める方向も出ている（アメリカ科学アカデミー報告書「ヒトゲノム編集　科学，倫理，ガバナンス」The National Academies of Sciences, Engineering, Medicine, Human Genome Editing: Science, Ethics, and Governance, 2017）。実際に，2017年8月，アメリカの大学チームが受精卵のゲノム編集で肥大型心筋症の原因遺伝子の修復に成功したと発表している。今後も子宮に移植しない修復研究自体は継続されるであろう。

ただし，2018年11月，中国の研究者が，HIVに感染しにくい体質に変える目的で，受精卵にゲノム編集を施して双子の女児を出産させたと発表して国際的な批判を浴びた。日本では，2018年3月，内閣府の総合科学技術・イノベーション会議が「「ヒト胚の取扱いに関する基本的考え方」見直し等に係る報告（第一次）〜生殖補助医療研究を目的とするゲノム編集技術等の利用について〜」を発表した。その中で，「ゲノム編集技術等を用いたヒト受精胚をヒト又は動物の胎内へ移植することは，現時点で容認することはできない」としている。また，2018年12月，日本遺伝子細胞治療学会，日本人類遺伝学会，日本産科婦人科学会，日本生殖医学会は，「生殖細胞や胚に対するゲノム編集の臨床応用の禁止」を確認する声明を出している。

本人の意思確認ができない配偶子や受精卵にゲノム編集して，人を産生することは厳格に規制すべきである。

②——遺伝医療，ヒトゲノム研究に対する規制

国際的ガイドライン

上記の技術進歩に対応した規制政策について，これまでの経緯から今後あるべき政策の原則を検討する。

2001年にWHOが発表した「遺伝医学における倫理的諸問題の再検討」(Review of Ethical Issues in Medical Genetics)が最も包括的な内容になっている（日本人類遺伝学会会員有志訳。以下一部改訳）。

第1章で紹介したアメリカ型の倫理原則を大前提として，その上に遺伝医学の特別に繊細な注意が必要な諸点を挙げている。本書のテーマから見て，特に重要なポイントは以下の通りである。

1) 遺伝医学においても，医学に関連した倫理原則（個人の自律，有益，被害防止〔無危害〕，公正）が適用される。しかし，遺伝情報は本人だけでなく，家族全体さらに次の世代に影響を及ぼす。
2) 選択の自由（生殖に関しては女性が最終的な決定者であるべきだ）を推進する。雇用，保険などにおける遺伝情報に基づく差別は防止する。
3) 優生学とは，「個人の権利，自由および選択に反して生殖の目的を進めることを意図した強制的政策」であって，健康な子を持ちたいと望む個人および家族の選択は優生学を構成しない。そのような選択は遺伝子プールや障害者の減少には影響を与えない。
4) 遺伝医学者は，「遺伝的強化（genetic enhancement）」を進める倫理的危険性（社会的不平等の増大，多様性への強度の低下など）に留意する必要がある。
5) 提供された配偶子から生まれた子どもは，成人に達した後，生物学的両親が同意した場合，その氏名あるいは彼らの遺伝学的健康情報を提供されることが望ましい。
6) 遺伝カウンセリングは，家族または個人が必要とする遺伝学的情報をすべて提供し，自律的な意思決定ができるように非指示的に行う。
7) スクリーニング（大規模集団を対象とした遺伝子検査）プログラムは，疾患に対する治療または予防的措置が可能であることが必要である。
8) 出生前診断は自発的に行われるべきである。遺伝カウンセリングは出生前診断よりも前に行われるべきである。妊娠中絶の絶対的禁止は出生前診断が行われる前提，すなわち生殖選択の自由に反する。
9) ヒト胚芽を対象とする研究は，胚芽の尊厳を守るために商業利用を禁止し，14日以内に研究を終了させる。
10) 胎児組織の利用は，組織を提供する女性の同意があり，無償で提供され，匿名のレシピエントに移植され，中絶の意思が組織提供以前に決定されていることなどを条件に許容することができる。
11) DNAは，すべての血縁者の利益のために保存されアクセス可能とされるべきである。保険会社，雇用者，学校，政府等は患者の同意があ

っても DNA バンクにアクセスできない。
12) 遺伝子治療については，体細胞治療は病気の治療を目的とした臨床研究としてのみ行われるべきである。また，生殖細胞系列の治療についてはリスクと利点を慎重に検討すべきである。
13) クローン胚研究は，病気の治療に役立つ組織を作成するためであれば，人個体の復元を禁止するという条件で認めるべきである。

また，UNESCO（国際連合教育科学文化機関）の「ヒトゲノムと人権に関する宣言」(1997) がある。要旨は以下の通りである。
1) ヒトゲノムは，象徴的な意味において，人類の遺産（heritage）である。
2) すべて人は，その尊厳（dignity）と人権，遺伝的特徴と多様性を尊重される。
3) 自然状態（natural state）にあるヒトゲノムは，経済的利益を生んではならない。
4) 個人のゲノムに影響を与える研究，治療等は，自由意思による同意など当事者の権利を保護した上で行うべきである。
5) ヒトゲノムに関するいかなる研究あるいはその応用も，個人あるいは集団の人権，自由，尊厳に優越しない。
6) ヒト・クローン個体作製（reproductive cloning）のような人間の尊厳に反する行為は許されない。
7) 各国は，遺伝性の疾患に罹患している人々などに対する連帯の実践（practice of solidarity）を促進すべきである。
8) 各国は，開発途上国が科学的・技術的研究の成果から利益を享受できるように奨励すべきである。

どの項目にも通底する原則は，〈人間の尊厳，遺伝的多様性の尊重，少数者との連帯〉の強調である。

③──遺伝情報による差別に対する規制

　雇用や保険契約に関わる場合において，個人の遺伝情報をどう取り扱うべきかが問題になる。アメリカでは，健康保険加入に際して，遺伝情報の利用を規制する法律を制定する州が多い。連邦レベルでは2008年5月遺伝情報差別禁止法（The Genetic Information Nondiscrimination Act, GINA）が成立した。雇用者提供医療保険，個人医療保険等における遺伝学的情報による差別の禁止，雇用における同様の差別禁止を規定している。「遺伝学的情報」とは，個人，その家族（胎児，胚を含む）の遺伝学的検査，疾病，カウンセリング等に関する情報であり，それらに基づく保険料の調整および加入に際して，遺伝学的検査を受けるよう要請等をしてはならない。違反者には罰金を課す。雇用者は被用者の採用，解雇，雇用条件について，遺伝学的情報による差別をしてはならないと規定している（山本龍彦ほか「アメリカ遺伝情報差別禁止法」『年報医事法学』24, 2009）。この法律制定10年後の2018年，アメリカ人類遺伝学会（American Society of Human Genetics, ASHG）は，法律が一般に十分知られていないとして，周知するためのビデオを作成して啓発に努めている。

　ドイツでは，2009年，「人の遺伝子の調査に関する法律」（略称「遺伝子診断法」）が成立した。遺伝子の特性による差別の防止防止を目的としている。保険や雇用契約においては，原則として保険者は被保険者に対し，遺伝子検査の結果報告を求めてはならない，当事者の同意なく遺伝子検査を実施した者は，自由刑または罰金を科される（山口和人「ドイツ遺伝子診断法の制定」，国立国会図書館調査及び立法考査局『外国の立法』2009年7月）。

　日本国内の遺伝子研究については，2000年6月の科学技術会議生命倫理委員会の「ヒトゲノム研究に関する基本原則」と，2001年3月文部科学省，厚生労働省，経済産業省による「ヒトゲノム・遺伝子解析研究に関する倫理指針」（三省指針2008年改正）が行政規制の出発点となった。

　「基本原則」は，冒頭に「ヒトゲノムは，人類の遺産である」という，ユネスコの「ヒトゲノムと人権に関する世界宣言」にならった規定を置いている。その上で，遺伝的特徴による差別の禁止，倫理的・法的・社会的問題へ

の配慮などについて規定し，さらに，インフォームド・コンセントの原則，血縁者への情報開示などを謳っている。また，「ヒトゲノム研究の基本的実施条件」として，「人の尊厳に反する研究は行ってはならない」，「科学研究の自由は尊重される」が，研究は倫理委員会の事前審査を必要とするなどの規定を設けている。ユネスコ宣言にくらべて，「人権」規定に対して及び腰な印象を受ける。また，国際協力や平和的利用についての規定を欠く点などについて批判を受けた（米本昌平「ヒトゲノム研究に関する基本原則――その意味と問題点」『ジュリスト』1193号，2001）。

　三省指針は，ヒトゲノム・遺伝子解析研究について，八つの基本方針を掲げている。すなわち，(1)人間の尊厳の尊重，(2)インフォームド・コンセント，(3)個人情報保護，(4)社会的に有益な研究の実施，(5)人権保障が科学的・社会的利益に優先すること，(6)倫理委員会による事前審査および承認，(7)研究の透明性の確保，(8)研究に関する啓発活動および国民との対話である。

　遺伝子診断の結果は，特に治療法のない疾患については，対象者に伝える場合に，本人の知る権利／知らないでいる権利を尊重しつつ，遺伝カウンセリングへのアクセス権を保証しなければならない。ただし，カウンセリングの成果は，当事者の苦悩に対するカウンセラーの共感力に大きく依存するであろう。

　さらに，一般に医師等医療職には患者の診療情報に関する守秘義務があり，違反した場合は懲役刑を含む刑罰が科せられる。刑法の秘密漏示罪（134条）の他に保健師助産師看護師法（42条の2），母体保護法（27条）などに規定がある。しかし，一般の疾患診断と違って，遺伝子診断の場合は，診断結果が患者本人のみならず，患者の家族に及ぶため，倫理的・法的問題を複雑にする。リスクが同等な家族であって，そのリスクを発症前に知ることがその家族にとって有益である場合，または知らないことが有害である場合に，専門職としての守秘義務が合法的に解除されるかどうか。情報を知らせなかった場合に，何らかの法律的制裁を科せられるかどうか。本来は診療における遺伝情報保護について法規制すべきであろう。いかなる場合でも守秘義務を守るべきか，守らないでよい場合があるか。当事者の最善の利益は何か。差別

を受けない，自由や尊厳を侵されないというレベルか，生命や健康に対するリスクが増えるか減るか。これらを比較考量し，守秘義務を解除して得られる利益を優先すべきであろう。

　日本では，例えば1977年から「新生児マス・スクリーニング」を国の母子保健事業として実施している。対象となる疾患は，フェニルケトン尿症（PKU，8万人の出生に1人），先天性甲状腺機能低下症（クレチン症，3000人に1人）など六つである。生後間もない子どもの血液を採取して診断する。早期発見により早期治療が可能になり，生命予後，知能予後は大幅に改善するといわれている。

　ところが，2002年4月日本小児科学会で報告された実態調査によれば，PKUかクレチン症と診断された子ども105人のうち，病名を告知して郵政事業庁の簡易保険（学資保険を含む）に申し込んだ21人がすべて加入を拒否されたという。「治療が続いている限り，加入は認められない」とするのは，先天異常児に対する差別に当たらないか（蒔田芳男・羽田明「生命保険加入における遺伝情報の取り扱いに関する現状と問題点」『日本マススクリーニング学会誌』14巻1号，2004）参照。他に，ペリツェウス・メルツバッヘル病（PM病）という遺伝子疾患に罹患した子の親が，医師の説明義務違反を訴えた裁判例がある。東京高裁は原告の訴えを認め，慰謝料と介護費用の支払いを医師と病院に求めた。その後，最高裁が上告を棄却し高裁判決が確定した（2005年）。（服部篤美「望まない妊娠出産事件―― PM病事件」『医事法判例百選』No. 183, 2006参照。）

　これらの事例をいかに規制すべきか。現在日本では法規制はなく，学会指針による規制が中心である。例えば，遺伝医学関連10学会「遺伝学的検査に関するガイドライン」（2003年8月）。日本人類遺伝学会「ゲノム薬理学を適用する臨床研究と検査に関するガイドライン」（2010年12月）。日本医学会「医療における遺伝学的検査・診断に関するガイドライン」（2011年2月）。日本衛生検査所協会「遺伝子学的検査受託に関する倫理指針」（2011年10月）などがある。

　日本人類遺伝学会，日本産科婦人科学会など，遺伝医学関連10学会指針

の骨子は以下の通り。
1. 遺伝学的検査を受ける場合，被検者は担当医から，検査の目的，方法，予想される検査結果，内容，精度，被験者のとりうる選択肢，医療上も危険性などについて十分な説明を受けた上で，自由意思で書面により同意する。
2. 被験者の知る権利，知らないでいる権利は尊重されなければならない。
3. 検査結果は，被検者の同意を得て血縁者に開示できる。
同意がなくても，血縁者から開示の希望があり，血縁者の重大な疾患の発生予防や治療に役立ち，開示により血縁者が被る重大な不利益を予防できるなどの条件が満たされれば，血縁者に開示できる。
4. 遺伝学的検査は，十分なカウンセリング後に実施する。
5. 重篤な X 連鎖遺伝病のための検査を除き，胎児の性別を告げてはならない。
6. 遺伝学的検査の公的機関による評価，監視体制を整備する必要がある。

また，日本医学会は 2011 年 2 月，「医療における遺伝学的検査・診断に関するガイドライン」をまとめた。その骨子は以下の通り。
1. 未成年者に対しては，疾患診断を目的とする場合はインフォームド・アセント（了解）を得て行い，発症前診断などは成人するまで行わない。
2. 薬理遺伝学検査は，危険な副作用を回避できる可能性があるなどの特性があるため，通常の診療情報と同じに取扱う。
3. 多因子疾患の遺伝学的検査については，得られる結果が疾患発症の確率であること，疾患発症には環境的要因も関与しうることなどの特性を配慮し，遺伝カウンセリングを行う。

さらに，人類遺伝学会は 2017 年 11 月「次世代シークエンサーを用いた網羅的遺伝学的検査に関する提言」を発表，検査結果を患者に知らせる場合，説明や同意の取得方法，遺伝カウンセリングの実施などについて，注意すべき点を示した。

以上さまざまな学会が遺伝医療に関する規制の基準案を発表してきた。それらによって，問題点は出尽くした感がある。後は，遺伝差別を禁止する法律の制定と遺伝性疾患に関する啓発活動の整備であろう。フランスの生命倫理法（2004）あるいは，アメリカの遺伝情報差別禁止法（2008）など先駆的立法例がある。日本では，生命保険協会が「保険の加入や支払いの審査で遺伝子検査結果などを収集あるいは利用しない」とする指針を近く策定する予定である。

　啓発活動に関しては，日本医療研究開発機構（AMED）は「ゲノム医療における情報伝達プロセスに関する提案その1：がん遺伝子パネル検査を中心に」（2019年3月改定）において，ゲノム医療を実施する際に患者・家族に十分に理解してもらうための手順方法をまとめている。実際に活用され成果が上がるかどうか，医療関係者の熱意に期待したい。

　遺伝子治療に関しては，厚生省及び文部省共同の「遺伝子治療臨床研究に関する指針」（最新改正2014年11月）がある。対象となる疾患を重篤な遺伝性疾患，がん，後天性免疫不全症候群などに限定し，生殖細胞または胚の遺伝的改変を目的とした治療臨床研究は禁止とした。

　日本産科婦人科学会もたびたび見解を改定し，現行の見解は「出生前に行われる遺伝学的検査および診断に関する見解」（2013）である。

　これらの学会見解等に見られる重要な論点は以下の通りである。

1）検査（胎児情報）へのアクセス権

　　検査自体に反対するか，アクセスへの自由を認めるか。反対は禁止論（法律で禁止すべき）か。先天的な異常を胎児の間に治療可能かどうか見極めることに倫理的問題はない。多くの団体は検査の実施は禁止しないという。学会は「遺伝学的検査を受けるか否かは，夫婦からの希望がある場合」とする。ただし，「受診するよう指示的な説明や通常の定期検査として実施してはならない」。遺伝医学の専門医が適切な遺伝カウンセリングを行うことを条件とする。

　　なお，個人情報の取り扱いに関して，厚生労働省の「医療・介護関係事業者における個人情報の適切な取扱いのためのガイドライン」（2006）

の中に「遺伝情報を診療に活用する場合の取扱い」がある。
2）検査／診断の適応

　　いかなる目的に使用することも依頼者の自由か。制限すべきだとするなら，どの範囲にすべきか。「重篤な疾患」に限って適応を認めるか，伴性遺伝病に限り男女生み分けを認めるか。

　　学会は，「夫婦のいずれかが，染色体異常の保因者である場合」，「染色体異常症に罹患した児を妊娠，分娩した既往を有する場合」，「高齢妊娠の場合」，「妊婦が重篤なX連鎖遺伝病のヘテロ接合体の場合」，「夫婦とも重篤な常染色体劣性遺伝病のヘテロ接合体の場合」，「夫婦の一方もしくは両者が重篤な常染色体優性遺伝病の場合」，「胎児が重篤な疾患に罹患する可能性のある場合」に限定している。したがって，X連鎖遺伝病の場合を除き，胎児の性別を告げない，「法的措置の場合を除き」，親子鑑定などで侵襲的な検査は行わない，としている。

3）障害者差別につながらないか

　　先天的少数型胎児の中絶を認めることは，生存している障害者に対する偏見／差別を助長することにならないか。

　　障害者団体は偏見／差別の恐れを強調する。出生前検査の結果による中絶を容認しながら，生まれた障害児に対しては十分なケアをすべきだという主張はダブル・スタンダードだとする批判もある。また，障害児・障害者に対する医療費，教育費，社会保障費などの社会的費用の観点を絡ませるべきではないとする意見もある。先天性少数型の子どもを持つ親が抱える問題に対して具体的なイメージを持つために，五つの家族を丹念に取材した，玉井邦夫『瞬間を重ねて――「障害児」のいる暮らし』（ひとなる書房，1994）を勧めたい。

4）診断前後のカウンセリング

　　学会は，「遺伝学的検査は，十分な遺伝カウンセリングを行った後に実施」すべきだと主張している。しかし，「臨床遺伝専門医」（2002年創設）によって遺伝カウンセリングを行える施設はまだ限られている。そもそも産科医不足の現状では，十分な説明時間が取れない。そのため対

策として，口頭説明後に資料を渡すなどの試みがなされている。いずれにしても「調べたいかどうか，結果を知りたいか，知りたくないか」の選択について同意を求める前に，家族が相談する時間が必要だ（左合治彦ほか編『産科実践ガイド―― EBM に基づく成育診断サマリー』診断と治療社，2009 参照）。また，「認定遺伝カウンセラー」（日本遺伝カウンセリング学会と日本人類遺伝学会による）という専門職がある。「患者や家族に適切な遺伝情報や社会の支援体勢策を含むさまざまな情報提供を行い，心理的，社会的サポートを通して当事者の自律的な意思決定を支援する」目的で，2005 年に発足した。遺伝専門医と共に「医療における遺伝学的検査・診断に関するガイドライン」（2011 年）に従う。

　さらに，カウンセリングの大前提として考えるべきことがある。「自律的であり得れば，カウンセリングなど不要である。すべての情報を教え，自己決定すればよい。しかし実際には遺伝検査や出生前診断ではカウンセリングの必要性が強調される。つまり，「自律」は目標であっても，患者や妊婦がどんな条件下においても，生まれながらにして，自律的であることはないのである。特に妊婦は困難な選択を迫られる。（中略）医療におけるカウンセリングは，「慢性的」疾患や状態によって差し当たりの問題についての，来談者の「自律性」の確立過程と考えることができる」（佐藤孝道「産婦人科医にとっての母体保護法」，斎藤有紀子編著『母体保護法とわたしたち』明石書店，2002，所収，117 頁）。

　上記のような遺伝医療や遺伝子研究とは異なり，体細胞の核移植による個体の産生について，新たな倫理的問題が注目されるようになった。

④──クローン胚研究と倫理的・法的問題
　1997 年 2 月，イギリスのロスリン研究所のイアン・ウィルムットらが 6 歳の雌羊（A）の乳腺細胞を，別の雌羊（B）の卵子から核（遺伝子）を除いた細胞に電気刺激を加えて移植し，受精卵を作った。この卵を代理母羊（C）の子宮に移植した結果，雌羊（D：ドリーと命名）が誕生した。D は A と遺伝

子が同じ（ただし，Ｂの卵子の細胞質から受け継いだミトコンドリア遺伝子は異なる）であるから，年齢の違う一卵性双生児といってもよいので，クローン（clone）と呼ばれる。受精卵から分化して体細胞になった細胞を未分化の受精卵に戻すことは不可能と思われてきたが，この実験で逆転に成功したことによって，無性生殖で個体を産生することが可能になった。

　しかし，この技術は遺伝子を共有する細胞，組織，臓器を体外で増殖させ，臨床応用できるところに意味があった。ウィルムットの研究目的は，薬品の効能テストをする実験動物の生産と健康で生産性の高い家畜の増産であった。

　上記の新技術の発明がもたらす倫理的問題について，さまざまな国や機関が検討を行い，法律を含む規制の方向を打ち出した。アメリカでは，国家生命倫理諮問委員会（National Bioethics Advisory Commission＝NBAC）の報告書「人間のクローン化」（Cloning Human Beings, 1997）が，「技術の安全性が保証できないクローニングで子どもを作ろうとするのは道徳的に認められない」として禁止を提言した。なお，この報告書が技術の進歩によって将来考えられる例として挙げた三つの事例は，その後もたびたびこの問題に関する議論の中で取り上げられている。①二人とも致死的な病気の遺伝子を持つ夫婦が受精卵診断や選別的中絶を避けて，クローニングで子どもを作る場合。②父親が事故で死に，子どもが死にかかっている。その子の体細胞から新たに子どもを作ろうとする場合。③致死的な疾患を持つ子どもに骨髄移植をするため，適合的な骨髄を持つ子どもをクローニングで作る場合。

　その後，ブッシュ政権下で設置された大統領諮問委員会が報告書『ヒトクローニングと人間の尊厳』（*Human Cloning and Human Dignity*, 2002）を出した。この報告書も全体として否定的結論に至る。安全性を確かめる実験自体が非倫理的だ，人間改良に道を開くなどの論拠が示された。

　ユネスコ「ヒトゲノムと人権宣言」(1997)は，ヒトクローンは「人間の尊厳に反する」とし，WHOは決議37（1997）において，「人間の一体性及び道徳性に反する」，欧州評議会の「人権及び生物医学に関する規約追加議定書」(1998)は，「人間の道具化であり，人間の尊厳に反する」と，それぞれの理由で禁止に一致した。

ドイツでは，胚の保護のための法律（1990）で，「他の胚，胎児，人または死者と同じ遺伝情報を持つヒト胚を人工的に発生させる」行為を罰則付きで禁止していた条文がドリー型クローンでも適用されると確認された。
　また，フランスのCCNE（国家倫理諮問委員会）の生殖クローンに関する報告書（1997）は生殖クローニングが「人間の尊厳の保持に重大な影響を与える可能性がある」と，以下のような論旨を展開している。「個人の遺伝的特性に対して人の力は及ぶものではないし，及ぶものであってはならない。さらに，生殖クローニングは，親子関係や家系の時間的関係を混乱させる。配偶子の融合もない」。2004年改正の生命倫理法でもクローン胚研究は禁止されている。
　イギリスでは，2001年「ヒト生殖クローニング法」（Human Reproductive Cloning Act）で，受精以外の方法で作製されたヒト胚の女性への移植を罰則付きで禁止した。同法は2008年に廃止され「ヒト受精・胚研究法」（Human Fertilisation and Embryology Act）がこの規定を引き継いでいる。
　バチカンを頂点とするカトリック教会の影響力が強い諸国では，治療のためのクローニングにも批判の声が大きいが，他方では，治療クローニングを容認しようとする国も少なくない。国連は，2005年3月の総会において，「ヒト・クローニングに関する宣言」を採択し，「加盟国はすべてのヒト・クローニングを禁止する措置を取るべきだ。クローニングは人間の尊厳および生命の保護と相容れないからである」とする点で合意するにとどまった。
　以上のさまざまな議論は，「人間の尊厳」とは何かという説明に説得性がない限り堂々めぐりになりかねない。むしろ，具体的に「無性生殖」は「人間の尊厳」に反すると批判すべきではないか。レオン・R.カスの以下の論旨に全面的に賛同する。「「片親」によって子孫を生み出す無性生殖は，本来の人間の営みからの過激な逸脱であり，父，母，兄弟，祖父母といった通常の理解，そこに根ざす道徳的な人間関係を混乱に陥らせるものだ。誕生した子供が，胚ではなく，一卵性双生児ともいえる成人から生まれたクローンである場合，そして，そのプロセスが偶発的（双子ができるのと同じように）なものでなく，人間の設計と操作によって故意に生み出されたものである場合，

また，その子供（たち）の遺伝子の構造が親（あるいは科学者）によってあらかじめ選択される場合，その逸脱の度合いはさらに大きくなる」（レオン・R.カス『生命操作は人を幸せにするのか──蝕まれる人間の未来』堤理華訳，日本教文社，2005，206頁）。

これと対比すると，容認論の論理は子どもの空想のように無邪気に見える場合がある。かのリチャード・ドーキンスは「クローニング，何が悪い」（マーサ・C.ナスバウムほか編『クローン，是か非か』中村桂子ほか訳，産業図書，1999，所収）という文章の中でこう言う。「誰でも，心のどこかで自分のクローンをつくってみたいと思ってはいないだろうか。（中略）私はクローンをつくってみたいと思う。その動機は，自分の死後，もう一人の自分が生きていれば世界がよくなるだろうなどという自惚れではない。そんな幻想は持ってはいない。純粋な好奇心だ。（中略）自分より五十歳若いコピーが，大英帝国風の日除け帽ではなく野球帽をかぶり，二十一世紀初頭の世で育っていくのを見られたら楽しいと思うのだ。自分の時計を五十年戻したように感じるのではないだろうか。小さな私のコピーに向かって，自分がどこで間違ったか，どうすればもっとうまくやれるか助言を与えられたら，すばらしくはないだろうか。これは，消極的な（ときには痛ましい）かたちではあるが，ふつうの方法，つまり性行為で子どもをつくろうとする動機と同じではないだろうか」。

だれでも自分と同じ好奇心を持っているだろう，同じ動機で性行為をしているだろうというドーキンスの思い込み，挙句の果てに「私のコピー」とは！　遺伝子が同じなら「私の」コピーだというとんでもない誤解がある。遺伝子がコピーされても「私」がコピーされることはありえない。遺伝子研究の専門家でもこの程度の理解なのだろうか。

日本では，学術審議会バイオサイエンス部会は98年7月に「大学等におけるクローン研究について」報告書を出した。その骨子は，以下の通りである。

1) ヒト・クローン個体の作製によって，子どもの遺伝情報を予め親が決定できることは，子どもに対する親の決定権の範囲や個人の自立性

について問題を提起する。優生学上の思想の悪用を招きかねないという指摘もある。
2) 遺伝子が複製されても発達過程で環境の影響も大きいから，同一の人格が複製されるかのような過度な懸念は不要である。
3) 大学等の研究者は，ヒトのクローン個体の作製に関する研究は当面行うべきではない。安全性に問題がなくなり，倫理的にも合意が得られたならば，その時点で開発を開始しても遅くはない。
4) ヒト体細胞由来核の除核卵細胞への核移植は，当面全面禁止し，動物実験レベルでの研究の蓄積を優先すべきである。
5) この技法は生殖細胞の遺伝的改変（遺伝子組み換え）とも同質性をもつから禁止すべきである。

さらに，1999年11月，内閣総理大臣の諮問機関である，科学技術会議生命倫理委員会のクローン小委員会が「クローン技術による人個体の産生等に関する基本的な考え方」をとりまとめた。それによると，人クローン個体の産生は以下の理由（要旨）により禁止すべきだという。
1) 特定の目的の達成のために，特定の性質を持った人を意図的に作り出そうとすること（人間の育種）や人間を特定の目的達成のための手段，道具と見なすこと（人間の手段化・道具化）に道を開く。
2) 特定の個人の遺伝子が複製された人を産生することにより，実際に生まれてきた子どもや体細胞の提供者に対する人権の侵害が現実化・明白化する。
3) 上記二点を容認することは人間の個人としての自由な意志や生存が尊重されている状態とは言えない。
4) 有性生殖により子どもの遺伝子が偶然に決定されるのではなく，無性生殖によることは，人間の創造に関する基本認識からの大きな逸脱である。
5) 生まれてくる人個体の安全性が保証できない。
6) 人クローン胚を扱う研究は，一定の限度で許容しうる。

以上のような検討の後に，2000年12月「ヒトに関するクローン技術等の

規制に関する法律」（クローン技術規制法）が成立した。この法律は，クローン技術等が人クローン個体や交雑（人と動物のいずれであるかが明らかでない）個体を作り出すことによって，「人の尊厳の保持，人の生命及び身体の安全の確保並びに社会秩序の維持」に重大な影響を与える可能性があるとして，「人クローン胚」等の胎内移植を禁止する。一方「特定胚」（動物性集合胚等）については指針で許容する胚の取扱いについて規制するとした。この法律は，「移植胚」「融合胚」「集合胚」など，クローンやキメラを言い換えた特殊な法律用語を新造しており，その内容と立法趣旨を理解することはきわめて難しい。おおまかに言えば，クローン個体の産生を規制するとする一方で，研究の進展に合わせて，徐々にクローン胚の治療への応用に道を開こうとした法律である。個々の臨床研究の倫理的・科学的妥当性についての審理は，各施設の臨床研究審査委員会の審議に基づき厚労省が個別に認可を与える。本来は生殖医療の場合と同じく，省庁から独立した公的な規制機関を創設して規制すべきである。

　上記の「基本的考え方」は5項目の理由を列挙しているが，私見では，そのうち4）を禁止の根拠とすることが大前提となるべきだと考える。有性生殖によらない人間の産生は，ヒトという種の自己同一性（自然性）を根本的に破壊するから許されるべきではない。規制の理由はそれで十分であって，その他の相対的な理由は問うべき必要もないものだ。さまざまな理由を羅列し列挙すれば，かえって細部にわたる反論を招いて，議論の中心がぼやけてくる。遺伝子組成を「偶然の決定」に任せるべきだということから，個人の人生の一回性（かけがえのないこと，とりかえしのつかないこと）などの特徴が見えてくる。人は偶然に与えられた自己の遺伝子を，原則として受容すべきであって，無制限に改変または再生すべきではない。

　「特定胚の取扱いに関する指針」（2001年12月）では，「特定胚を用いない研究によってはうることができない科学的知見が得られること」，「作成者が特定胚の研究を行う技術的能力を有すること」という二要件に適合すれば，特定胚の作成を認めている。その上で，「当分の間，動物性集合胚の作成を，ヒトに移植可能な臓器の作成に関する研究に限って」認めるとしている。こ

の指針を改正して徐々に作成可能な特定胚の種類を増やしていこうとする規制機関の意図が読み取れる。この間の審議に関わる問題点については，島薗進『いのちの始まりの生命倫理——受精卵・クローン胚の作成・利用は認められるか』（春秋社，2006）に詳しい。

また，2006 年，文部科学省科学技術・学術審議会の生命倫理・安全部会，特定胚及びヒト ES 細胞研究専門委員会（人クローン胚研究利用作業部会）がまとめた「人クローン胚の研究目的の作成・利用のあり方について——人クローン胚研究利用作業部会中間とりまとめ（案）」によると，手術等により摘出された卵巣から未受精卵の提供を受けることを認めるとしている。

実際，その後の再生医療の急速な進歩を背景に，2009 年 5 月，「人クローン胚」の作成も認める方向に指針は改定された。作成の目的は「生命に危険を及ぼすおそれのある疾患，不可逆かつ著しい身体機能の障害をもたらす疾患，あるいは遺伝性疾患の患者に対する再生医療研究で，ヒトの ES 細胞を作成する研究に限るとした。なお，作成に用いることのできる未受精卵は，「治療のため摘出された卵巣から採取されたもの」，「生殖補助医療に用いる目的で採取されたが用いる予定がないものなど」，「生殖補助医療に用いる目的で採取されたヒト受精胚で用いる予定がないもの」に限っている。また，「手術又は生検により摘出された」体細胞等を用いた人クローン胚研究も認めている。2014 年には，総合科学技術会議・生命倫理専門調査会が「ヒト ES 細胞樹立の倫理関連事項の考え方」を発表し，臨床研究を認める方針を出したが，生殖補助医療で余った受精胚の提供を受けるのは容易ではない。なお，2019 年 3 月「特定胚の取扱いに関する指針」が改正され，「動物性集合胚」（動物の胚にヒトの iPS 細胞などを注入）について，研究目的や胚の取扱期間の制限を取り払い，胚の体内移植についても一定要件下に認める方向に転換している。規制の理念が不明なまま，研究の自由がずるずると拡大されつつある。

さらに，最近では，ゲノム編集（genome editing）に関する規制論が盛んになっている。特定の目的に沿って，DNA の特定部分を切断し修復する比較的簡便な技術（CRISPR／Cas9）が開発されたため，これを応用して，農産

物や家畜の遺伝子改変，筋ジストロフィーや白血病などの治療研究が期待されている．ただし，標的でない部分を切除したり，がん化するなどのリスクが解消されていない．2015 年 4 月，中国・中山大学のチームが，世界初のヒト受精胚のゲノム編集について論文を *Protein & Cell* 誌で発表した．遺伝子改変の成功率が低い，目的外遺伝子変異の出現などを報告してはいるが，受精胚のゲノム編集が実施された事実が，世界の研究者に衝撃を与えた．

　そこで，遺伝医療や生命倫理などの専門家による「ヒトゲノム編集に関する国際サミット」が 2015 年 12 月ワシントンで開催され，その声明では，基礎研究および体細胞ゲノム編集を用いた臨床利用については，従来の遺伝子治療規制の枠内で認める一方，生殖細胞の改変を含む臨床利用は，リスクの解明が不十分であることから，当面認めないとされた．日本では，2016 年 4 月，日本遺伝子細胞治療学会，日本人類遺伝学会，日本産科婦人科学会，日本生殖医学会の 4 学会が「人のゲノム編集に関する関連 4 学会からの提言」を発表した．

　1．体細胞のゲノム編集は臨床応用も積極的に推進する．2．生殖細胞や胚に対する臨床応用は禁止する．3．基礎研究の実施は妨げない．ただし，人の生殖細胞や胚を用いたゲノム編集の基礎研究に関しては，指針等を検討すべきである．4．関連学会は，ゲノム編集技術の現状と課題に関する正確な情報提供や啓発活動を積極的に行っていくべきである．

　これらを受けて，「遺伝子治療等臨床研究に関する指針」が遺伝子を改変した胚を子宮に移植する臨床研究を禁止していたが，さらに，「ヒト受精胚に遺伝情報改変技術等を用いる研究に関する倫理指針」が，2019 年 4 月施行され「生殖補助医療の向上に資する」研究にゲノム編集を用いることを認めた．

　なお，ゲノム編集に関連して，マラリア熱，デング熱などの病原体を運ぶ昆虫の拡散防止を目的として，特定の遺伝子を偏らせて遺伝させる遺伝子ドライブ（gene drive）が注目されている．アメリカ国立アカデミーは，2016 年，遺伝子ドライブの現状とリスクに関する報告書を出した（「遺伝子ドライブの兆し――科学の前進，不確実性の制御，研究と公共的価値との調整」Gene Drives on the Horizon: Advancing Science, Navigating Uncertainty, and Aligning Research with Public Values 参照)。

第2節　再生医療

　何らかの原因で，本来の機能を失った組織や臓器機能を再生させる医療を広く「再生医療」(tissue engineering) という。最近20年ほどこの分野の進歩は著しく，現在ではiPS細胞を利用する研究が主流になっている。簡潔に振り返りながら問題点を考えたい。

①——人体組織の利用

　アメリカを最先端に，人体組織（臓器，細胞，DNAなど）の収集，保管，検査および治療での利用が進み，巨大な医療ビジネスとなっている。軍隊／国防省（兵士の遺体の身元確認などの目的で），疾病対策センター（CDC），各州の司法DNAバンク（容疑者の特定など）のほか，民間の組織バンク（医薬品用に販売など），研究用の資料貯蔵機関が多数ある（L. アンドルーズほか『人体市場——商品化される臓器・細胞・DNA』野田亮ほか訳，岩波書店，2002。粟屋剛『人体部品ビジネス——「臓器」商品化時代の現実』講談社，1999。瀧井宏臣『人体ビジネス——臓器製造・新薬開発の近未来』岩波書店，2005）。初期にはほとんどの組織や遺伝子は本人の同意なく収集されており，法的規制も少なかった。しかし，1980年代以降，全米臓器移植法（National Organ Transplantation Act 1984）および統一献体法（Uniform Anatomical Gift Act 1987）が，死者の臓器，組織の授受を公的機関が管理し，臓器の切除，処理，保存，輸送などに関わる費用を除く売買を罰金付きで規制している。

　ヨーロッパでは，2004年3月のEU指令「人体組織と細胞の治療目的の利用などに関する質や安全性に関する基準設定について」（ヒト組織細胞指令）の影響が大きい。治療目的のヒト組織（生殖細胞，胎児細胞，体性幹細胞，ES細胞など）の安全性と質の確保を目的として，EU加盟国に国内法の整備を勧告している。

この指令に基づき，イギリスでは，人体組織法（Human Tissue Act）が2004年に成立し，2006年から施行。人体組織庁 Human Tissue Authority＝HTA を創設し，本人または遺族の同意に基づく提供等について規制を行う。生体および死体組織の臨床検査，死因解明検査，臓器移植などに関わる場合のほか，研究・教育利用についても対象となる。
　ヴェロニカ・イングリッシュ「英国2004年人体組織法とその影響」（樋口範雄ほか編『生命倫理と法Ⅱ』弘文堂，2007，所収），宇津木伸ほか「人体由来物質の研究利用――イギリスの新しい「人体組織法」」（東海法科大学院論集，1号，69頁，2006）参照。
　フランスでは，「人体の構成要素および産物の提供ならびに利用に関する法」（1994）が，以下に要約する内容の規制をしている。
　1）人は自己の身体を尊重される権利を有する。人体は不可侵である。人体とその部分（産物）は財産権の対象にはならない。
　2）人体の統合性への侵害は，本人あるいは他人の医療上の必要がある場合にのみ実行できる。
　3）種としての人の統合性は侵害できない。遺伝的に他人と同一の子を生まれさせる行為は禁止する。遺伝病の予防あるいは治療を目的とする研究を除き，子孫の遺伝的性質を改変することはできない。
　4）他人のための妊娠・出産契約は無効。
　5）人体の部分または産物を贈与／授与する場合，個人を特定できる情報は開示できない。
　なお，2004年法改正され，生殖技術，遺伝子診断，臓器移植などを一元的に管理する先端医療庁が新設された。
　日本では，「死体解剖保存法」によれば，妊娠12週以上の中絶胎児は死体として取り扱うとされ，「墓地，埋葬等に関する法律」によれば，両親は中絶後に死産届けを住所地の役所に提出し，埋葬許可証を受けて埋葬しなければならない。また，研究に利用した後は両親に返却する必要がある。
　胎児組織の利用については，2000年度の前半に，脊髄損傷の治療に中絶胎児の細胞移植を利用することの可否について議論が活発化した。中絶胎児

の鼻の粘膜から採取した嗅神経鞘グリア（OEG）細胞を患部に移植する手術を中国で受ける日本人患者の実態が報道された。また，日本国内でも胎児組織を使った研究を認めようとする専門家たちが，厚生科学審議会の「ヒト幹細胞を用いた臨床研究の有り方に関する専門委員会」で論陣を張った。一方，倫理的，科学的妥当性を認めない専門家も少なくなかった（中絶胎児を用いた治療や研究の当時の実態については，瀧井，前掲書，第3章に詳しい）。

　その後，法規制は行われていないが，研究の中心はiPS細胞を用いた研究に移っている。再生医療だけでなく，人工的に新たな生命体を作る「人工生命体研究」，「合成生物学」などと言われる研究分野（創薬やバイオ燃料など）が，ビジネスとしても注目を集めている。

　なお，現在日本では，医療や研究に利用されている人体組織の大部分は製品として海外から輸入されている。1996年には，クロイツフェルト・ヤコブ病に関する調査で，牛海綿状脳症（BSE）から感染した脳硬膜製品を手術用に使用したためにヤコブ病に発症したケースが多数発見された。硬膜を採取する死体の管理をメーカーが怠っていたことが原因だった。輸入販売を規制する厚生省（当時）の対応も遅かった。血液製剤によるC型肝炎やエイズ発症事件とも共通する「行政の失敗」である。2002年ようやく薬事法が改正されて，生物由来製剤の製造管理，輸入販売規制が強化された。さらに，2013年改正により，「医薬品，医療機器等の品質，有効性及び安全性の確保等に関する法律（略称：医薬品医療機器等法，薬機法）」に継承されている。

　国内のヒト由来試料バンクの運用についても同じような規制が必要になっている。バンクとは，患者や健常者から提供された細胞や組織を培養，保管し研究機関に提供する機関である。公的バンクとしては理化学研究所のバイオリソースセンター（BRC），東京大学医科学研究所のバイオバンクジャパンなどがある。財団法人ヒューマンサイエンス振興財団ヒト組織バンク，臍帯血バンク，骨髄バンク，日本赤十字社の血液バンクなども研究上利用されている。

　こうした公的組織によるバイオ試料の収集と利用は世界的に盛んに行われているが，倫理的・法的問題が少なくない。フランスの法学者フロランス・

ベリヴィエほかは，提供の同意，匿名性の確保，試料の所有権，アクセス権などについて論点を整理している（『バイオバンク——先端医療を支えるインフラの現状と課題』桃木暁子訳，白水社，文庫クセジュ，2012）。

これらの論点のうち，日本でも重要な点は，提供時に匿名化されているか，研究で重篤な疾患または遺伝子が発見された場合，本人に知らせる義務があるか，第三者（雇用者，保険業者など）には情報を提供しないこと，バンクへのアクセス権などであろう（玉井真理子ほか『捨てられるいのち，利用されるいのち——胎児組織の研究利用と生命倫理』生活書院，2009，参照）。

②——倫理的・法的問題

何らかの原因により健康な身体から失われた機能や形態を再生するために，開発され臨床応用される医療技術によって，人間の身体はますますハイブリッド化，サイボーグ化の方向に向かっている。ブレーン・マシーン・インターフェイス（BMI）と言われる技術では，脳の機能の一部を体外の機械（コンピュータ）が代替して，身体機能を再生する研究が急速に進みつつある。

ヒト以外の動物とヒトの細胞を混在（キメラ化）させて移植用の臓器を作製するための研究も進んでいる。機械と人体，動物と人体の融合によって，三者の関係に関する価値評価が変容し，人々の不安をかきたてる。あるいは逆に技術に関する素朴な期待や一種の信仰が，人体のサイボーグ化を次第に認めるに至っている。いずれにせよ，こうした事態に対する倫理的問題が議論の対象になる。

ALSの患者との意思疎通をBMIで支援することがどこまで可能か，現段階では見通しはつけにくい。技術の安全性や有効性の評価だけでなく，支援のための人的・物的資源の確保が課題である。しかし，他者とのあらゆる信号のやりとりが不可能になったように見える人の意識を，fMRI（機能的核磁気共鳴画像）などを使用して読み取れる見通しがあるなら，その方向で研究を進めることは倫理的に肯定してもよいのではないか。ただし，事前に本人が自分の意識の読み取りに同意しているかどうか不明の場合に，同意するはずだというパターナリズムによって実施してよいか否か，が問題となる。脳

科学と医療との関係で生じる倫理的問題は,「脳神経倫理」(neuroethics) などと呼ばれて新たな生命倫理の研究領域となりつつある。

　2014 年 11 月,「再生医療等安全確保法」と改正薬事法が施行された。これによって,再生医療の提供機関および細胞培養加工施設の基準と実施許可の手続,再生医療製品の承認,許可制度が新設された。違反したクリニックに対しては,治療停止命令が出せる。公的な管理制度がようやく新設されたことを評価したい。

③── 幹細胞研究
❶ 現　状
　ヒト幹細胞には体性幹細胞と胚性幹細胞がある。

　体性幹細胞は,体組織ごとに細胞を絶えず増殖し分化させる働きをしている。例えば,骨髄中にある造血幹細胞は,血液系の細胞（赤血球,血小板,好中球,NK 細胞など）を,造骨幹細胞,心筋幹細胞,中枢神経幹細胞などは同じように,それぞれの細胞を増殖する機能を発揮している。そこで,それらの幹細胞を用いて,特定の細胞を人工的に増殖させ,治療上必要な組織（血管,心筋,角膜,軟骨など）を作り,患者に移植して組織の再生をはかる。

　胚性幹細胞（embryonic stem cell＝ES 細胞）とは,受精後数日ないし一週間経過後に生成される胚盤胞から内部細胞塊（inner cell mass of blastocyst）と呼ばれる部分を採取し,培養することによって得られる幹細胞（身体のどの部分にもなりうる未分化な細胞）のことである。この細胞を再生医療に必要な特定の組織や臓器に分化させる研究が進められている。心筋細胞,神経細胞,膵島（インシュリンの分泌に関わる）細胞などが候補として有力である。また,最近では分化した体細胞に特定の細胞を組み込むことによって,初期化された細胞を iPS 細胞（induced pluripotent stem cell 人工多能性幹細胞）と呼び,新たに分化を誘導して,必要な細胞を作る研究が再生医療のもう一つの柱になりつつある。加齢黄斑変性,パーキンソン病,脊髄損傷などの治療への応用が期待されている。2018 年 5 月には,大阪大のチームによって,他人の iPS 細胞から作製した心筋シートを重症心不全患者の心臓に貼り付ける臨床研究

が始まって注目された。この技術を用いた新薬の開発も進んでいる。しかし，安全性を十分に検証し，脊髄損傷の場合，事故後早期に，他人の細胞から作製し保存されていた幹細胞を移植するため，免疫抑制剤を服用する必要があるなどの課題がある。臨床応用後も評価が確立するまでに，相当の時間をかけるべきである。

❷ 倫理的問題と規制

　体性幹細胞は，心停止後間もない遺体から，あるいは死亡した胎児から遺族の承諾を得て取得する方法がある。しかし，献体団体の登録者から事前に同意を得て死後に組織を摘出した例について，新たなシステムを導入する方が倫理的正当性があるとする提言がある。「死体解剖保存法」が解剖の目的を「教育と研究」としているのに対し，「医学及び歯学の教育のための献体に関する法律」は，献体の目的を「教育」に限定しているからである（旗手俊彦「幹細胞を用いた臨床研究の倫理的問題点とその公的規制論議への提言」，坂井昭宏ほか編著『バイオエシックスの展望』東信堂，2004，40頁）。法改正を検討すべきであろう。

　日本産科婦人科学会は，「死亡した胎児・新生児の臓器等を研究に用いることの是非や許容範囲についての見解」(1987) で，両親のほか当該施設の倫理委員会の承認があれば中絶胎児の研究利用を認めている。しかし，やむをえない事情のために人工妊娠中絶を選択した女性が胎児組織の利用を承諾するだろうか。中絶を決めた段階で，手術前に幹細胞の提供承諾書へのサインをもらうのか，手術後に提供を求めるのか。手続き一つをとっても難しい判断を迫られる。

　ES細胞は，受精卵を破壊して作られるため，「人の生命は受精に始まる」とするカトリック教会を初めとして批判が多い。教皇庁立生命アカデミーの「ヒト胚性幹細胞の作製及び科学的・治療的用途に対する宣言」(2000，秋葉悦子訳，長島隆ほか編『生殖医学と生命倫理』太陽出版，2001，所収）では，「ヒト胚は人間の個体だから，たとえその目的が善であっても，その損傷は正当化できない」としている（詳しくは，秋葉悦子訳著『ヴァチカン・アカデミーの生命

第3章　遺伝医療と再生医療

倫理——ヒト胚の尊厳をめぐって』知泉書館，2005 参照）。

　日本では，神道系宗教法人「大本」が，「受精段階から人の命は始まっている」とし，受精卵の破壊に反対している（出口斎『ヒト ES 細胞研究は容認できるか』大本本部神教宣伝部，2000）。

　ES 細胞の利用に対しては，元になる細胞の出所が倫理的かどうか，熱い議論の対象になる。ES 細胞の主な入手方法は二つである。最も一般的なのは，「余剰胚」（体外受精のために凍結保存されていた受精卵）である。不妊症の患者が胚の移植によって子どもを得た後，不要になった受精卵の研究利用を承諾した場合である。日本産科婦人科学会は，「胚提供による生殖補助医療に関する見解」(2004) において，「不妊治療の目的で得られた胚で当該夫婦が使用しない胚であっても，それを別の女性に移植したり，その移植に関与してはならない。また，これらの胚提供の斡旋を行ってはならない」と規定した。同年，総合科学技術会議は，「ヒト胚の取り扱いに関する基本的考え方」をまとめ，ES 細胞の臨床研究を認める方針を明らかにした。

　その後，文部科学省および厚生労働省が，それぞれ ES 細胞の研究あるいは使用に関する指針を策定し改正しつつ，海外での研究進捗状況に対応してきた。2006 年 7 月，厚労省は「ヒト幹細胞を用いる臨床研究に関する指針」を策定し，研究審査体制を規制し始めた。まず，研究を実施する者は所属機関の倫理委員会の審査を受けた上で，厚労省の審査を受けることとした。その後 2010 年文部科学省は「ヒト iPS 細胞又はヒト組織幹細胞からの生殖細胞の作成を行う研究に関する指針」を出し，「作成された生殖細胞を用いてヒト胚を作成してはならない」とした。これらを受けて，2013 年 11 月には，「再生医療等の安全性の確保等に関わる法律」が制定された（2014 年 11 月施行）。この法律により，再生医療を実施する前に，国が認定する「特定認定再生医療等委員会」の審査を受ける。ES 細胞，iPS 細胞など「ヒトに未実施で高リスク」な研究については，厚生科学審議会の審査も受ける。実施過程で疾病等が発生した場合は，厚労省に報告することを義務づけ，厚労省は必要な場合，改善命令あるいは一時停止命令を出すと規定された。この法律

に関して,「医療等の提供が,医療なのか臨床研究なのか峻別されていない」,「治験と区別された再生医療の提供とは臨床試験なのかそうではないのか曖昧だ」と批判されている(橳島次郎・出河雅彦『移植医療』岩波新書,2014)。臨床試験全体を規制する法律が依然としてないことがここでも露呈している。

　この法律を受けて文部科学省と厚生労働省は,2014年「ヒトES細胞の樹立に関する指針」と「ヒトES細胞の分配及び使用に関する指針」を制定し,ES細胞が医療を目的として使用される条件を明示した。各国で臨床試験が進んでいる現状に追随した形である。

　また,ヒトクローン胚の作成による,いわゆるクローン人間の産生(reproductive cloning)と区別して,治療目的のクローン(therapeutic cloning)がある。再生医療に応用する場合には,患者の身体からクローン胚を作製できるため,余剰胚を使う場合と比べて,組織や臓器を移植する際の拒絶反応がないという利点がある。この他に,最初から研究目的のために受精卵を作製するという方法もあるが,総合科学技術会議・生命倫理専門調査会の「ヒト胚の取り扱いに関する基本的な考え方」(2004)は,「ヒト受精胚は人の生命の萌芽」として位置づけ,「研究材料として使用するために新たに受精によりヒト胚を作成しないことを原則とする」と規定した。ただし,例外として「生命科学や医学の恩恵及びこれへの期待が十分な科学的合理性に基づいたものである」などの条件が揃った場合には許容されるという(神里彩子「ヒトと動物のキメラを作成する研究はどこまで認められるか?」『生命倫理』Vol. 21, No. 1, 2011, 参照)。

〈付論〉 エンハンスメントについて

① ── エンハンスメント（enhancement）とは

　一般的には，「能力増強」あるいは「増進的介入」と訳されていて，「疾患の治療ではなく，肉体的あるいは知的能力を高めるために医療を使うこと」を意味する。しかし，どこまでが「治療」（treatment）で，どこからが「増強」か，区別することが実際には難しい。病気か健康かという線引き自体が明確でない場合があるからだ。例えば，筋力低下を補うための治療に使われる薬剤を使用するのは患者（筋萎縮性などの疾患を持つか，筋肉の極度に衰弱した高齢者など）か，運動能力を高めたいスポーツ選手か。視力を 1.0 に維持する眼鏡ならよく，それ以上に高めるのは認められないとすれば，その理由は何か。また，体細胞系列の機能強化を図るのか，生殖細胞系列（子孫に影響を与える形）で増強を図るのか。規制政策において区別する意味があるだろう。

　医の倫理，生命倫理，あるいは一般的な倫理の基準に照らして，どこまで許容できるか。「治療」か「増強」か，区別する倫理的な根拠はない，とする論者も少なくない。筆者は，A「自然治癒力に依存して心身の機能を回復することを目的とした医学的処置（治療）」と，B「自然から著しく逸脱した能力を造るための医学的処置（増強）」とは区別できるのではないかと思う。

　現実に臨床応用可能なエンハンスメントとしては，美容外科学（cosmetic surgery）が分かりやすい。自分の身体に関する個人的な美的基準（しばしば社会的な基準の内面化による）に基づいて，施術する場合である。豊胸手術や，脂肪吸引，二重まぶたなどは，ごく一般的に行われている。現状では個人の選択に任され自由診療として認められており，身体の一部が何らかの先天疾患あるいは手術や怪我で失われるか，形状が変形した場合に用いられる形成外科学（plastic surgery）とは異なる。

　その他，抗うつ剤（プロザックなど）を消極的な性格を改善する目的で使用

する場合や，あるいは，苦痛に満ちた衝撃的記憶を和らげPTSDを予防するための薬剤を，日常的に「気分明朗剤」として使用する場合などが問題となっている。抗うつ剤を「増進的」に用いることに対する賛否の論拠を分析し，薬剤が「受益者の主体性を増進させようとする」作用もあるとする論点を指摘した，島薗進「増進的介入と生命の価値——気分操作を例として」(『生命倫理』Vol. 15, No. 1, 2005) 参照。これらは人間の幸福感はいかにして得られるかという人生哲学的思索に導く (レオン・R. カス編著『治療を超えて——バイオテクノロジーと幸福の追求 (大統領生命倫理評議会報告書)』倉持武監訳, 青木書店，2005, 第5章, 参照)。

　さらに，脳神経科学が，身体の一部機能が欠損した患者の運動や感覚能力を回復するために開発した技術を，正常な人が能力増強に利用することなどが可能になると言われている。脳とコンピューターをつないで双方向にコントロールする，ブレイン・マシン・インターフェイス (Brain-Machine Interface = BMI) 技術の発展によって，新たにニューロ・エシックスという問題領域が出てきた。さまざまなレベルで肢体不自由な患者がBMIによって日常動作の不自由を克服する。電子機器を使って情報を受信／発信する (デジタル・コミュニケーション) 力が社会参加への道を開くなどである。上記のAカテゴリーかどうかが正当性を決める。

　② ——エンハンスメント規制政策

　心身の能力や機能の強化は，どこまでが治療だと言えるのか。ドイツ連邦文部科学省の「生命諸科学における倫理のためのドイツ情報センター」(DRZE) がまとめた報告書「エンハンスメント——生物医学による人間改良をめぐる倫理的議論」(2002) は，具体的に，遺伝子技術による増強，成長ホルモン剤の利用，向精神薬によるこころの改良，形成外科と美容外科，ドーピングによるスポーツ能力増強などを検討している。「エンハンスメントは倫理的正統性をもちうるか」，「人間の不確かさがもつ道徳の意味」について根源的な問いを発しており，「人間の傷つきやすさ，不完全性，有限性」を意識することの決定的な意義と，テクノロジーによってそれらを減らそう

とする試みに潜む危険性に警告を発している（生命環境倫理ドイツ情報センター編，松田純ほか訳『エンハンスメント——バイオテクノロジーによる人間改良と倫理』知泉書館，2007，21頁以下）。レオン・R.カスを中心とするアメリカ大統領生命倫理評議会がまとめた報告書の考察と論旨がほぼ同じである（前掲『治療を超えて——バイオテクノロジーと幸福の追求』）。

　エンハンスメント論自体は，特定の医療技術利用や個人の選択の問題であると同時に，「正常性」や「より優れた能力」といった，エンハンスメントが目指す「ベクトル（方向性）」自体をめぐる文化的・社会的問題でもある（土屋敦「エンハンスメント論争をめぐる見取り図——歴史的源泉と現在的争点を中心に」，上田昌文ほか編『エンハンスメント論争——身体・精神の増強と先端科学技術』社会評論社，2008，169頁）。

　ヒトや動物の「優れた」遺伝子を生殖細胞に組み込むことによって，偶然に（自然に）遺伝子改変が起きていた過程を人間がコントロールできれば，いわゆる「デザイナー・ベビー」（遺伝子工学を利用して生来の遺伝子を改変し，優れた素質を人為的に持たせた子ども）を造れるかもしれない。そう想像する（あるいはそう望む）人々もいる。エンハンスメント（能力増強）を求める先にはヒトのサイボーグ化（ヒトの機能の人為的なコントロール）が見えてくる。かくして，「人間の一体性」あるいは「人間の尊厳」は脅かされないか。

　こうした人為的な選択の結果は実際にどうなるのか。当時者が期待するほどの効果があるのか。分子生物学者のリー・M.シルヴァーは，*Remaking Eden*（エデンの園の作り直し）という挑戦的な題名の本を書いて，クローン技術と遺伝子操作による人間の未来像を肯定的に評価した（1997。『複製されるヒト』東江一紀ほか訳，翔泳社，1998）。それによれば，世代を超えて遺伝子改良をくり返し，知力と運動能力の増強を重ねた「ジーンリッチ階級」の人間と，改良しなかった「ジーンナチュラル階級」の人間とは，異種のように通婚せずそれぞれ別種の人類となる。やがて，「〈老化防止〉遺伝子セットを組み込まれた子どもたちは，数百年，あるいはそれ以上，健康な肉体と精神を維持したまま生きることができる」という。

　また，科学／技術社会論のグレゴリー・ストックは，2002年，*Redesign-*

ing Humans; Our Inevitable Genetic Future「人間をデザインし直す——避けられない遺伝的未来」という，これまた神の創造した人間を人為的に改変する世界を積極的に評価する本を出した（『それでもヒトは人体を改変する——遺伝子工学の最前線から』垂水雄二訳，早川書房，2003）。彼は「生殖テクノロジーの進歩が将来，知能や運動能力だけでなく，芸術的才能や寿命を飛躍的に伸ばすことに成功した「超人類」を出現させる。そのための研究をオープンに規制なく行うことで安全性も確保できる。胚選択テクノロジーは人間の基本的な権利となるだろう」と予測している。

これらの肯定論に対して，アメリカの政治学者フランシス・フクヤマは2002年『人間の終わり——バイオテクノロジーはなぜ危険か』（鈴木淑美訳，2002，ダイヤモンド社）で，ヒトと異種の遺伝子融合により実現する「人間後（ポストヒューマン）世界」の出現は，人間存在の根底を揺るがすとして批判した。

また，ジャーナリストのビル・マッキベンは，2003年，*Enough; Staying Human in an Engineered Age*（『人間の終焉——テクノロジーはもう十分だ！』山下篤子訳，河出書房新社，2005）で，クローニングや生殖系列の遺伝子操作と，ナノテクノロジーやロボット工学の加速度的発達によって，「私たち，あるいは私たちの子どもたちが求められるかもしれない選択は，これまでの人類のだれもしなかった選択，だれも選択をせまられなかった選択である」とし，こう続けている。「人類が有限の地の市民であることを捨てて，無限へのパスポートと引きかえにすることによって，意味が消失してしまうかもしれない。制限なしに生きるか，それとも制限とともに生きて死ぬか。胸が破れそうになりながら走ったレース。死にものぐるいで本を書いたこと。娘の誕生に立ち会って，彼女が神秘に満ちた彼女自身であることを知り，その愛らしいものに自分は責任をもっているのだと実感したあのとき。私はそれらを引きかえにしようとは思わないし，引きかえにしなくてすむことを望んでいる。（中略）制約のない未来に飛びこむことを提案している人たちは，なぜその飛躍をしたいのか自分でもよくわかっていないようだ」（298-299頁から要約）。

コンピュータ科学者，ビル・ジョイの深刻な憂慮も同じだった。2000年4

月 WIRED 誌に発表した論文（*Why The Future Doesn't Need Us*）で彼はこう書いた。「21 世紀の最も強力なテクノロジー，ロボット工学，遺伝子工学，ナノテクノロジーは，人類を危険な種に変える恐れがある。技術へのアクセスが容易であるため，原子核技術を制御するよりもはるかに難しい」と。彼らの警告は時期尚早なのかもしれないが，科学や技術が開く世界に手放しで期待することもできない。

　生殖生物学のロジャー・ゴスデンは，こう予測している。肉体的な美しさ，運動能力，知的能力のいずれについても，複数の遺伝子が複雑に相互作用する過程を人工的に統制することはほとんど不可能だ，それだけでなく「現在の高齢化社会の利益をかんがみて，遺伝子の晩期効果〔加齢による変性〕を運命として受け入れなければならないとしたら，人間の受精能力は先細りになり，健康はいよいよ衰えていくであろう。それに加えて，環境は激変するし，生命の特質である気まぐれ因子は決してコントロールしきれない。自然が犯すミスとの闘いは，科学が存続するかぎりつづくであろうし，生殖細胞や受精卵があらゆる欠陥から解放される日も，クローンが完璧になる日もこないであろう」。さらに，社会が障害児を受け入れるべき積極的な理由を指摘している。「不運に生まれついた身体障害者や学習障害者をよく知っている人々は，いわれのない汚名の無意味さや，彼らから学ぶことの大きさを理解している。ターナー症候群のキリーは，大きくなったらダウン症候群の子どもたちの世話をしたいと私にいった。彼女は豊かな感受性で，自分以上にケアを必要とする障害者がいることに気づいたのである。彼らの存在を認め，心から社会が受け入れることが，障害者にとって最高の環境を整え，幸福な人生につなげていく唯一の方法なのだ」（『デザイナー・ベビー』堤理華訳，原書房，2002，264，266 頁）。筆者自身も，心底から賛意と敬意を表する。

　レオン・R. カスの批判にも同意する。「大切に守らなければならないのは，身体の不老性でも魂の満足でもなく，人生で成就し，達成した外的な目標に関する閻魔帳でさえもない。自然から人間にだけ与えられたものが倦まずたゆまず営々と働き続けることこそが，かけがえのないものなのである。他のすべての「完全化」というものが，よくてひとときの幻影にすぎず，悪けれ

ば，我われの十全で栄えある人間性すべてを代償として求めてくるファウスト的な取引であることが明らかになるだろう」(前掲書, 363 頁)。

　エンハンスメントが提起する問題は, 生命倫理の原則による考察の域を超えて, 人生観や世界観の妥当性を問いかける。「人間の前途がまっすぐなようでも, 果ては死への道となることがある」(旧約聖書, 箴言 14 章 12 節)。

第4章

臓器移植

第1節　移植医療の特殊性

　移植医療に関わる倫理的・法的・社会的問題を検討する前提として，最初に，この医療の特殊な性格を明らかにしておく必要がある。

　第一に，患者本人の治療に他人の臓器が使われることである。血液や骨髄を提供する場合は，それらが提供者の体内で日常的に再生産されているから問題になりにくい。しかし，その他の臓器の場合，提供する臓器はドナーの所有物かどうかがまず問題になる。臓器は自分が作ったものではないし，自分が買ったものでもない。にもかかわらず，自己の占有に属する「物」だという仮説を広く社会的に承認することによって，仮説的に法的定義をして「自己決定権による提供」が可能だとしている。身体から分離した身体の一部は「物」であるとしても，身体から分離する前に物件ではない対象の「譲渡」契約をするというのは，医療の世界であるからこそなおさら理解しがたいシャイロックの論理であろう。

　フランスの法学者はこう言う。「加工されていない人間由来の材料に関するどんな所有権も，フランスの生命倫理の原則に反するようにみえる（とくに人体の要素または産物の非財産性の原則）。というのも，何において医師，研究機関あるいは協会が，提供者自身よりも採取した生物試料の所有者であり，たとえばそれを所有しているという理由だけで売ることができるのか，よくわからないからである。他方で，加工されていない試料が調整され，貯

蔵され，分類され，特定され，加工されていればいるほど，権利を認めることはますます正当なことにみえる——たとえば，ひとたび採取され変形されれば，血液は商品化されることができないだろうか。しかし，変形のどのレベルからか。そしてこれらの特権は，所有権と名付けることができるのだろうか。もしできるなら，それは正確にはだれに帰属するのか。こんにち，これらの問題にはまだ手がつけられていない」（フロランス・ベリヴィエほか『バイオバンク』文庫クセジュ，100頁）。

また，脳死状態になった家族の臓器提供に同意したが，その後同意を後悔しているというある人は，「誰かのものだと思ったらほしくなるけど，誰のものでもないなら，もらうこともできないのではないか。所有を主張してもいいものでは，身体はないということだけは，確かじゃないかと思います」と発言している（小松美彦ほか編『いのちの選択——今，考えたい脳死・臓器移植』岩波ブックレット，2010, 59頁）。

移植医療の第二の特殊性は，他人の臓器を自分の体内に「生着」させなければならないことである。「生着」とは，自分の体外にあった他人の臓器が，自己の臓器として一定期間機能し続けることをいう。統計上，「生着率」は「生存率」として記録されることが多い。心臓，肺などの臓器は「生着」しなければ，移植を受けた人が「生存」できなくなるからである。ただし，腎臓移植では，移植された他人の臓器が機能しなくなれば（「生着」しなくなれば），透析療法に戻ることができるので，臓器の「生着率」と移植を受けた患者（レシピエント）の「生存率」とは区別されて記録される。

日本では現在実施されていないが，異種移植（ヒト以外の動物の臓器を人体に移植する）の場合にも，臓器を利用するときは「生着」が目的となる。したがって，異種の臓器を食料とする場合とは異なる倫理的問題が発生する。ヒトの臓器と異種の臓器が併存（機能が相互依存）した状態で生き続けることは，ヒトの種としての同一性（アイデンティティー）感覚を侵さないか。そうした懸念が表明される場合もあるからである。

また，移植された他人の臓器に対する拒絶反応を抑制するために，レシピエントは原則として生涯にわたって免疫抑制剤を服用し続けなければならな

い。免疫の目的は，自分と他人の細胞を区別し異物を排除することにあるのだから，その機能を抑えることは，感染症などのリスクを増すことになる。近年，免疫抑制剤の進歩によって抑制効果は高まり，一定期間後に薬剤から離脱することも可能になってきたと言われている。しかし，そもそも異物の侵入を排除して自己を守るためのシステムを抑制することは，自己同一性の危機といえないのか，大脳中心で人間は統御されているといえるかなど，さまざまな問いが出されている。

　移植医療の第三の特殊性は，他人の臓器を利用するために，健康な人の体にメスを入れること（生体からの臓器移植の場合）あるいは，他人の死に依存すること（脳死体を含む死体からの臓器移植の場合）である。現在日本では，脳死体および心臓死体からの移植数に比べて，生体移植数の方が圧倒的に多いので，まず後者から検討する。

　生きた人の体から臓器を摘出しても「正当な業務行為」（医療行為）だとされるためには，その臓器が何らかの疾患に冒されて機能不全に陥っており，摘出しなければ本人の生命に関わるという条件が必要である。ところが，生体移植では，ドナーとして臓器を摘出される人は健康である。少なくとも当該臓器が正常でなければ移植はできない（例外：病気腎移植）。正常に機能していた臓器を，たとえ一部であれ摘出されれば，ドナー（臓器提供者）の健康レベルは低下せざるをえない。どのような論理でこのような移植を正当化できるであろうか。日本移植学会等は「生体腎移植のドナーガイドライン」（2014年6月）のなかで，「医療の基本の立場からは健常である生腎移植ドナーに侵襲を及ぼすような医療行為は望ましくない，これを避けるべきである。やむを得ず生体ドナーからの臓器移植を行う場合には，WHO指導指針，国際移植学会指導指針などを遵守し，生体ドナー候補者の身体的，心理的，及び社会的擁護に最大限努めなくてはならない」と述べている。

　第四に，脳死体からの移植について，死の判定基準として心臓死と区別された「脳死」というカテゴリーを新たに設けてまで，この特異な医療を推進してよいのかという問題がある。

　そもそも人の死亡を判定する基準は，時代と地域によって違いがあった。

しかし，多くの場合，「「鼻気」が絶え，体の色が変わり，四肢全身が冷える」ことで死を確認していた（新村拓『死と病いと看護の社会史』法政大学出版局，1989，267-289頁）。家族が看取る場合には，さらに体が腐敗したり死臭がしたりして「もう生き返らない」ことを確認したことも多かったであろう。近代以前の日本では，人の最期を見守るのは多くの場合家族であり，医師が死亡診断書を書く必要もなかった。心停止後も蘇生を願い喪屋に遺体を安置したり，魂を呼び戻す（肉体と再統合する）ことができないかどうか確認するために数日を費やしたりした。要するに家族がその人の死を納得することができるかどうかが基準だったといってよい。全国統一の公的基準はなく，共同体的なあるいは伝統的な基準（血縁，地縁ごとに人々が受容していた慣習）があっただけである。

　ところが，明治維新以降は，個人の権利・義務が何年何月何日何時何分に失効あるいは解除されるのか，法的な確認が必要になった。その制度の一つとして，国家が免許を与えた医師が，死亡日時，死因などを記した「死亡診断書」を書き，遺族はそれを役所に提示して「死亡届」を提出することが義務となり，そうしないと「埋葬許可」が下りないことになった。こうして，役所が死亡を確認すれば，人は本籍から除かれ（除籍され）て，近代法による本人の権利と義務が消滅する。これは医療上の必要とは無関係な制度だった。

　そして次第に，〈心停止，呼吸停止，対光反射の消失の三徴候〉をもって，医師が人の「死亡」を認める慣行が確立した（新村拓『在宅死の時代――近代日本のターミナルケア』法政大学出版局，2001，116頁以下参照）。その後も三徴候により死亡判定することは，法律上には明記されず，わずかに1952年の「死産の届出に関する規程」において，「死児とは出産後において心臓膊動，随意筋の運動及び呼吸のいずれをも認めないものをいう」とあるだけである。しかし，三徴候による死亡確認が安定した制度であり続けてきたのは，それらの徴候がだれでも確認しやすいからである。

　脳死による死亡判定が必要になった理由は全く異なる。脳死をもって人の死亡を判定するのは，臓器を移植する必要から出てきた考え方である。さら

に最近では，脳死判定以後の医療を中止することで医療費を節減できるという医療経済学的理由も持ち出されている。いずれにせよ，本人の死に対する関心よりは，次に救われる（可能性のある）別人の生命に関心を移す。それを可能にしたのが「脳死」という新たな死のカテゴリーである。

　生物学的あるいは医学的には，人体を構成する全細胞が死ななければ「個体の死」とはいえないと言うことも可能である。しかし，そこまで待っていることも，全細胞が死滅した時刻を判定することもできない。三徴候をもって死亡と判定するのは，いわば法制度上の便宜であるに過ぎない。同じように，三徴候ではなく脳死をもって死亡とするのは，移植医療というもう一つの便宜のためである。その便宜のためには，心臓や肺が機能していても，全脳の機能が不可逆的に停止したならば，「法律上の「人」は死亡した」と解釈することによって臓器摘出できるようにした。

　しかし，脳死は個体の死だと認める国民が多数を占めなければ，脳死を一律に死とするわけにもいかない。全死亡者の1％未満が脳死すると推定されているに過ぎないし，専門医以外には脳の不可逆的機能不全を確認できないから，国民の多くが個人の死とは納得しにくい。

　そこで，新たな死亡判定を国民に広く納得させるためには，まず，臓器提供には倫理的あるいは功利的意味があると説明する必要が生じる。例えば，「人道的精神に基づいて提供される」（臓器移植法第2条3項），「隣人愛」，「捨身飼虎の精神」（脳死臨調少数意見など），「人間は，見も知らない他人に対して善意を示す資質を持つ」（町野朔）などの論理である。また，「臓器は社会の共有資源」だから「火葬してしまうより有効利用した方がいい」という功利的な意見，あるいは身体を機械のような部品集合と考え，取り替えに抵抗を感じないとする思想もある。しかし，これらは一人一人で異なる倫理観に基づいているから，国民多数の共感があるとはいえない。

　そこで，国民多数の支持があると証明する必要が生じる。ただし議論の前提として，いわゆる「世論調査」の結果が証拠として使用される場合には注意を要する点がある。すなわち，回答者が質問内容をどの程度理解して回答しているのかということである。例えば，「脳死体からの臓器移植に賛成か

反対か」，あるいは「脳死は人の死か」という問いがある。回答者は「脳死」とはどのような状態なのか，「植物状態」とどう違うのか，脳死状態で患者はどのような反応を示すのか，正確な知識を持たないままに，先入観で回答している場合が少なくない。したがって，脳死を人の死と認める人の割合が増えたと言っても，その結果の読み取りには十分注意をしなければならない。

　第五に，人体を機械論的に考えて，故障した部品を交換するように臓器を移植することである。この考え方は，現代医学の特徴からして奇異なことではない。第一章で指摘したように，生殖補助医療についても同じことが言える。一人の人間を生誕させるために，生殖過程を人工的に解体し，人工的に再統合して目的を達成する。それを自明のこととして疑わないところから現代の医療は出発していると言ってよいだろう。「人間の個体としての統合性（同一性）は，生誕から死に至るまで破壊されてはならない」と考えるのは，現代ではごく少数の人々のみであろう。例えばこう主張する人がいる。「人間は人間の体をバラバラに解体してよいのか」。臓器・組織移植は「人間の身体に宿る奥深い安定感を喪失させていく」（阿部知子「文化としての死の解体と人間解体を招く〈脳死・臓器移植〉」，近藤誠ほか編『わたしは臓器を提供しない』洋泉社新書ｙ，2000，42-44頁）。

　キリスト教徒でも見解は分かれる。生命の誕生過程については厳しい倫理を主張しているカトリック教会は，臓器移植については，肯定的である。

　『カトリック教会のカテキズム』（1997，日本カトリック司教協議会教理委員会訳，カトリック中央協議会，2002）2296項に以下の通り記されている。

　「臓器移植は，提供者の身体的ならびに心理的な危険や緊張などが，受け手が求める利益に釣り合っている場合は，道徳律にかなうものです。死後の臓器提供は高潔でいさおしとなるものであり，寛大な連帯精神の表現として推奨されなければなりません」。

　また，ヨハネ・パウロ二世の回勅『いのちの福音』（1995年3月）86項にはこうある（要約）。

　「きわめて人間味豊かで，愛に満たされた英雄的な行為は，いのちの福音のもっとも荘厳な実践であるということができます。その行為は自分を全面

的に譲り渡すことをとおして，いのちの福音をのべ伝えるからです。このような行為は，愛する人のために自分の命を与える（ヨハネ 15, 13 参照）という，至高の愛のまばゆいほどの現れです。その行為は，イエスが，自己を真心から贈り物とするとき，いのちはどのようにしてその完全さに至るかを啓示した，十字架の秘義にあずかるものです。そのような意志の特別に称賛に値する事例は，病人に健康を取り戻そうとして，倫理的に認められる方法で実施される臓器の提供です」。

これらの公式見解に対して，例えば，免疫学者でキリスト教徒の川喜田愛郎（1909-1996）はこう反論している。「私は，人体は神の創りたもうた人，また，さらに新たに創り変えられて神の「霊」の宿る器となる可能性を持つ人の，インテグラルな（不可分な，とでも仮に訳しましょうか）要素とみて，それを単なる機械とは考えません（中略）それを他の人格の中に人間の手で組み込んで，そこで機械的にはたらきつづけさせるべきものではない（それは「創造」の冒瀆）と，信ずるのです」（『医学への招待　生命・病気・医療』日本看護協会出版会，1990, 279-280 頁）。

カトリック教会の見解には，「神が創造した人間の全体性あるいは一体性（integrity）を尊重すべきだ」という思想が欠けていることに対する痛烈な批判である。

第 2 節　生体臓器移植 (live-donor transplant)

さて，日本において臓器移植の件数が最も多いのは，生体移植であるから，そこから臓器移植政策の全体を考えてみよう。

①── 生体臓器移植の現状
❶ 実施症例数
日本移植学会編の『臓器移植ファクトブック 2017』によれば，肝臓については，1989 年から実施され始め，年に 500 例を超える年もあったが，その後顕著に減少傾向に転じ，2007 年以降は約 400 例になっている。アメリ

カでは，年間8,000例弱の肝移植のうち生体からの移植は350例程度にとどまるのと対照的である。日本では脳死体からの移植が進まなかったために（後述），生体移植に対する需要が欧米諸国よりも高くなったという歴史的経緯がある。

腎臓移植は，2007年に初めて1,000例を越え，さらに増加傾向が続き，最近では年間1400例を超えている。他方，心停止下の献腎移植は，1986年に261例でピークとなり以降急減して最近では60例台で推移している。

臓器別移植数に占める生体移植の比率は，肝臓では95%超，腎臓でも90%近い。これだけ高い生体移植への依存率は世界の中で突出している。韓国や台湾など東アジア諸国では高い傾向があるが，なかでも日本の特異性が際立っている。なお，生体肺移植は2017年に10例程度，膵臓移植は2014年以降ゼロである。

❷ 安全性と評価

生体移植のドナーは，親子，夫婦など親族がほとんどである。組織適合性を考えると，親等の近い血族が望ましい。しかし，レシピエント側の都合が優先されると，ドナーの健康被害が軽視される恐れがある。実際，2003年5月，京都大学病院で40代の母親が10代の娘に肝臓を提供したケースでは，ドナーは術後9ヶ月で死亡した（手術の問題点について，西河内靖泰「生体移植の現状――京大病院生体肝移植ドナー死亡事例」，臓器移植法改正を考える国会議員勉強会編『脳死論議ふたたび――改正案が投げかけるもの』社会評論社，2005，所収，参照）。また，2005年11月には，群馬大学医学部付属病院で，夫に肝臓を提供した50代の女性が，血液凝固阻止剤ヘパリンの過剰投与（医療過誤）で下半身まひの後遺症を負った。アメリカでも2002年にドナー死亡例が報告されている。

日本肝移植研究会の「生体肝移植ドナーに関する調査報告書」（2005）によれば，2003年12月末までに国内で行われた生体肝移植の全ドナー2,667名を対象とした調査で，回答者1,480名のうち「完全に回復」は52.2%，「ほぼ回復」は44.8%となっている。ただし，術後に生じた症状については，10

％のドナーが四つの主な後遺症（傷跡のひきつれ感や感覚のマヒ，疲れやすい，腹部の膨張感・違和感，傷のケロイド）を調査時点でも有しているという。日本移植学会も2013年の調査で，6施設での事故例を報告している。

　臓器提供の安全性については，WHOが2010年5月の「人の細胞，組織および臓器の移植に関する指導原則」を発表し，自発的な同意，当事者が理解しやすい方法でリスクと利益に関する情報提供，ドナーへの専門的ケアの保証など，細かな規定を明らかにしている。日本においても，ドナーを公的に管理（登録）し，移植後の健康状態を追跡調査し，その結果を統計解析して広く国民に公開するとともに，実際に提供する意思を示した人に対して充分に説明すべきである。ドナーになるにせよ，レシピエントになるにせよ，リスクの実態に関する情報を十分に把握してから決断できるようにしなければならない。現在，日本移植学会が毎年「臓器移植ファクトブック」を刊行し，移植実績などの統計を分析した結果を公表している。少なくとも，こうした公表統計が議論の前提として活用されるべきである。

　なお，腎移植医療の実態と問題点については，専門医である相川厚『日本の臓器移植――現役腎移植医のジハード』（河出書房新社，2009）が参考になる。肝移植については，ジャーナリストによる現場密着レポートがある（後藤正治『生体肝移植――京大チームの挑戦』岩波新書，2002）。

② ── 規制論

　第1節でも触れた（211頁）が，「正当な業務」と認められる限り，人の体を傷つける医療行為を法律は罰しない。当然のことである。ところが，生体移植はそうした原則を根底から揺るがせる。健康な人にメスを入れなければならないからである。この行為を正当化する根拠は何か。一般的には，第一に，患者の健康回復という目的の正当性，第二にドナーが他人のためにリスクを負う自発的な同意があることである。

　日本移植学会は改訂倫理指針（2015年10月）において，「健常であるドナーに侵襲を及ぼすような医療行為は本来望ましくないと考える。とくに，臓器の摘出によって，生体の機能に著しい影響を与える危険性が高い場合には，

これを避けるべきである」とし,「やむを得ず行う場合」のドナーに関する遵守事項を定めている（以下要約）。

1. 親族（6親等以内の血族，3親等以内の姻族）に限定する。
2. 親族以外の場合は当該施設の倫理委員会で個別に承認を受ける。
3. 本人の自発的意思による提供であり，報酬を目的としない。
4. 提供者の権利を保護する立場にある第三者が，強制による提供ではないことを確認する。
5. ドナーに対しては，提供による危険性，レシピエントには移植医療による効果と危険性について十分に説明し，双方から書面により同意を取る。
6. 未成年者，自己決定能力に疑いのある者はドナーとしない。特例として18, 19歳の未成年者は，親族に臓器提供することができる場合がある。

しかし，どのような場合が「やむを得ず」に当たるのか明記していないし，実際には年間千数百例の生体移植が実施されている。例外どころか移植医療の大部分が生体間で行われている。患者の救命という目的のために，他人の身体への侵襲行為が正当化されている。死体からの臓器提供が「人道的精神に基づいて」（臓器移植法第2条3項）行われるといえるのなら，生体からの提供はさらに高次の「人道的精神」に基づくとしか言いようがないはずだ。

もとより，「人道的精神」をドナーに強要してはならないことはいうまでもない。親族間に限ったとしても，その間に強制が作用しない保証はない。表面的には本人の「自由意思」による提供だと言われていても，親族間のさまざまな葛藤が介在する危険性は排除できない。親族の範囲も広く，姻族まで含めて提供に対する需要を満たそうとしている。「特集「家族愛」の名の下に：生体肝移植をめぐって」（『家族社会学研究』14巻2号，2003）参照。

主要なヨーロッパおよびアジア諸国では，すでに1990年代から臓器移植関連法に基づき生体移植についても，提供者になる資格や提供できる相手の制限，違反した場合の罰則などについて規制の制度化が進んでいる。イギリス，アメリカ，フランス，ドイツ，スウェーデン，中国，韓国，インドなど

について，詳しくは城下裕二編『生体移植と法』（日本評論社，2009，所収）参照。これに対して，日本の臓器移植法は，当初，脳死体からの移植しか規制対象にしていなかったので，生体移植は移植医学会の倫理指針（上掲）に基づいて実施していた。

　厚労省は2007年7月，「臓器移植法の運用に関する指針」を改定して，生体移植に関する規定を加え，親族および第三者からの移植を認めた。法改正によらず，指針の改定で生体移植を「合法化」した経緯が，かえってその正当性に疑念を残す結果となった。その際，「生体からの臓器移植は，健常な提供者に侵襲を及ぼすことから，やむを得ない場合に例外として実施されるものである」という大前提を置いた。しかし，実際には，移植総数のほぼ9割を占めている。にもかかわらず，生体移植を規制する法律がないため，患者とドナーを十分に守ることができていない。臓器提供者の提供後の健康管理について，諸外国の法律を早急に見習うべきである。

　なお，科学技術文明研究所が2003年に公表した「生きている提供者の保護のための臓器移植法改正・試案」がある（CLSS提言No. 1）。その後，この提言は改訂され，提供者は2親等以内の血族および5年以上生活を共にした配偶者に限られ，さらに罰則規定が明示された（詳細は，橳島次郎「生体移植の公的規制のあり方——臓器移植法改正試案」，城下裕二編前掲書所収，参照）。

　患者の救命を目的として，他に手段がない場合，例外的医療行為として，生体移植を認めるとすれば，規制を厳正にすべきである。前掲の日本移植学会改訂倫理指針の規制方向は概ね正しい。

　ただし，生体移植に限り提供者を親族優先にし，第三者提供は倫理委員会の審査を条件にする根拠がはっきりしない。すべての臓器提供について，公的機関が管理する制度とし，その上で，提供者の希望により親族への提供を認めるべきではないだろうか。

　さらに，厚労省が移植ドナーに関する実態調査を定期的に行い，ドナーとレシピエントの関係，提供の同意に関わる心理，施術後の身体的／精神的影響などについて分析すべきだろう。学会が「例外的」とするだけに慎重な対応が必須になる。この種の調査としては，日本肝移植研究会の「生体肝移植

ドナーに関する調査報告書」（2005年3月）が知られている。初めての詳細な全例調査結果とともに，会としての提言を行っていることを高く評価する。提言は以下の通りである。

1. ドナーになる意思決定に関わる内科，小児科など他の診療医との連携を強める。
2. 移植後にレシピエントの状態が悪化した場合のドナーに対するケアの充実。
3. 術後のドナーに対する健康管理の強化。
4. ドナー外来ネットワーク，ドナー健康手帳の構築。
5. ドナー登録制度の拡充。

従来の移植医療がレシピエント中心であり，軽視されがちであったドナーの健康に焦点を当てたこの改革提案は，他の臓器の場合にも生かすべきである。

なお，日本総合病院精神医学会は2013年に「生体臓器移植ドナーの意思確認に関する指針」を発表した。提供意思の「自発性」と意思決定能力について，面接で評価する適切な方法と，多職種連携による意思決定支援のポイントを細かく提示している。移植学会自体が「本来望ましくないがやむを得ず行う」移植と言った（211頁）ほど，例外的な医療であるからこそ，ドナーの意思確認に関して綿密な方法を明示したこの指針は，きわめて貴重であり周知する必要がある。

第3節　心停止死体からの臓器移植
(donation after cardiac death=DCD donor transplant)

①——移植の現状

旧角膜及び腎臓移植法（1979）による，心停止下の腎臓提供（献腎）は，1981年から年間100例を超え，1989年の261例をピークにその後減少に転じ，1997年（臓器移植法成立時）に159例となった。2013年以降ほぼ60余例で推移している（日本移植学会「2017臓器移植ファクトブック」）。なお，献眼登録数は1983年度に最多の79,600人超になり以後急減している。実際に角膜

提供した（献眼者）数は，1986年の1,240人がピークである。2017年度の登録者は10,438人，献眼者は869人である（日本アイバンク協会）。

②── 規制論

1958年4月，角膜移植に関する法律が成立し，遺族の承諾によって眼球を死体から摘出することを法的に認めた。その後，腎臓移植についても法規制するため1979年12月，角膜移植法は廃止され，角膜及び腎臓の移植に関する法律（角腎法）に代わった。この法律により，角膜及び腎臓を移植医療のために死体から摘出することが認められた。

その後，1997年10月「臓器の移植に関する法律」（臓器移植法）の施行により，角腎法は廃止されたが，アイバンクおよび腎バンクは引き続き活動している。

角腎法に関して最も注目された判例は，腎臓移植のドナーに対して，本人の事前の承諾なく心停止前にカテーテルを挿入した行為に対する損害賠償請求訴訟（関西医科大学病院事件）である。1993年10月，脳出血により「脳死に近い状態」と診断された女性の母親および夫に対して，医師が移植のために腎臓を提供するよう申し入れた。母親（原告）が承諾書を書いた。医師は女性が死亡する二日前に，腎臓摘出に備えて大腿部を切開し，還流液注入用のカテーテルを挿入した。心停止後，カテーテルに還流液が流され，女性の腎臓が摘出されて二名のレシピエントに移植された。その後，原告は承諾書作成の経緯，救命治療の放棄，本人の承諾がないカテーテル挿入は違法などを理由として，不法行為による損害賠償請求訴訟を起こした。

これについて1998年5月，大阪地裁は，「本人がカテーテル挿入行為を事前に承認していなかった」ことについてのみ不法行為の成立を認めた。日本臓器移植ネットワークの「心臓が停止した死後の腎臓提供に関する提供施設マニュアル」では，「治療方針の決定等のために行われる一般の脳死判定で脳死状態と診断されていない場合は，カテーテルの挿入は死亡宣告後に行う」とされている。この点も含めて臓器提供のプロセスに関する情報を十分に説明しなければならなかったはずである。これに対して，厚生省保健医療

局長名の見解（1998年9月18日）は，カテーテル挿入について「医療現場において一般的に行われてきたこと。移植術を医学的に適正に実施する上で必要だ」として容認した。その後もこの措置が常習化されているが，移植用の臓器を新鮮な状態に維持するという目的が，死亡診断をしていない患者の身体状況よりも優先されることは，移植医療の根本的な矛盾と言えるだろう。現状では，少なくとも家族が提供の承諾をする前に，コーディネーターが術前処置について説明を尽くすことが必要だ。

　また，墓地，埋葬等に関する法律では，「埋葬又は火葬は，（中略）死亡又は死産後二十四時間を経過した後でなければ，これを行ってはならない」（第三条）と定めている。死亡判定後万一の蘇生可能性を考慮している条文であるが，この規定と死後すぐの移植には矛盾がある。さまざまな例外的条件の上で，緊急避難的に成り立たせているのが移植医療の特質なのである。

第4節　脳死臓器移植

　生体移植および死体移植と異なり，脳死体からの臓器移植に関する政策の論点は，臓器移植法制定に至る経緯が深く関わっているので，その略史をたどることから始めたい。

①──歴史と現状
❶ 移植医療の創設期

　1950年代以降の人工呼吸器の改良による普及，60年代以降の集中治療室（ICU）の発展によって，それまでなら心停止を待つほかなかった患者が延命できる可能性が開かれた。

　1967年12月，南アフリカはケープタウンの病院でバーナード（C. Barnard）医師によって，世界初の心臓移植が行われた。交通事故で頭部外傷により死亡した24歳の女性がドナーとなり，心筋梗塞の54歳男性患者に移植された。ドナーは脳死状態ではなかったし，心臓摘出に関して本人の事前の承諾も得ていなかった。患者は術後18日目に激烈な拒絶反応を示して死亡

した。当時はまだ拒絶反応を効果的に抑制する方法が開発されていなかったのである。その後，1980年代初めに免疫抑制剤シクロスポリンが発見され，短期間に全世界で多数の心臓移植が行われるようになった。当初は反対論の強かったキリスト教会も次第に容認姿勢に変わった。初期の心臓移植に関する詳細な背景描写は，グレゴリー・E. ペンス『医療倫理——よりよい決定のための事例分析 2』（宮坂道夫ほか訳，みすず書房，2001, 84頁以下）参照。

　1968年，ハーバード大学は「不可逆性昏睡」（irreversible coma）の基準を策定した。しかし，やがて「脳死」（brain death）という新語が，移植医療の進展と並んで普及していった。この新語は機能不全（failure）を「死」という語で置き換えることによって，個体全体が死んでいるのだと印象づける役割を果たした。こうした初期の脳死臓器移植に関する当事者やマスメディアの反応については，マーガレット・ロック『脳死と臓器移植の医療人類学』（坂川雅子訳，みすず書房，2004, 68頁以下）に詳しい。

❷ 和田心臓移植などの移植医療関連事件

　日本における臓器移植医療の大幅な遅れの原因となったとされているので，半世紀も前の事件について，やや詳しく検討する。1968年5月，北海道立札幌医科大学病院第二内科に「僧帽弁狭窄兼閉鎖不全症」で入院していた青年A（18歳）が，7月胸部外科に転科させられ，和田寿郎教授から「症状が重いから心臓移植しか道はない」と言われて手術に同意していた。同年8月，小樽市の海岸で海水浴中に溺れた学生B（21歳）が市内の病院で治療を受けた結果，意識はないが自発呼吸がある状態から徐々に回復に向かっていた。ところが，Bの主治医が帰宅後，病院長が「容態が急変した」と判断し，札幌医大胸部外科に高圧酸素療法を依頼して患者を搬送した。同医大では，和田教授のチームが「脳死と判定」したとして，両親から心臓提供の同意を取った。ただし，当時は脳死も心臓移植もほとんど一般には知られていなかったから，両親は自分たちが何に同意したのか十分に理解していなかったと思われる。結局，和田教授は，Bの心臓をAに移植する日本初の心臓移植手術を実施した。手術は成功したかに見えたが，患者は83日後に「急性呼吸

不全」で死亡した。

　この手術について，以下のような疑惑が残った。

　①Aは，僧帽弁置換手術の適応であって，心臓移植の必要はなかった。移植を受けなければ83日以上生存した可能性が高い。移植手術の際に摘出され保存されていた心臓弁がAのものであるかどうか強い疑いがある。

　②Bの容態は安定しており，転院の必要もなく，「急変」あるいは「脳死」と判定した根拠（脳死判定を客観的に証明する記録）がない。したがって，心臓移植のドナーとなる条件を満たしていたとは言えない。

　以上の疑問点から，根拠のない手術により二人とも死を早める結果になったとして，1968年11月大阪府の市民などが和田教授を殺人罪などで札幌地検に告発した。捜査の結果，1970年8月「嫌疑不十分として不起訴処分」にされた。手術当時の診療記録（心電図，血圧，脳波などの検査記録）が，充分揃っていないかまたは失われていた。さらに遺体が検死解剖されずに火葬されたため，立件の証拠が集められなかったのである。和田教授は，論文の中で「Bはドナーとして適格，Aの治療は心臓移植以外にない」と主張している（「心臓移植の臨床知見とその考察」『日本胸部外科学会雑誌』18巻7号，1970年7月）。しかし，後日の検証を可能にするため診療記録を漏れなく残すという，医療者として最低限の義務を果たさなかった（故意にカルテ改竄，記録破棄した疑いが濃い）和田医師の責任は重大である。地検検事による「捜査報告書」は，「日常の執務で親しみのない医学分野，その中でも特殊領域にかかわる事件だけに，捜査の苦労は並々ならぬものがあった。また，臓器移植の問題は人類にとっていわば諸刃の剣とも言うべきものであって，賛否いずれの立場を是とし，あるいは否とするかは容易に結論できないだけに，処理上困難な事柄が多かった」と率直な感想を記している。

　捜査したが十分な証拠が揃わなかったということは，裏を返せば移植チームが，日本初の心臓移植の症例であったにもかかわらず，後日検討可能な診療記録および臓器の遺漏のない保存を怠ったことを意味している。医療の新たな領域を切り開こうとした医師たちに，少なくとも専門医が納得できる証拠を残そうとする気概がなぜ欠けていたのだろうか。さらに，和田医師は日

本弁護士連合会の「心臓移植事件調査特別委員会」の聴取にも応じなかった。医師として最低限の説明責任を負わなかった和田教授の資質が問われている。

30年後，関係者への取材をもとにこの事件の詳細な検証を行った，共同通信社社会部・移植取材班編著『凍れる心臓』（共同通信社，1998）は必読文献の一つである。札幌医大の医師の中には和田移植の医学的妥当性について強い疑惑を公にした者もあり，逆に，他大学の専門医が和田をかばうために根拠の薄弱な鑑定書を書いたり，当時の医学会の混乱した内幕も明らかにされている。

その後，この移植については，1972年日本弁護士連合会の人権擁護委員会が，心臓移植事件特別調査委員会による『心臓移植事件調査報告書』を発表した。手術に至る経過と移植処置について詳細に検討した上で心臓移植の適応自体に強い疑義を記し，当事者二人に対する医療行為の法的評価について，業務上過失致死罪を構成すると明記している。医学界の検証はさらに遅れ，1991年日本胸部外科学会が臓器移植問題特別委員会編『心臓移植・肺移植　技術評価と生命倫理に関する総括レポート』を出した。その中に，「学会として特別委員会を設置し，検討を継続すべき問題であった」と記しているが，結局その後新たな検証の動きはなかった。医系学会が自主的に問題症例を検証して医療の質を高めようとする気概が感じられなかった。この事件以後，移植医療に対する国民の不信感が解消されないままいたずらに長い年月が経過したのである。

和田心臓移植を告発する会の『和田心臓移植を告発する──医学の進歩と病者の人権』（保健同人社，1970）参照。

❸ 臓器移植法成立（1997）まで

移植学会や日本医師会の移植医療推進に向けた活発な活動が目立つようになる1980年代後半以降，移植医療は移植医の独断（法令による規制なし）で実施され続けた。日本医師会自体が「患者や家族が承諾すれば移植は実施できる。規制法令は不要」（1988年日本医師会生命倫理懇談会報告書）との立場を取っていた。その後，施術手続きおよび結果に対する疑義から，殺人容疑で

告発された事例は10件に及ぶが，ほとんどは，臓器移植法施行後「不起訴」処分とされた。以下二件だけ紹介する。

筑波大学膵腎同時移植事件の概要は以下の通りである。

1984年9月筑波大学附属病院において，日本で初めての膵臓・腎臓同時移植が行われた。東大PRC（患者の権利検討会）企画委員会編『脳死』（増補改訂版，1986）所載の告発状によれば，ドナーは脳出血の診断後自発呼吸が停止した43歳の女性。家族から本人は臓器提供の意思があったと聞かされた医師は，移植準備のため人工呼吸器を装着し，脳死と判定後，家族の承諾書に基づき，腎臓および膵臓を摘出し，糖尿病性腎症の患者（29歳）に移植を行った。その際，承諾書にない脾臓の摘出および移植予定のない肝臓の摘出も行った。告発人らは，同病院の三名の医師が，脳死を人の死と判定する根拠がないにもかかわらず，臓器提供の申し出を聞くや患者の治療を中止して，移植準備の処置を優先したことは，不作為による殺人および死体損壊等の罪に当たるとした。さらに，移植1年後に死亡したレシピエントに対しても膵腎同時移植に関する説明が不十分なまま，医学的必要性・合理性のない手術を行ったとして，傷害致死罪で追加告発した。和田心臓移植事件と同様，医学的な根拠を欠いたまま，医師が摘出と移植を強行して，ドナーとレシピエント双方の生命を軽視したと判断せざるをえない事例であった（なお，中島みち『見えない死――脳死と臓器移植』文藝春秋，1985，22-100頁に詳細な取材報告がある）。

次に，1990年9月，大阪大学医学部付属病院で，頭部等に暴行を受け転倒の結果脳死と診断された患者の腎臓を，移植目的で摘出した事件があった。執刀した阪大教授は脳死をもって個体死と判断したが，死体検案書の死亡時刻と刑事裁判に提出した鑑定書の死亡時刻とが食い違い，さらに犯罪捜査に当たった警察当局は，心停止時刻を死亡時刻とした。脳死判定開始時を含め「四つの死亡時刻」があると報道された（阪大病院「脳死」と臓器移植の問題を考える，大阪大学附属病院看護婦労働組合編『臓器摘出は正しかったか――「脳死」と臓器移植をめぐって』あずさ書店，1991。脳死・臓器移植に反対する市民会議『脳死・臓器移植を問う』技術と人間社，1991。季刊メディカル・トリートメント編集部

編『四つの死亡時刻』さいろ社，1992，参照）。

❹ 脳死臨調
　この間，1990年3月政府が「臨時脳死及び臓器移植調査会」（脳死臨調）を設置して，法律制定に向けて論点整理を諮問した。1992年1月，最終答申「脳死及び臓器移植に関する重要事項について」が発表された。脳死と「人の死」についての包括的議論は日本で初めてのことである。批判すべき点も少なくないが，広く国民に問題点を気づかせてくれたのは，二年近い臨調の審議過程とこの答申があればこそである。
　この答申から後の政策論に役立つと思われる要旨を記す。

Ⅰ　脳死をめぐる諸問題
1)「脳が死んでいる」（脳による統合機能が不可逆的に失われた）場合，人はもはや個体としての統一性を失い，生きているとはいえない。
2)「竹内基準」(1985, 233頁参照)は妥当であり，脳細胞がすべて死んでいるかどうかまで確認する意味はない。二人以上の専門医が判定し，移植担当医は判定者からはずす。
3) 日本の伝統的な宗教・倫理観から見ても，脳死をもって社会的・法的にも「人の死」とすることは妥当。
4) 第二回目（6時間後）の脳死判定時点をもって死亡時刻とする。

Ⅱ　臓器移植をめぐる諸問題
1) 本人の意思を表示した文書がない場合，近親者が本人の意思を認めているときは臓器提供を認める。
2) 臓器売買は禁止する。
3) 包括的な臓器移植法を制定する。

Ⅲ　脳死・臓器移植問題と医療に対する信頼の確保
　「和田心臓移植」が脳死・臓器移植ひいては医療のあり方について，

人々に「不安」,「不信」を植えつけた。

Ⅳ 脳死を「人の死」としない少数意見
 1) 心停止,呼吸停止による死の判定はだれでもできる。しかし,脳死は「見えない死」であって,判定の正否を一般の人間は確かめられない。
 2) 生命は有機的統一体だというだけでは脳死を死と断定できない。
 3) 呼吸もあり体も温かく,出産もできる人を実感として死者とは認められない。
 4) 脳死を死と認めるのは人権侵害である。現行法との整合性も問題。
 5) 脳死を「人の死」とする社会的合意はまだ成立していない。
 6) 近代医学は人間機械論の上に発達した。しかし近年,近代主義に大きな疑問が出てきて,個々の生命は他に代え難い価値を持つからこそ移植による拒絶反応も起こるとされている。
 7) 移植医療を認める条件は,本人の意思表示について家庭裁判所等の公的機関が事前審査すること,レシピエントに対する十分なインフォームド・コンセントの確認,摘出・移植を行う施設が日常診療においても,患者の権利（自己決定権）を尊重する制度を設けること,などである。

以上が脳死臨調答申の骨子だが,議論の大半は「脳死は人の死か」というテーマをめぐって費やされた。いまこの文書を読むと,「人の死」が,(A) 医学生物学的レベル,(B) 人間観的レベル,(C) 法的レベル,(D) 社会的レベルのいずれを指しているのか,十分に区別されないままに議論が終始したように見える。世論調査においてはBレベルでしか回答が得られないにもかかわらず,その結果をAレベルと結びつけて,Cレベルの制度設計に利用している。あるいは,Bレベルでは国民の意見が分かれるのだから,「脳死を「人の死」と認めることを躊躇する人に対してまで,医師が一律に人工呼吸器のスイッチを切らねばならない」とすることは,あまりにも人々の感情や医療現場の実情からかけ離れている。

結局は，死亡判定の目的が方法を肯定させることになる。脳死臨調は移植医療のために，脳死を「人の死」とすることを認めたのだといえるだろう。

　この答申に対して日本弁護士連合会は，「臨時脳死及び臓器移植調査会「答申」に対する意見書」（1992）で以下の諸点を批判した。
　1）審議のあり方
　　・審議過程の情報公開がなかった。
　　・札幌医大臓器移植事件等，過去の告発事件についての総括がなかった。
　2）「人の死」の概念について
　　・「有機的統合体」等の概念は漠然かつ抽象的であり，脳固有の機能とどう結びつくのか不明だ。
　3）脳死は社会的・法的に「人の死」か
　　・脳死を「人の死」とする社会的合意は成立していない。人権侵害の恐れもある。
　4）臓器移植について
　　・書面によるドナー本人の意思確認が原則的に必要。
　　・患者に対する情報開示の仕組みを提示していない。
　この他，主として臨調の依拠する脳死判定基準を批判した立花隆の『脳死臨調批判』（中央公論新社，1992，同文庫，1994）および，その立花の論理を綿密に批判した篠原睦治『脳死・臓器移植，何が問題か』（現代書館，2001）参照。

　脳死臨調以後，1994年4月，初めて国会に議員立法案として臓器移植法案が提出された（提出に至る政治過程については，向井承子『脳死移植はどこへ行く？』晶文社，2001，126頁以下に詳しい分析がある）。原案は，本人が提供の意思を書面で表示している場合，脳死体を含む死体から，移植用に臓器摘出できるとし，「本人意思が不明の場合には遺族の承諾で提供できる」とする内容だった。その後，国会審議の過程で修正を重ね，1997年6月，「脳死判定と脳死からの臓器提供について，本人が書面で承諾の意思表示をして」おり，さらに家族が拒まない場合に，「脳死した者の身体」から提供できる，とな

った。「「脳死した者の身体」とは，その身体から移植術に使用されるための臓器が摘出されることとなる者であって，脳幹を含む全脳の機能が不可逆的に停止するに至ったと判定されたものの身体をいう」とする修正案が提出され，成立した。これが改正前の法律である。「脳死を一律に個体死の基準とはしない」（移植術に使用する場合に限って脳死をもって死亡とする）という方向が出たことで，死亡診断には三徴候死と脳死という二重基準を認めることになった。

移植推進派からすれば，厳しい条件付きの法律と受け止められ，「臓器移植禁止法」だ，などという評もあった。他方，反対派あるいは慎重派からは，審議の拙速を批判する声が出た。1996年9月に日本移植学会が，法律が成立しなくても移植を実施するとする声明（「今後の活動方針について」）を出して，審議過程に圧力をかけたことからすれば，立法機関が辛うじて移植医の独断専行に一定の歯止めをかけた結果になったと言えよう。

この法律で，一律に脳死をもって死亡とすることになったのか。移植希望者についてのみ脳死判定をもって死亡判定とし，その他は従来どおりの三徴候によって死亡診断する（すなわち，死の判定基準が二種類あることを認める）のか。解釈が分かれたが，厚生省は後者の解釈を取った。それは，「臓器の移植に関する法律」の運用に関する指針（1997年10月）から窺える。「法は，臓器移植の適正な実施に関して必要な事項を定めているものであり，臓器移植にかかわらない一般の脳死判定について定めているものではないこと。このため，治療方針の決定等のために行われる一般の脳死判定については，従来どおりの取り扱いで差し支えないこと」（第5項）。

なお，この法案の政治過程については，当時の衆議院議員で議案提出に関わった山本孝史の『議員立法──日本政治活性化への道』（第一書林，1998），向井承子『脳死移植はどこへ行く？』（晶文社，2001），中山研一ほか編『臓器移植法ハンドブック』（日本評論社，1998，6-22頁），中島みち『脳死と臓器移植法』（文春新書，2000）に詳しい。

❺ 臓器移植法施行以後

1999年2月26日，法律施行から約1年4ヶ月経って初めて脳死体からの臓器移植が行われた。ドナーはくも膜下出血で高知赤十字病院に救急搬送され，脳死状態と診断された四十代の女性である。脳死判定後に，心臓，肝臓，腎臓（両側），角膜（両側）が摘出され，6名の患者に移植された。初例とあって，マスコミの報道が過熱し，提供者のプライバシーと移植医療の透明性確保の要請をめぐって，医療側と遺族側との間でかなり紛糾した。そもそも女性に対する救命救急治療が適切だったと言えるのか。例えば，病院到着時の蘇生措置は適切だったのか，血腫を除去する手術や脳低体温療法を行うべきではなかったのか等々。

さらに，無呼吸テストを行う時期や回数などの混乱，投与されていた薬剤の血中濃度や，臓器提供意思表示カードの提示時点などについて，詳細な情報が公開されなかった。厚生省の臓器移植専門委員会の作成した事後検証報告書（3月23日）の内容などに対し，強く深い疑惑が広がった（詳しくは，高知新聞社会部「脳死移植」取材班『脳死移植──いまこそ考えるべきこと』河出書房新社，2000。また，山口研一郎ほか『脳死臓器移植 拒否宣言』主婦の友社，2000。小松美彦『脳死・臓器移植の本当の話』PHP新書，2004。近藤孝「高知赤十字病院での「脳死」第一例患者に対する臨床医学的検討」『臨床死生学』Vol5, No1, 2000, 参照）。

その後も脳死下臓器移植の症例について批判が絶えなかった。

臓器の提供と移植が適切に行われたかどうかの検証は，公的には厚生労働省の「脳死下での臓器提供事例に係る検証会議」が，一例ごとに，医学的妥当性および臓器斡旋業務の妥当性を検証し，報告書を公表している。内容は一般的にはあまり知られていないが，検証されたデータが集積されてデータベース化されれば，移植医療を規制する方向性が見えてくるだろう。

同時に，公的な検証会議にのみ依存するのではなく，民間の研究者も批判的な事例検証を続けるべきである。検証の実例として，2013年までの全例を分析し，「脳死下臓器提供251例中，97例（38.6%）で，脳死になった原因が不明」だとした，橳島次郎・出河雅彦『移植医療』（岩波新書，2014）の

研究は貴重である。臓器移植ネットワークの公表情報は，死因区分が大まかで，真の原因が不明な場合が多い。他方，警察庁の検死件数と内訳からの集計によれば，脳死下臓器提供者の実に41%が「検視を必要とする不自然死」で，「うち検視を受けたのは22%」だったという。脳死下かどうかにかかわらず，死因究明の体制の不備が指摘されている現状の改革が急務である。

②── 死亡判定基準
❶ 三徴候による判定

心停止，呼吸停止，瞳孔散大・対光反射消失（＝脳幹の機能停止）の三徴候を医師が確認して「死亡」と判定し，遺族に「ご臨終です」と告げてから死亡診断書を書く。これが近代以降一般に行われるようになり，いまでも日常的に実施されている死亡判定の方法である。この判定基準は法律に明記されているわけではない。「死産の届出に関する規程」（1946年，厚生省令42号）には，「この規程で，死産とは妊娠第4月以後における死児の出産をいひ，死児とは出産後において，心臓膊動，随意筋の運動及び呼吸のいずれをも認めないものをいふ」とあり，死亡判定の条件に三徴候とは少し差がある。三徴候による死亡判定は，医療上の慣習として定着してきたに過ぎない。

三徴候をもって「人」の死を判定するのも，脳死をもってそうするのも，いずれも身体の特定部分が機能停止したことをもって，個体全体が死亡したと判定する点では同じである。それはあくまでも211頁以下で紹介したような目的のために必要な便宜であった。

❷ 脳死による判定

現行の死亡判定基準で死亡を公式に確認できるのは，医師に限られている。しかし，心臓の拍動が止まり，呼吸が止まり，瞳孔が散大していることは，前述したように，素人でも確認できる。これに対して，脳死状態かどうかは素人にはもちろん専門医以外の医師も判定できない。「見えない死」といわれるゆえんである。

専門医が判定する際の基準（厚生省基準＝竹内基準，1985）は，以下の通り

である。
　一　深昏睡
　　・疼痛刺激等に反応しない。
　二　瞳孔の固定
　　・瞳孔に光を当てても，瞳孔径が左右とも一定以上開いたままである。
　三　脳幹反射の消失
　　・対光反射，角膜反射等が認められない。
　四　平坦脳波
　五　自発呼吸の消失
　特に，人工呼吸器を中止するなどして，自発呼吸の有無を確かめる「無呼吸テスト」ともいわれる検査については，脳死状態の患者の生命を危険にさらす，との批判がある。
　以上の検査を6時間以上置いて二回実施し，二回目の脳死判定終了時をもって患者は法的に「脳死」と判定される。「脳死」とは，脳幹を含めた全脳の不可逆的な死であり，脳幹が生きている遷延性植物状態（Persistent Vegetative State＝PVS）とは区別される。なお，PVS の実態については，藤田真一『植物人間の記録』（朝日新聞社，1977）参照。小松美彦『脳死・臓器移植の本当の話』（PHP 新書，2004）には，「植物状態の再考」という章で，PVS のさまざまな定義，意識障害とコミュニケーション障害の違い，治療法などについて詳細な紹介がある。
　上記の基準は，1985 年に厚生省「脳死に関する研究班」（竹内一夫班長）が日本脳波学会の基準（1974）を改定して作成した。世界的には，ハーバード大学脳死判定基準（1968）が知られている。不可逆的昏睡を死と定義する目的は，①生命維持装置を外すことができ，患者および家族の負担を軽減し，ICU ベッドを必要とする患者のために確保できる。②移植用臓器の摘出を可能にすることであるという。
　しかしその後も各国の基準の細部に違いが残り国際基準として統一されていない。イギリスのように脳幹死をもって脳死とする国もある。「脳死」という用語自体が死亡を印象づけるから，「不可逆的昏睡」や「脳不全」と呼

ぶべきだという意見もある。2008年12月，アメリカ大統領生命倫理委員会は，脳死診断後も短期間で心停止に至らない症例などを考慮して，brain death（脳死）という語は不適切であるとし，代わりに total brain failure（全脳不全）を勧めている。全脳不全の患者が必ずしも人として死亡しているとはいえないことを認めたのである（President's Council on Bioethics, Controversies in the Determination of Death）。ただし，この報告書では，脳死体からの臓器移植自体を批判しているわけではない。

また，当初日本の基準では「6歳未満の乳幼児は脳死判定の対象とはしない」と規定していた。乳幼児の脳の可塑性が6歳以上とは異なるからである。しかしその後，厚労省が「小児の脳死判定基準」を策定し，生後12週未満の小児のみ除外されるようになった。

③──旧「臓器移植法」の問題点
❶ 臓器移植に関わる規制範囲の限定
この点に関して，専門家は以下の三点を指摘していた（橳島次郎「脳死と移植をめぐる政策課題」『臨床死生学』vol. 5, no. 1, 2000年5月）。

1)「生きている提供者の保護規定がない」

    脳死者からの臓器提供以前から日本では，腎臓や肝臓などの生体移植件数が多い。日本よりはるかに生体移植の実績が少ない欧米では，提供者の安全や権利を法律で手厚く保護している。しかるに日本では実績が多いにもかかわらず，提供者に対する法的保護がない。

2)「主要臓器以外の人体組織の利用に対する規定がない」

    実際の移植医療では，血管，神経，骨，皮膚などの組織移植が，実績が多いにもかかわらず，法的根拠なしに実施されている。提供者からの同意取得の義務づけ，安全性確保，商取引の規制が必要である。

3)「研究目的での人体利用に対する規定がない」

    事実上無規制であるため，提供の同意を得ない利用など問題が多い。有効な管理の仕組みを考えるべきである。

これらの指摘は，現行法批判の論点としても有効である。

❷ 脳死は「人」の死か

　法律は第6条で,「移植術に使用されるための臓器を,死体（脳死した者の身体を含む）から摘出することができる」としているだけであって,「脳死した者」はすべて「死亡」したと診断できるとは明示していない。あくまで「移植用」については脳死体を死体とすることを認めているに過ぎない。提供の意思表示のない患者については,心停止まで待って死亡診断することを想定している。「法は,臓器移植の適正な実施に関して必要な事項を定めているものであり,臓器移植にかかわらない一般の脳死判定について定めているものではないこと。このため,治療方針の決定等のために行われる一般の脳死判定については,従来どおりの取扱いで差し支えない」（「臓器の移植に関する法律」の運用に関する指針,第5）。

　要するにこの法律によって死亡判定基準が二つに分かれたのである。そのため,移植医療のために便宜的な二重基準を設けていいのかという議論があった（町野朔「「脳死臓器移植」について」『年報医事法学』20,2005）。町野ほか編『臓器移植法改正の問題点』（信山社,2004）。

　また,医療の実態から一律に脳死を人の死と認めるべきだとする意見もあった。「人工呼吸器の発達したいま,脳死を死と認めないままだと,医学的にはすでに亡くなっている人が,ICU（集中治療室）を占領してしまい,手術をすれば助かる見込みのある人が,治療できない場合も出てきてしまう」（野本亀久雄『臓器移植——生命重視型社会の実現のために』ダイヤモンド社,1999,162頁）。この移植医にとっては,死に逝く人は単に病院のベッドを不法に占拠する障害物に過ぎないのだろうか。彼はさらに,同書で「脳死・臓器移植の発展によってバイオ産業が発展する」とまで主張していた。

　臓器移植法は,2010年改正後も,治療の対象ではない脳死患者と治療の対象となる脳死患者の区別を認めていることに変わりはない。死亡判定の二重基準は定着する方向に向かっている。上段でも紹介したが,三徴候による死亡判定も,近代所有権の移転日時を確定するための便宜だった。医師が死亡判定するのではなく,死に行く人の家族が死亡を納得して初めて埋葬に至っていた時代には,死亡の判定基準は幾通りもあったはずである。臓器移植

のために，脳死をもって個体の死亡とする必要が認められる限り，二重基準も続くであろう。

しかし，そうなると，従来型の死亡判定により死亡と判定された死体であっても「24時間を経過しなければ埋葬できない」とする法律と，6時間を空けて二回の脳死判定後は心臓を摘出してよしとする法律と，その乖離は余りにもはなはだしい。

さらに，最近の生命科学の研究成果によれば，人体の細胞や臓器は，脳から自立して相互に情報や物質を授受し，生命を維持していることが明らかになっている（丸山優二・NHKスペシャル「人体」取材班『人体　神秘の巨大ネットワーク　臓器たちは語り合う』NHK出版新書，2019参照）。生命活動の終わりを判定する基準も従来の考え方とは変わらざるを得ない。脳の機能不全によって何が終わるのか。

❸ 本人の意思と家族の意思

改正前のこの法律は，臓器の提供が本人の自由な意思に基づいて行われることを基本理念としていた。これはドナーによる自己決定原則である。さらに家族の意思を本人の意思と並んで尊重しようとした背景には，個人と家族の関係に関する文化あるいは伝統があった。当時，韓国の臓器移植法でも同じように，家族の同意が要件とされていた（趙炳宣「日本と韓国の臓器移植法に関する比較法的考察」，倉持武ほか編『生命倫理コロッキウム2　臓器移植と生命倫理』太陽出版，2003，所収，参照）。

❹ 子どもからの臓器提供

旧法は15歳未満の臓器提供を認めなかった。指針第一は，「民法上の遺言可能年齢等を参考として，法の運用に当たっては，15歳以上の者の意思表示を有効なものとして取り扱うこと」と規定していた。

その後，2006年5月に日本小児科学会が「臓器移植関連法案改正についての考え方」において，まず意思表示可能年齢を12歳以上に引き下げ，その後数年間で，虐待児からの臓器摘出防止や，小児の脳死判定基準の検証な

どの基盤整備をしてから改正する，という二段階改革を主張した．

また，脳死判定基準では，6歳未満の乳幼児は脳死判定の対象にはしないと規定していた．大人よりも子どもの脳の方が傷害に対する抵抗力，回復力が強いため，大人と同じ基準を適用することができないのである．

中村暁美『長期脳死──娘友里と生きた一年九ヶ月』（岩波書店，2009）参照．脳死と判定された人が出産ないし蘇生した例については，竹内一夫『改訂新版　脳死とは何か』（講談社ブルーバックス，2004，142頁以下）に紹介がある．

❺ 家族・知人への提供

生体からの移植がほとんど親族間で行われていることを考えれば，脳死判定後に患者の臓器を親族に提供すること自体を禁止する理由は見出しにくい．他人への提供には抵抗感があるが，親族や知人なら提供したいという意見もあった．

また，特定の家族以外の第三者（例えば欧米では「emotional related donor」など）に対する提供を認めるべきかどうか．たとえ無償が提供の条件であっても，さまざまな名目を付けて実質的な費用が支払われ，レシピエントによる提供者ドナーの搾取に道を開く危険性が高いとの批判があった．

❻ 売買の禁止

角膜，硬膜などの場合，「特定保険医療材料」として診療報酬の対象となっている．レシピエントが治療費の一部として支払う．日本医療機器テクノロジー協会編『特定保険医療材料ガイドブック』によれば，こうした材料には膨大な種類がある．厚生労働省の「特定保険医療材料及びその材料価格（材料価格基準）」によって規制されている．移植材料は売買禁止だが，医療材料として加工されれば売買できるという論理である．

❼ 事故や犯罪による死体からの移植

医師法21条に規定する異状死の場合，医師は警察に届け出る義務があり，

警察，検察は死因の解明をしなければならない。臓器移植法第7条にも，検視等の手続きを優先する旨記載されている。しかし，中高生以上の一般人向け普及啓発の小冊子「いのちの贈り物」では，脳死の主な原因として，「事故による頭部損傷や，脳血管障害」を挙げている。そうだとすれば，なおさら，移植のために死因の確定が疎かにされてはならない。

❽ その他

この法律の制定過程は，議員立法であったこと，主要政党が党議拘束をはずしたこと，審議の最終段階で重要な修正案が提出され短時間で可決されたこと，いわゆる法律の「見直し」を三年以内とするなど，一般的な立法過程からすれば異例尽くしだった。詳しくは，中山研一・福間誠之編著『臓器移植法ハンドブック』（日本評論社，1998）参照。

こうした異例は，2010年改正過程でも審議時間が極端に短縮されたことに再現された。国会における他の案件の審議の間を縫って，一部の議員しか真の問題点を理解しないまま採決に至った法律によって，移植医療は法的正当性を得たことになる。

以下では，法改正の過程を検証しておく。

④── 「臓器移植法」改正

❶ 法改正の動き

現行法が成立する過程での激しい論争の結果，法律自体に「三年後に施行状況を勘案して再検討する」との規定が盛り込まれた（附則第二条一項）。また，施行後の移植件数が伸びないため，海外渡航移植や生体移植が増え続けている結果に対し，法改正で提供者数を増やそうとする動きが止まなかった。まず，2000年8月厚生省の研究班（代表：町野朔）が改正案（以下，町野案）を厚生省に提出した（「臓器移植の法的事項に関する研究（1）──特に『小児臓器移植』に向けての法改正のあり方」，平成11年度厚生科学研究費補助金「免疫・アレルギー等研究事業」（臓器移植部門）研究報告書，2000年3月）。その主な内容は，本人が臓器提供の意思がないことを表示している場合を除き，遺族が承諾し

たときは臓器提供できるとすることである。この結果，ドナーの年齢制限はなくなり，小児から小児への移植も可能になると目論まれた。

　この結論を導くために町野が持ち出した「死者の自己決定権の意味」論は，独特の論理を展開している。すなわち，「およそ人間は，見も知らない他人に対しても善意を示す資質を持っている存在であることを前提にするなら，次のようにいうことになろう。——たとえ死後に臓器を提供する意思を現実に表示していなくとも，我々はそのように行動する本性を有している存在である。(中略)反対の意思が表示されていない以上，臓器を摘出することは本人の自己決定に沿うものである。いいかえるならば，我々は，死後の臓器提供へと自己決定している存在なのである」とするのである。

　単純化していえば，「人間は本来こういう存在なんだよ。だからこう考えるべきだ」云々という論理だ。しかし，公共政策論ではこのような論法は取るべきではない。むしろ「価値観が異なる人間が共存している社会を前提にすれば，本人の自己決定を尊重するしかない。本人の意思が不明な場合には家族の意思で提供できるとすることは可能だが，それには厳格な条件が必要だ」とするべきだ。

　2005年以後改正案は提出されながら審議未了に終わった。その後，国際移植学会が2008年に「臓器取り引きと移植ツーリズムに関するイスタンブール宣言」を出した（日本移植学会アドホック翻訳委員会訳）。この中で同学会は「各国は臓器移植の自給自足を達成するために努力をすべきである。臓器取り引き，移植ツーリズムおよび移植商業主義は，公平，正義，人間の尊厳を踏みにじるから禁止すべきである」とした。さらに，WHOが2009年5月から，渡航移植を禁止する勧告を出す方針が明らかになったため，改正案の審議が急がれた。もっとも，WHOはすでに2004年の決議において，最貧国の人々を臓器売買から保護するために加盟諸国が対策を講じるように勧告していた（World Health Assembly Resolution 57.18, Human organ and tissue transplantation. 22 May 2004）。日本政府は，世界の臓器売買に関して積極的な対策を講じようとしてこなかったのである。

❷ 改正案の要点

2009年国会に上程された主要三案の骨子を以下に記す。いずれも議員提出法案である。

A　中山太郎（自民党）ほか案
1）臓器提供の意思表示がない者でも，遺族の承諾があれば提供できる。
2）親族への優先的提供の意思表示を認める。

B　石井啓一（公明党）ほか案
1）提供の意思表示は12歳以上であれば可能と明記する。
2）親族への優先的提供の意思表示を認める。

C　金田誠一（民主党）ほか案
1）法律の目的に「臓器等の移植が人間の尊厳の保持及び人権の保障に重大な影響を与える可能性」について明記する。
2）法律の規制対象を臓器及び組織（心臓弁，眼球，皮膚，骨，血管等）とする。
3）生体移植における臓器提供者の生命及び身体の安全を確保する。
4）特定臓器（肺，肝臓，膵臓等の一部及び腎臓の一側）の親族への提供を認める。

A案，B案は移植医療を推進する立場，C案は提供者の権利と健康を守る立場を鮮明にしている。A案は町野案を基礎にしている。C案が生体や組織を対象に含め，提供者の人権を擁護し，検証を重視しようとしている点は高く評価できる。

2009年6月，A案が衆議院で可決された後，7月参議院においても可決され成立した。党議拘束をかけない政党が多かったため，政党の枠を越えて賛否が分かれた。個々の議員の意見が明らかになったことは，結果として法律案に対する国民の理解を高めたといえよう。

改正法のように，「ドナー本人の意思」条件をはずすことは，提供者が増える方向を推進することになるのだろうか。突然脳死状態になった患者の家

族のなかには，本人の提供意思が明記されている書面があるからこそ提供に同意する人も少なくないだろう。まだ心臓が動いている患者を前に，本人の意思が不明なのに臓器提供に同意することにはためらいが増えることも考えられる。コーディネーターや移植医の心労も増すのではないか。1例目の心臓を摘出した大阪大学病院の福嶌教授はこう回想している。「米国と違ってドナーの顔を見て，家族にも会う。その重みが違う。ドナーの意思がカードに書いてあったのが救いだった。この心臓は本当に大切にしないといけないと思った」(「10年を経て 脳死移植(上)」読売新聞大阪版朝刊，2009年3月1日)。これは逆に言えば，「ドナーの意思」が不明なのに家族の同意だけで臓器を摘出することに対する移植医の抵抗感を表しているといえるだろう。

❸「家族の承諾」「家族への優生提供」論

本人が死後に遺したものは，物であれば遺族が相続し，その物体の所有権(したがって処分権)を獲得する。しかし，死体は法律上物とは異なる扱いを受ける。遺体は礼意をもって埋葬しなければならない。死体を損壊する行為は犯罪である。こうした現行法上の取扱いは，単なる物と死体との違いを表している。

さらに，遺言は尊重されなければならない。本人が生前に散骨を希望していれば，遺族はその遺志を実行すべきであろう。総じて，本人が自律的に決めたことは，家族が尊重する倫理的責任がある。しかし，家族の一員の死は，遺された家族に強い精神的影響を与える。本人の希望とはいえ，遺体を解体されることに対して抵抗感を持つ場合もあるだろう。あるいはそれとは逆に，亡くなった家族の体が一部とはいえ，他人の体の中で生きていると考えて離別の悲しみが癒される人もあるだろう。

「家族の承諾」要件を残すことに意味はあるが，本来は本人の意思を尊重する方向を進めるべきである。現在の日本のように，病名や予後の告知，治療法の決定について，医師が本人よりも家族にまず情報提供する風潮がまだ残っているところでも，今後はまず本人に情報開示するのが原則になるであろう。その方向に併せて，ドナーとなる本人の意思表示を優先するべきであ

る。

　2009年の法律改正で，15歳以上の者に認められた親族への優先提供の範囲は「一親等以内の血族または配偶者」に限定された。「親族」なら民法725条に「六親等内の血族，配偶者，三親等内の姻族」と定義されている。「公平性」を原則とする法律の本旨から，例外の範囲を改正法が大幅に限定しているのは妥当である。

❹ 虐待を受けた子どもへの対応

　虐待を受けて死亡した子どもから臓器が提供されないように，虐待の疑いについて十分確認すると明記された。しかし，臓器提供に関わらない子ども虐待においても，その確認は困難を極めている。法律の実効性をどう担保するのだろうか。日本弁護士連合会の「臓器移植法の見直しに関する意見書」（2002）が，小児臓器移植自体に否定的であったことにも留意したい。

第5節　臓器移植の政策課題

①——精神的ケア

　脳死状態と診断された患者は，呼吸と血液循環の管理が有効である限り，体は温かく，肌の色つやもよく，心停止後の体とは明らかに違う。そのため，特に家族にとっては，患者が死亡したとは実感として認めにくい。心停止後であっても，家族が患者の死を心情的に受け入れるのには時間が必要だ。まして脳死状態では，死の受容がますます難しいにもかかわらず，移植用に臓器を摘出するためには，その人は死亡したと短時間の内に認めるよう迫られる。遺族は，元気であった，あるいは意識があったその人が，〈ここにはいないにもかかわらず，まだここにいる〉という矛盾した感情から逃れられない。死亡したことを納得するとしたら，それは理性による自己説得の結果でしかない（脳死患者の家族が直面するこうした心理的葛藤については，森岡正博『生命学に何ができるか——脳死・フェミニズム・優生思想』勁草書房，2001，第一章，参照）。

この特殊性があるから，ドナー家族への精神的ケアが必須になる。川野雅資編『臓器移植のメンタルヘルス』(中央法規出版，2001) 参照。

また，イタリア・ルネサンス文化研究者の澤井繁男は，人工透析を経て死体からの献腎移植を受けながら，移植腎の機能低下により，再び人工透析に戻らざるをえなかった。その体験から，「こころ，精神」，「身体，肉体」，「いのち，からだ」など既成の観念に対する批判的な考察を展開している(『臓器移植体験者の立場から』中央公論新社，2000。同『腎臓放浪記　臓器移植者からみた「いのち」のかたち』平凡社新書，2005)。

また，レシピエントの心理的葛藤もある。臓器提供を受けたがらない理由について，移植医療の歴史の早い段階ですでに以下のような指摘があった。「1　生体移植の場合，近親のドナーは移植のもたらす危険，犠牲を耐え忍ぶことを望まない。2　提供される臓器があまりにも尋常でない贈り物であるから，お返しができないことは明瞭であるため，それを負いきれない重荷と感ずる。3　他人の身体の一部が自分の身体や人格，人生のなかへ合体することに大きな懸念や危惧を抱く」(レネイ・フォックス，ジュディス・スウェイジー『臓器交換社会』森下直貴ほか訳，青木書店，1999，79頁，原著1992)。

親族間の生体移植以外では，こうした心理的葛藤を和らげる制度が「匿名性の原則」には含まれている。負い目を感じる相手のイメージが薄ければ，心理的ストレスが軽くなる可能性がある。しかし，生体移植では，生殖補助医療における親族からの卵子，精子，子宮提供と同じく，葛藤が家族間の不和を招くリスクが残る。

前掲書の著者たちは，さらに以下のように述べて，臓器移植医療のめざす方向に潜む危険を鋭く指摘している。「臓器置換 (Organ Replacement) のフィールドは今日，アメリカのヘルスケア・システムや，私たちの社会の文化の価値・信念の体系に見られるきわめて特異で強力な傾向の縮図である。その傾向とは，私たちの誰もが老化の歩みや究極的な死を避けることができないのに，これらによって課せられる生物学的・人間的な条件という限界を受け入れることを嫌悪する思想の蔓延である。(中略)臓器置換をとおして生命を維持し，「人間を改造し」ようとする運動の激しさと広がりこそは，私た

ちの心をますます離れさせた。その極めつきは，人体のほとんどすべての臓器を移植したり再移植することに何の疑問ももたず，むしろ讃美さえするような考え方である。(中略)移植用臓器の不足といった問題に私たち自身をあまりに熱中させる一方で，ヘルスケアをアメリカ社会の公益ではなく私的消費として定義し続ける結果，何千万もの人々が適切あるいは最低限のまともなケアすら受けられないでいる」(同上，362，364，369頁)。

なお，生体肝移植をめぐるさまざまな家族関係のドナーとレシピエントの葛藤について論じた研究がある。家族への提供をどのような論理で認めるか，家族の他に親しい友人などがドナーになることを認めるか。移植後にドナーの「語り」を調査する必要を主張している(武藤香織ほか「「家族愛」の名のもとに――生体肝移植をめぐって」『家族社会学研究』14巻2号，2003)。

②――救急医療体制の整備

交通事故や脳出血で救命救急センターに搬送され，脳死状態が確認される患者は少なくない。しかし，一般搬送患者が急増している3次救急施設の現状では，一件の移植にスタッフ多数が長時間かかりきりになる脳死移植は，負担が大き過ぎて敬遠されがちである。救急医や看護師の数を増やし，繁忙な勤務実態を緩和する政策が，結果として移植医療の基盤整備につながるかもしれない。

③――再生医療への期待

脳死体や生体からの移植には，上述したようなさまざまな倫理的・法的問題がある。本来は他人の死体あるいは健康体への侵襲に依存しない医療，すなわち，人工的に臓器を制作するなど，移植に代わる治療法が開発されれば一番望ましい。例えば，比較的開発期間の長い埋め込み型補助人工心臓ですら，心臓移植までのつなぎ役程度にしか使えない段階である。人工臓器の開発にはまだまだ相当の時間がかかりそうであるが，脳死移植よりも強力に推進されるべきであろう。例えば，iPS細胞から「心筋シート」を作成して心筋機能を再生させる研究などが開発されつつあり，厚労省の再生医療評価部

会は，2018年5月，大阪大学チームによるこの治療を条件付きで承認し，世界初の臨床研究が開始されることになった。

④── 渡航移植

国際移植学会は，2008年5月「臓器取引と移植ツーリズムに関するイスタンブール宣言」で，臓器売買，移植ツーリズムドナーの人身取引を憂慮して，各国は「臓器提供の自給自足を達成する努力をすべきである」と渡航移植に対する規制を強化した。また，WHOは，2010年5月「人の細胞，組織および臓器の移植に関する指導原則」を発表している。

一方，日本では海外で心臓移植を受けた患者数は，国内での実施数の4倍近いと言われている（日本循環器学会調査）。しかし，多くの場合，海外の移植実態が不明であり，日本での移植実績と極端に乖離している場合，渡航移植の倫理性が問われる。特に，死刑囚からの臓器摘出，生体移植における臓器売買などに関する情報，ひいては医療全体に係る情報公開が不十分な中国の移植事情については，ジャーナリストによる貴重なレポートがある（城山英巳『中国臓器市場』新潮社，2008，参照）。その他の地域についても，渡航移植の実態について調査し，情報公開すべきである。

なお，上記のイスタンブール宣言で，臓器の需給関係を改善するため，「臓器不全の予防施策が確実に実施されるように努力すべきである」と記されていることは注目に値する。発病後の治療方法を開発する努力と同時に，予防に注力することは，移植医療に限らない。すべての医療において重視すべき基本原則である。

⑤── 移植医療の医学的効果

移植後の5年生存率を効果の指標とするためには，大前提として全症例の追跡調査において，消息判明率が高くなければならない。判明した症例のみで比率を計算することは，生存率を実際以上に高くすることになるからである。ところが，日本移植学会が毎年発行している「臓器移植ファクトブック」では，各臓器の「移植成績」の項で，生存率／生着率のどちらについて

も，消息判明率を明らかにしないまま，比率計算結果を出している。これに対して，例えば全国がん（成人病）センター協議会の生存率調査では，「一定の精度を保証する」ため，「消息判明率95％以上目標，90％未満は算定中止」としている。これらの点から，移植学会の統計に対する批判がある（守田憲二「臓器移植を推進する医学的根拠は少ない」http://www6.plala.or.jp/brainx/evidence.htm 参照）。

　さらに，腎臓移植では，移植腎が機能しなくなり，人工透析に戻る患者の割合が少なくない。また，臓器移植全体に言えることだが、移植後患者は一生免疫抑制剤を服用し続け，ほかの病気に体する免疫力の低下に耐えなければならない。大事なことは，これらの情報を，臓器移植を待つ患者に正確に知らせることである。

⑥── 虐待された子ども対策

　日本におけるいわゆる児童虐待件数は急増している。保護者から虐待された結果，脳死状態になって入院し，親から臓器提供を申し出られるケースをどのように見分けるか。日本小児科学会は法改正前，「虐待児からの臓器摘出防止に関する基盤整備」ができていないとして改正反対を表明していたが，改正後は，2010年12月「子どもからの臓器提供と移植に対する日本小児科学会の基本的姿勢」を公表して，特に，「子どもの自己決定権の侵害と虐待に対する体制整備」を要請している。いずれにせよ被虐待児からの臓器提供を排除する仕組みが整備されていないのは極めて危険なことだと言わざるをえない。アメリカでOPTN（Organ Procurement and Transplantation Network）が公表しているデータ「乳幼児がドナーとなった事情」によれば，「子ども虐待」の割合が非常に高い。日本の場合はまだドナー数が少ないが，提供に至った経緯の公表は十分ではない。

　また，虐待と関連する場合も少なくない自殺についても，併せて検討する必要がある。子どもの死因では毎年自殺が上位に来る。また，脳死による臓器提供者の1割は自殺者だという。虐待や自殺によって脳死になる子どもの数を減らす対策を講ずることが急務である。

⑦──日本で臓器提供数はなぜ増えないか

　臓器提供数の国際比較で，日本では明らかにドナー数が少ない。人口 100 万人当たりの（脳死）臓器提供者数（2017）は，opt-in（本人が生前，臓器提供の意思を表示していた場合，または家族が同意した場合，臓器提供が行われる）国のうちアメリカ 31.96，イギリス 23.06，ドイツ 9.70，韓国 11.18 に対し，日本は 0.88 人である（日本臓器移植ネットワーク「日本の移植事情」による）。他方，生体移植ができない心臓移植では，移植希望者数が急増し，渡航移植では費用が急騰，移植待ち患者の死亡数も増加している。

　このように，国内で死体からの臓器提供数が増えない原因は何かについて，これまでにさまざまな議論があった。移植制度上の問題としては，本人の提供意思表示が最も大きな阻害要因とされ，法改正の動きにつながった。また，カード所持者でも入院した医療施設が 5 類型（大学附属病院，日本救急医学会の指導医指定施設，日本脳神経外科学会の専門医訓練施設，救命救急センター，日本小児総合医療施設協議会会員施設。2018 年 3 月現在 401 施設）に該当しなかったために提供できない，ネットワークへの連絡時期が心停止後だったなどの問題もある。提供施設数は増えているが，条件の一つである「適正な「脳死判定」を行う体制」を準備することができない施設が少なくない。

　また，「法的脳死判定マニュアル」による「6 時間以上空けた 2 回の判定，移植に関わらない 2 名以上の判定医で実施」などの条件を満たす専門医，認定医が用意できない病院事情や，救急医，脳神経外科医が移植に積極的でなく，家族に提供を打診しようとしない傾向などが理由として挙げられている。また，救急医療施設の時間的および経済的負担を訴えた，救急医学会などによる「改正臓器移植法の円滑な実施に向けて臓器提供施設の負担軽減と解決策について」参照。

　日本移植学会編の『臓器移植ファクトブック 2017』は，今後の見通しとして，以下のようにコメントしている。「（これまでの移植医療は）臓器提供を行っている 5 類型医療機関の大きな負担を基盤として成り立っているものでありますが，最近この負担を少しでも軽減する方策が取られるようになってきました。具体的には，1）法的脳死判定前の診断に係る取扱いの変更，2）

脳死判定医の自施設2名要件の緩和，3）レシピエント候補者への意思確認の早期化，4）5類型施設間の搬送に係る取扱いの変更，5）各5類型施設からの臓器提供後の提出書類などの取扱いの変更などが挙げられます。この方策が実施されることにより提供施設の負担が少しでも軽減され，臓器提供数が増加することと思われます」。

　臓器移植ネットワークは，移植件数が少ない理由として，「日本では，法改正後も脳死後に臓器を提供する場合に限定して，脳死は人の死とされますが，世界のほとんどの国では，臓器提供とは無関係に，脳死は人の死として認められていることや臓器移植に関するガイドラインの厳しさが大きく影響している」と主張している（「日本の移植事情」）。

　こうした制度上の問題だけでは提供数が少ない原因を説明できない。そこで，日本人の遺体観など文化的な背景を問題にする論者もある。かつて，移植学界の重鎮が「日本で臓器移植のスタートが三〇年遅れたのには，温暖な気候を反映した日本人の優柔不断が原因だ」と専門外の思いつきを公言していたが（野本亀久雄「臓器移植の課題」，高久史麿編『医の現在』岩波新書，1999），以下ではさまざまな分野の専門家の見解を紹介する。例えば，ある医療人類学者は，明治以前には「死骸が単なる物体ではなく，一つの遺志や権利や義務をもつ存在として認識していた」。「死骸の状況が死者の霊魂の死後の幸・不幸の状態を左右するという信仰が重なり，また自分に近い関係の死者の死後の幸・不幸は生き残った者の幸・不幸も左右するという祖霊観と結びつくので，日本人は死体を傷つけることをひどく嫌ってきた」。だから遺体にメスを入れるような行為を受け入れ難いのだという（波平恵美子『脳死・臓器移植・がん告知』福武書店，1988，59，61頁）。

　また，ある中国哲学研究者はこう言っている。儒教では「身体髪膚，これを父母に受く。あえて毀傷せざるは孝の始めなり」（『孝経』）といわれ，「〔わが〕身は親の遺体」（『礼記』祭儀篇）という考え方が根本にある。人が死ぬと肉体の主宰者（魄）は土に帰り，精神の主宰者（魂）は肉体から抜け出る。招魂儀礼によってこの魂は現世に再生するが，そのとき身体は完全でなければならない。遺体は火葬せず，土葬する。こうした儒教的死生観の影響を受

けた東北アジアでは臓器提供は少ないであろう（加地伸行『儒教とは何か』中公新書，1990，16頁以下，230頁）。

しかし，儒教の影響を深く受けた東アジア諸国でも，中国，韓国，台湾では，人口比で日本よりも臓器提供比率は高い。儒教的死生観のみでは説明できないだろう（韓国に関しては，生殖医療と移植医療について，儒教的背景と関連させ議論を批判的に検討した，愼蒼健「儒教と生命倫理の可能性」，小松美彦・土井健司編『宗教と生命倫理』ナカニシヤ出版，2005，所収，参照）。

さらにあるアメリカの法学者は，日本では「祖先崇拝という神道の概念」が脳死論争にかかわってきたという。「脳死をもって人の死とするのは未来の祖先を丁重に扱うことにはならないだろうし，体を切り分けて臓器を取るのは払うべき敬意に明らかに反する」（エリック・A.フェルドマン『日本における権利のかたち』現代人文社，2003，87頁）。

移植医療に関わる神道界全体の動向をまとめた研究者は，個体死の基準は心臓死と考える見解がどちらかといえば有力で，脳死を認めることに対する抵抗感が強いため，臓器移植に対して積極的になれないのではないかという（津城寛文「神道世界の死生観から」，小松美彦・土井健司編『宗教と生命倫理』ナカニシヤ出版，2005，所収）。

また，カナダの医療人類学者マーガレット・ロックは，欧米では，「死は科学的に特定できる瞬間の出来事であり医学的・法的に認められる確実なものであるとする考え」が基になっているが，「日本では，脳死問題は単に科学的正確さや個人の死の問題ではない」と書いている。「日本人にとっては，死は瞬間の出来事ではなくプロセスなのである。（中略）日本人にとって最も重要なことは，死は肉体の消滅以上のものだということである。それは何よりも，親族その他多くの人々に関わる社会的出来事なのである。医学的に死が確認されても，家族がその死を受け入れるまでは，人は最終的に死んだことにはならない。（中略）さらに，遺体を損なうことに対しても，多くの人が強い抵抗感を抱いている」（『脳死と臓器移植の医療人類学』みすず書房，2004，6-7頁）。

日本では近代以前から死体の解剖に対する禁忌観があったことはよく指摘

されている。解剖学者は,「献体によって,わが国の人体解剖実習には,精神的・倫理的な大きな価値が付け加えられた。それが欧米の献体とは大きく異なる点である。遺体を通して故人を偲ぶ,その強い思いが背景にある」。「臨終の床にある肉親の心臓が拍動し,身体に温かさを感じるかぎり,たとえ脳死であると告げられても,死を納得して受け入れることはなかなか難しい。日本人であるわれわれは,人体を客観視することが苦手なようである」という(坂井建雄『人体観の歴史』岩波書店,2008,259-260頁)。もっとも逆に,「臓器移植の本格的な受容を阻んでいる主な社会的・文化的な要因を,遺体への執着の念に帰すのは妥当ではない」と批判し,献体希望者は増えるのに臓器提供者は増えない原因を,日本人の死生観が分極化／多元化してきている現状,および「死の看取りを助けるコ・メディカル・スタッフの不備など」制度上の問題から社会学的に分析した研究もある。(橳島次郎『脳死・臓器移植と日本社会——死と死後を決める作法』弘文堂,1991)。

　このような議論の中で,「西洋は心身二元論,日本では古来心身一元論あるいは未分離論が一般的」だという比較論が,思想史的に十分な裏付けなく主張されることが少なくない(例えば,高月義照「日本人の死生観と臓器移植の倫理」,須藤正親ほか『なぜ日本では臓器移植がむずかしいのか——経済・法律・倫理の側面から』東海大学出版会,1999,所収)。「西洋」と「日本」という二分法による対比自体が,古今東西における心身論の長く複雑な展開過程を過度に単純化する危険性をはらんでいる。心身二元論の起源をキリスト教あるいは聖書に求める見解さえある。B. S. ターナーのような身体社会学の専門家すら短絡的にこう言っている。「西欧流の身体は,ヘレニズム化したキリスト教によって型通りにつくられてきた。キリスト教にとって身体は,狂気,情欲,欲望の巣窟であった。哲学における精神と身体との相違は,キリスト教では霊魂と肉の対立となる。肉は,この世の秩序を脅かす道徳的腐敗のシンボルであった。つまり肉は,自制,とくに食事規制と禁酒によって抑制されなければならなかった」(『身体と文化——身体社会学試論』小口信吉ほか訳,文化書房博文社,1999,38-39頁)と。しかしこの見解は聖書の思想に対する一

知半解に過ぎない。身体と精神を分けず「人間（ネフェシュ）」として理解した旧約聖書の基本的な人間観，ヘレニズムの影響を受けながらなお霊肉二元論には導かれなかった新約聖書の人間観，そして古代・中世神学における心身論を慎重に分析するなら，上記のような誤解は生まれないはずである。

　これら日本の伝統的な死生観がいまなお国民の多数に意識的／無意識的に影響を持っているのかどうか，検証することは難しい。なお，生体部分肝移植が肝移植総数に占める割合は，欧米諸国と比較して東アジア諸国では圧倒的に多い（生体腎移植でも同様の傾向がある。科学技術文明研究所『臓器移植法改正・試案』8頁等参照）。儒教圏において有意な差が見られることは事実であるが，さらに詳細な比較調査が必要である。

　なお，死生観と臓器移植観を結びつける理解がいかに困難かについては，拙稿「脳死臓器移植・プライバシー・生命政策」（関根清三編『死生観と生命倫理』東京大学出版会，1999，所収）を参照してほしい。

　いずれにせよ，以上のさまざまな推測によるだけでも，日本ではいくら法律改正や医療制度改革を実施しても，臓器移植ドナーの急増は期待しにくいことが予想される。本人の意思が不明である場合，遺される家族が臓器提供を決断できるためには，こうした文化的背景を配慮した対応が必要になる。アメリカの黒人が臓器移植に対して抱いている否定的なイメージを分析した，向井承子『脳死移植はどこへ行く？』（晶文社，2001，236頁以下）参照。文化的差異は医療制度に対するイメージや現実と深く関わっている。

　一方，臓器を自分の意思で提供する理由として，以下のような発言をする人が少なくない。
　1）「他人あるいは社会の役に立ちたい」
　「自分は（or あの子は），生前人の役に立つようなことができなかったから，せめて死後，自分の（or あの子の）体がお役に立つなら提供したい」。医学生の教育解剖用に自分の遺体を提供（献体）する人々にも共通してみられる考え方である。柳田邦男の『犠牲』（文春文庫，1999）には，自殺未遂で脳死と判定された息子の腎臓を心停止後提供することについて，「大事なことは，

洋二郎が真に納得できる生を全うできるかどうかだ。(中略) 彼が願っていた「自己犠牲」を成就させるために，最善の対応をしてやろう」(150頁) と書かれている。本人は，名も知れぬ他人のための「自己犠牲」という思想に惹かれていて，元気な頃骨髄ドナーの登録をしていたという。

移植臓器の提供は「生命の贈り物（ギフト）」だという言説が1950年代後半からアメリカに現れた（フォックス，スウェイジー『臓器交換社会』森下直貴ほか訳，青木書店，1999，原書1992，参照）。ギフトだから第一に，自分の所有物を処分する自由（権利）が前提条件であり，第二に，無償行為であり，第三に，贈る相手は親しい友人かあるいは見知らぬ他人かである。第四に，「利他心」（「愛他心」）あるいは宗教的な自己犠牲心の思想が関与するのだという。

日本では個人の権利が確立していないから，改正前の法律では，「本人の提供意思が明確でも家族が反対すれば提供できない」とされていた。また，日本では贈答関係は見返り（お返し）を期待する互恵的関係でもあり，見返りを求めない他人への寄付は，まだ一般に普及しているとは言えない。なお，「人間の臓器の社会的生命」を比較人類学的に論じた，マーガレット・ロック，前掲書，第十二章参照。

2)「臓器の一部が他人の体のなかで生きて（働いて）いることが嬉しい」

亡くなった人の一部でも他人のなかで正常に機能していれば，死者が完全に失われたという喪失感覚が癒されると言う。物理的に考えれば，本人の体を離れた臓器は本人との一体性を失う。しかし，身体の各部に本人のいのちが宿っていると感じる人がいることは事実である。「子どものいのちの再生とまでは思わないが，剛亮〔亡くなった六歳の長男〕の肉体の一部〔腎臓〕が，まだ他の人の体の中で生き続けていることは，やはり救いである」（杉本健郎『子どもの脳死・移植』クリエイツかもがわ，2003，89頁）。こうした遺族の気持ちは，航空機が墜落して，遺体が散乱した場合，その部分部分に故人の存在を感じる人々が少なくなかった例からも理解できるだろう（波平恵美子『脳死・臓器移植・がん告知』福武書店，1988，第一章，参照）。

あるアメリカの移植コーディネーターはこう言っている。「身近な人の死で悲しみのどん底にある人たちが，臓器移植を通して，死に対して肯定的な

意味を見つけられるように。臓器移植を通して家族がなぐさめを得られるように」と願いつつ仕事をしていた。その中であるドナーの家族が「レシピエントの中で，亡くなった息子は生きている」と言っていたのを聞いたと（向井承子『脳死移植はどこへ行く？』晶文社，2001，202，217頁）。

　上述のようなさまざまなケースから，何らかのグリーフ・ケア（死別の哀しみに対するケア）として，遺族自身があるいは周囲の関係者が，「亡くなった人は他人の中で生きている」と考えることで，少しでも慰めを得られるのであれば，ドナーとレシピエントの家族の希望により（住所／氏名まで明かすかどうかはともかく），コーディネーターを通じて交流することは認めるべきではないか。臓器授受の公平性を保つために，「匿名の原則」に固執することは，かえって当事者の気持ちを傷つける面もある。

　他方では，「八年たった今でも，移植していたら誰かの役に立てたかも，というふうにはどうしても考えられません。娘の全部がお墓の中にいるからホッとするような気がします。ゴミのように燃やしてしまうくらいなら他人の役に立てたらとか言われると，腹立たしいというより悲しくなります」という証言もある（九歳の娘を交通事故で亡くした母親による。山口研一郎・関藤泰子『友紀ちゃんありがとう──「脳死」を看続けた母と医師の記録』社会評論社，増補改訂版，1997，175頁）。

⑧──残る政策課題

　基本的方向としては，生体，心停止後の死体，脳死体からの臓器移植は，過渡的，例外的な医療とし，移植医療に代わる医療の開発，あるいは再生医療としての自家移植医療を推進する方向が望ましい。

　そして，何よりもまず，移植医療が過渡的にせよどの程度有効な治療なのか判断する情報が公開される必要がある。「すべての臓器に関して時代に相応した統計分析が実施され，その結果が公開されるべきだろう。それは日本移植学会や日本臓器移植ネットワークの責務ではないか。（中略）患者が移植術を受けるか否かを判断する上で不可欠なものだからである。さらには，広く私たちが脳死・臓器移植の必要性自体を検証するための必須条件だからで

ある」（小松美彦『脳死・臓器移植の本当の話』PHP 新書，2004, 70 頁）。

　例外的医療であればこそ，事例検証の透明性の確保が重要だ。平野恭子『検証　脳死・臓器移植——透明な医療をどう確保するか』（岩波ブックレット，2000）以来，たびたび検証の問題点は指摘されてきたが，十分な成果が出ていない段階である。前掲した橳島次郎ほか編『移植医療』の研究に続く分析を期待する。

第5章

終末期医療

第1節 「安楽死」と「尊厳死」

　この章ではまず，考察の手がかりとして，「安楽死」，「尊厳死」という用語について検討しておきたい。

　「安楽死」という語は，欧米語 (euthanasia, Euthanasie, euthanasie) の訳語である。語源（ギリシャ語 eu＝よい，thanatos＝死）からすれば，もともとの意味は「よい死」であろう。これを「安楽」と訳すと，「安らかで，楽な」「望ましい死」を表現したことばだと誤解されやすい。痛みに苦しむ終末期の患者本人が望めば，致死薬を投与することで「安楽な」死を実現させてあげられる。そう考えた人々による造語なのだろう。

　しかし，終末期医療において，「よい」とは，死が間近に迫った人の生命／人生／生活の質（Quality of Life＝QOL）を維持あるいは向上させることでもある。具体的にどうであれば「よい」と評価するのか，本人が「よい」と判断するのか。他人が「よい」と決めるのか。それが次に控える問題になる。

　「よい」死（あるいは死にゆくときの「よい」生）とはどのような状態かについて，以下のようなさまざまな考え方がある。

　a）苦痛がないか，軽いこと。
　　　苦痛にはさまざまな種類があるので，そのすべてについて，苦痛緩和処置が実施され，その効果が感じられていること。
　b）人と意思疎通する力が失われていないこと。

人はだれでも死の間際には，ほとんど言葉を発することができず，その他の方法でも自分の意思を表現できず，やがて昏睡状態に陥る。しかし，その状態が長時間にわたることは，「よい死」と考えない人が多い。具体的には，いわゆる「スパゲッティ状態」（医療機器につながれたまま，寝たきりで意思表示ができない）や「植物状態」あるいは重度の認知症のように，意思疎通力が失われてから何ヶ月も経ての死ではない方がよいと考える。

c）ケアする人がいること。

　　例えば，一人暮らしをしていた人が，だれも世話する（看取る）人がなく「孤独死」「孤立死」することは，「よい死」とは考え難い。たとえ家族がいてもいなくても，介護者などケアする人がそばにいて，死を迎えることをだれしも望むのではないか。

d）ケアする人々が，最後まで患者の生命に希望を失わないこと。

　　「どう治療しても助からない」からと言って，ただ患者の死を待つような態度を取られないこと。

e）病名および生命予後など，自身の病状についてよく知っていること。

　　自分の心身の状態について，真実を知らないまま最期を迎えることは「よい」とは考えない人が多い。ただし，真実を知りたくないという意思表示をする人もあるだろう。

f）最低限の生活水準が維持されていること

　　飲料水や食事，衛生的な環境など，基本的な衣食住の保証があることである。a）からe）までの条件が保証されても，最底辺の生活では「尊厳がある」とはとうてい言えないからだ。

以上，「よい死」を構成するこれらの条件は，本人あるいは家族にとって受け止め方がさまざまであることを考えると，「安楽死」という訳語自体の意味を再検討して，新たな用語を作るべきであろう。

　実は，上記のポイント（a〜f）は，「尊厳死」ということばにもあてはまる。1981年，世界医師会が採択した「患者の権利宣言」（リスボン宣言）で初

めて「患者は尊厳をもって死を迎える権利を有する」といわれ，それ以後「尊厳死」(death with dignity) ということばが普及するようになった。しかし，その意味内容は必ずしも明解ではなかった。そのため，「尊厳とは何か」というテーマを立て，哲学的議論をする人が多い（加藤泰史ほか「「尊厳」概念のアクチュアリティ」『思想』特集，岩波書店，2017年2月号）が，むしろ上記a〜fのような細目に分けて考えれば理解しやすいのではないか。

ただし，ここで「人間の尊厳」を成り立たせる条件として，しばしば挙げられる次のような事項を付加する必要がある。「他人の道具／手段として扱われない」，「かけがえのない唯一の人格として尊重される」，「ヒトとしての自己同一性を侵されない」など。他人と比較するような相対的な評価ではない本人独自の価値が尊重されることである。

次に，「よい死」であるとだれが判断するか。基本的には，本人が「よい」と判断することが望ましい。「痛み」はどのような痛みであっても，本人でなければ感じることができない（医学的にも痛みの程度は，VAS＝Visual Analog Scaleのような自己申告式尺度で計るのが一般的である）からである。仮に本人の判断が周囲から見た判断と食い違っていたとしても，原則として本人の判断を尊重すべきである。例えば，家族にとっては，患者が意思疎通できないような状態になっていても，「生きていてくれるだけで嬉しい」と考える場合もある。しかし，本人が元気なころから，「意思疎通が不可能になった状態で長く生きていたくない」といっていたなら，その考えは尊重されるべきであろう。

しかし，本人が「よい」と判断すれば他人もすべて「よい」と認めて，本人の希望を実行すべきなのか。例えば，「苦しいから早く死んで楽になりたい」と本人が言ったとしても，その意思を尊重して死を早める処置をすべきだということにはならない。個人個人の思いを超えて，人間としてはそうすべきではないという社会的な判断が働くべき場合があるからだ。どこまで本人の意思を尊重し，どこからは普遍的な価値判断を尊重すべきかが最も難しい問いになる。

例えば，19歳のフランスの青年が自動車事故で重傷を負い，一命は取り

とめたが全身が麻痺し，わずかに指先で意思表示できるだけになった。本人は「積極的安楽死」を望むが，医師団は同意せず，本人と母親が大統領に直訴するなどしたが希望はかなえられなかった。三年後のある日母親が，息子につながれた管から鎮痛剤を注ぎ込んだが，昏睡状態が続き，最後に医師が人工呼吸器を外して塩化カリウムを注射し，心臓を止めた。生前本人が書いた手記は，本人の意思と社会の意思とが衝突するとき，うめき出された哀切な言葉に満ちている（ヴァンサン・アンベール『僕に死ぬ権利をください』山田知子訳，NHK出版，2004）。

第2節　苦痛緩和

なによりも「苦痛がない」ことを「よい死」の条件として挙げる人は多い。その場合，「苦痛」とは何か。

苦痛は下記のように四つに分類されるのが一般的である。

①身体的苦痛（physical pain）
　　身体の特定部位に感じる痛みや全身的な苦痛感。単なる痛みだけでなく呼吸困難などを含む。

②精神的苦痛（mental pain）
　　病状に伴う，不安，恐れ，うつ状態など。日常生活活動（Activity of Daily Life＝ADL）の障害（自力で立てない，歩けない，食べられないなど）による無力感，他人に依存せざるをえないことに対する自己嫌悪，いらだちなど。

③社会的苦痛（social pain）
　　家族の精神的・身体的負担に対する心配，医療費負担に関する悩み，仕事や社会的責任を果たせない悩み，遺産相続問題など。

④スピリチュアルな苦痛（spiritual pain）
　　②のレベルを超えた実存的な苦痛。「実存的」とは，自分の人生の過去や将来に関する観念で，例えば，病気や死を受容できない（なぜ苦しまなければならないのか，いまこのような形で死ななければならないのは納得で

きないなど），死の恐怖，死後の世界に対する不安，過去に犯した罪（多くは倫理的な罪）に対する悔悟の念など。

　なお，spiritual の訳語には，「霊的」，「宗教的」などがある。最近では「スピリチュアル」とカタカナ表記することが多いが，あえて訳すとすれば，「魂の」とする案（柏木哲夫『死にゆく患者の心に聴く──末期医療と人間理解』中山書店，1996，115頁）を支持したい。

当然想像されるように，これら四つの苦痛は相互に関連し合って感じられたり，強化されたり緩和されたりする。緩和医療／ケアは，以下のようにそれぞれの苦痛に対応して（がんの場合は特に診断の初期から）実施されているが，苦痛のさまざまな側面に全体的に対応するシステムがホスピスと呼ばれる。

①──身体的苦痛緩和

　WHO によるガイドライン（WHO's Pain Relief Ladder）が引証されることが多い。それによると，痛みを訴える患者に対して，症状に応じてまず非オピオイド系の薬剤（アスピリンなど）を，次に必要に応じて弱いオピオイド（コデインなど），さらに痛みが進むと強いオピオイド系薬剤（モルヒネなど）を投与する。恐れや不安を鎮静するための薬を追加投与する必要も生じる。

　ただし，麻薬に反応しない疼痛もあり，苦痛緩和にも限界がある。そうした患者に対しては「鎮静（sedation）」療法が試みられることがある。これは，鎮静剤の適切な使用によって，患者の意識レベルを下げて苦痛自体を感じないようにする方法である。一時的に下げるのか（間欠的鎮静），死亡するまで下げ続けるのか（持続的鎮静），浅い鎮静（会話／応答ができる）か，深い沈静（呼びかけに応答できない）か，患者および（あるいは）家族の同意に基づき医師が選択する。なお，持続的な沈静は予後を悪化させる可能性があるから，結果として「積極的安楽死」と変わらないとの批判がある。目的が苦痛緩和（死を早めることを意図しない）であり，本人の同意があるとしても，他に苦痛緩和の方法がないか，死期の切迫は確実か，などの条件を検討の上で慎重な運用が必要である。緩和医療専門医の養成だけでなく，一般医が緩和医療の基礎的知識を身につけられるような医学教育が必要になる。

専門学会のガイドラインでは，疼痛緩和のための薬物療法を中心に，放射線，神経ブロックなど薬物以外の療法などについて，詳細な規定がある（日本緩和医療学会「がん疼痛の薬物療法に関するガイドライン」2014年版）。鎮静に関しても「苦痛緩和のための鎮静に関するガイドライン」（同学会，2010年版）が，苦痛評価，患者・家族の意思確認，治療，ケアについて詳細かつ慎重な対応フローチャートを提示している。

②——精神的苦痛緩和

　終末期にあるという自覚を持つか否かにかかわらず，患者はしばしば予後に対する不安，恐れ，悲嘆，あるいは抑うつ状態を経験する。そのとき何歳であろうと，人生の終わりを迎えた多くの人間にとって，正常な反応だともいえよう。それが病的な反応に移行すればケアが必要になるのではなく，正常であっても支援が必要な場合は少なくない。患者の無力感，孤立感，絶望感に寄り添いながら，穏やかに死を受容するように導くことは，質の高いカウンセリングによっても実現は容易ではない。音楽療法，アニマルセラピーなどの方法も試みられている。しかし，それらの療法に実際に苦痛緩和の効果があるのかどうか，根拠（evidence）を証明することは簡単ではない。せん妄症状等が現れた場合には，鎮静剤等の薬剤投与による精神医学的な緩和治療も必要になる。重度の抑うつ状態が自死願望に導くときもある。医療者の一言一言が苦痛の緩和にもなれば，逆にそれを悪化させるきっかけにもなる。

　また，ここでいわゆる「告知」（語感がよくない。「説明」とすべきである）の問題がからんでくる。患者に正しい病名や生命予後などを告げるべきかどうか。さまざまな調査では，徐々にいわゆる告知率は増えているが，本人よりもまず家族に，または家族だけに告知する医師は依然として少なくない。

　しかし，真実を告げなければ，患者の孤立感，焦燥感は解決せず，医療者や家族に対して不信感が増幅する可能性がある。民法では診療契約上患者に告知することを医師の義務としている（645条）。また，医師法は告知を医師の責務としている（23条）。医療法にも同様の規定がある（1条42項）。個人

情報保護の観点からも，まず本人に告げることを原則とし，特段の事情がある場合は，例外的に先に家族に知らせてもよいとする以外にないだろう。何を告知するかだけでなく，患者の精神的痛みを軽減しながら，どのような方法（手順）で告知するか。医師・患者間のコミュニケーションに関するスキルをいかに養成するかが喫緊の課題である。

　臨床現場での告知の実態やあり方について，患者と家族，医療者による貴重な報告と議論を収録している以下の文献を参照してほしい（植竹日奈ほか『ALS・告知・選択「人工呼吸器をつけますか？」』MCメディカ出版，2004）。

③── 社会的苦痛緩和

　死期が迫れば自分の社会的な役割の終わりも迫ってくる。勤め人であれば担当する業務（自営業者であれば経営）の引き継ぎ，遺される家族の生活，療養に必要な費用負担などについて，心配や悩みがあれば社会的な苦痛になる。身体的および精神的な苦痛が，病気自体から発生するのに対して，社会的苦痛は，このような本人の日常的役割に発する苦痛をいう。

　医療ソーシャルワーカー（MSW＝Medical Social Worker）などによる相談あるいはカウンセリング業務が役立つ場合がある。MSW は医療費に対する公的補助や転院先に関する情報提示，単身患者あるいは患者家族に対する支援，在宅療養支援，遺族の悲嘆への対応など，社会的サポートへの橋渡しの役割を担う。医療と福祉の橋渡し的な役割を担うが，どの緩和ケア病棟でも，この専門職に相談可能な体制を行政が支援する必要がある。

④── スピリチュアルな苦痛緩和

　スピリチュアル・ケアの定義は難しい。2007年創立の日本スピリチュアル・ケア学会の「設立趣旨」には，「スピリチュアル・ケアということばは固定的な定義を持ち得ず，それぞれの理論的かつ実践的場面で種々様々に変容する」とある。しかし，おおまかな定義がなければ専門外の人には分かりにくいであろう。

　一般的には，上記のような心理的・精神的不安を超えた，人生観や死生観

（生死の意味，目的，価値）に関わる疑問や不安に応じたケアをいう。例えば，なぜいま死ななければならないのか。この病気は自分が犯した罪の報いなのか。何も悪いことはしていないのになぜこんな病気になったのか。死んだらどうなるのか（どこへ行くのか），死後の世界はあるのか。自分の人生は何のためだったのか。自分が家族や友人に対して犯した罪は赦してもらえるか，などなど。答えが簡単には見つからないこれらの問いが，患者の心身に与える痛みは深く，苦痛緩和の道は容易には見つけにくい。

患者の権利を謳うリスボン宣言には「宗教的支援」を受ける権利が明示され，病院機能評価の「緩和ケアバージョン」では「宗教家の援助」に関しての評価項目が設定されている。

実際に緩和ケア施設や一般病棟では，主として看護師が患者の訴えを「傾聴」して，本人自身が感情を表出し気持ちを整理する助けをする。また，それまでの人生の出来事を回想させ，その意味に気づかせる方向に向けて支援している。心理カウンセラーあるいはスピリチュアル・ケアワーカー，あるいは学会認定の「スピリチュアルケア師」などによる非宗教的なケアができる施設は少ないから，看護師の役割はきわめて大きい。ただし，上記のような悩みのすべてに対応するには限界がある。そこで，聖職者（牧師／神父あるいは僧侶など）による宗教的なケアが必要な場合があり，患者自身が宗教的なケアを望む場合もある。キリスト教系の聖職者（チャプレン）は，カトリックあるいはプロテスタント教会が認めた有資格者として，信者の信仰に関する悩みや迷いに対するケア（pastoral care）を行うほか，信者ではない患者から求めがあった場合には，聖書に基づく死生観を話す。

日本のホスピスはキリスト教系が多い一方，仏教僧侶によるスピリチュアル・ケアへの対応は遅れていた。しかし近年，高野山大学が文学部密教学科に「スピリチュアルケア領域」を創設して，「現代社会が直面している「いのち」の諸問題を「こころの科学」の視点から解決できる実践力」を養成しようとしている。また，長岡西病院が「仏教を背景としたターミナルケア施設」としての「ビハーラ病棟」で続けている実践も注目されている。他に浄土真宗本願寺派の運営する「あそかビハーラクリニック」（京都府城陽市）な

どがある。長岡西病院ビハーラ病棟のスタッフ的場和子ほかによる「ビハーラで最期を迎えるということの価値はどこにあるとひとびとは考えているか？――仏教者の役割意識と病棟スタッフの捉え方に焦点をあてて」（日本死の臨床研究会，研究助成報告書，2007）参照。

　歴史的には，中世において浄土教系の僧が看取りを重視した実践を行ってきたが，その作法を「臨終行儀」といった。浄土系以外にも，宗派を問わず僧侶による末期「看護」実践の手引き類が少なからず残っている。例えば，鎌倉中期の僧良忠の『看病御用心』は，看取りの具体的な作法を詳しく記している。目的は極楽往生であるため，病床の傍らに安置される仏像の整え方を初めとして，念仏の唱え方などの指示も当然ある。その他，死に逝く人を囲む環境を清潔に静粛に保つこと，看病する人の数や役割分担，身体的苦痛を除く処置，死を迎える心の準備への対応など，現代のホスピスでも共有されてよい総合的な世話のあり方が書かれている（神居文彰ほか『臨終行儀　日本的ターミナル・ケアの原点』北辰堂，1993，所収）。こうした過去の優れたケアを継承しながら，いかにしてスピリチュアルな痛みに対応していくか。指導者の養成課程に期待したい。

　なお，宗教家の活動実態については，村瀬正光ほかの調査によると，礼拝や説教など宗教儀式・宗教行為よりも，当事者の声を傾聴する頻度および重要度が最も高い（「わが国の緩和ケア病棟における宗教家の活動の現状」日本死の臨床研究会，研究助成報告書，2011）。東日本大震災後，東北大学などに研修講座が置かれた「臨床宗教師」も傾聴に重点を置いている。

第3節　死への自己決定

　治療の見込みがないと診断された患者が，死を迎えるまでの生き方を自分で決めたいと希望する人は少なくない。希望する内容はさまざまだが，それらに応じて，外国ではこれまでに以下のような制度の例があった。

①──自殺幇助（PAS）

アメリカのオレゴン州における「尊厳死法」（Oregon Death with Dignity Act：ODDA, 1997）が最も際立っている。この法律は，終末期の患者が自ら服用し死を早めるための薬物を，医師が提供することを認めている。医師の援助による自殺幇助（Physician-Assisted Suicide：PAS）と言われる。

末期患者に対する自殺幇助を認めた，世界最初の法律であるため，その成立過程では，賛成派反対派による激しい論戦が展開された。まず，1994年州議会が法律案を可決すると，反対派が連邦地裁にこの法律の差し止めを求めて提訴。翌年，地裁は差し止め命令を出した。1997年，再度州議会が法律案を通すと，連邦地裁もこれを認め，州法として効力が発生した。2006年1月には連邦最高裁が認める判決を出した。

この法律によれば，余命6ヶ月未満と診断された末期患者が自ら要請し，主治医ともう一人の専門医が認めた場合，致死薬を処方することができる。処方した医師はその事実を州厚生省に報告し，厚生省の審査後妥当と認められれば，刑事処分，行政処分（懲戒など）を受けない。

同州保健局の公式報告（Death with Dignity Act Annual Reports. 2018）によれば，年間の利用者数は年々増加傾向にある。2017年に処方を受けたのは249名，死亡者は168名（前年までに処方された人を含む）である。死亡患者のうち，65歳以上79.2%，がん患者62.5%，神経性疾患14.9%，心疾患9.5%。人種別では白人（97.0%）が多く，学歴別では高学歴者が多い。毎年データを分析し結果を公開する当局の姿勢を高く評価したい（PAS実施の他の州でも年次報告あり）。

法律施行後，むしろホスピス・サービスなど末期医療の質が飛躍的に向上したとの報告もあるという（久山亜耶子・岩田太「尊厳死と自己決定権──オレゴン州尊厳死法を題材に」，樋口範雄ほか編『生命倫理と法』弘文堂，2005，所収，参照）。

ワシントン州でも，2008年，住民投票でPAS法を認めた。さらに，モンタナ，バーモント，カリフォルニア，ニューメキシコ，ハワイなどで同種の制度が認められつつあるが，PASを認める州が急速に増えるとは言えない。

アメリカ医師会（AMA）が法制化に反対し，患者の自律性（autonomy）を尊重しつつ，緩和ケアや精神的サポートの継続を勧めているからである。

また，カナダでも，2016年6月，終末期患者に対する自殺幇助および安楽死が合法化された（刑法改正による「死に逝く際の医療的介助」medical assistance in dying）。横野恵訳，『比較法学』53巻3号，2019）。

なお，アメリカでは，オレゴン州法以前に以下のような歴史があったことを整理しておきたい。

（a）自殺幇助については，ミシガン州の医師ジャック・キヴォキアンの事件があった。この医師は，1990年ごろから末期の苦痛に苦しむ患者の要請に応じて，致死薬を処方したほか，さまざまな自殺装置（簡易な致死ガス吸入装置など）を患者に提供した。起訴されたが，ミシガン州には自殺幇助罪がなかったため，無罪とされた（関連事件年表が，町野朔ほか編『資料・生命倫理と法　安楽死・尊厳死・末期医療』信山社，1997にある）。その後キヴォキアンは，単なる幇助からさらに進んで自ら致死薬を患者に投与したため有罪となった。この間の経緯について，彼自身が『死を処方する』（*Prescription Medicide; The Goodness of Planned Death*, 1991．松田和也訳，青土社，1999）に記している。ただし，この本の内容の大半は，死刑囚が通常の死刑方法か，「全身麻酔後の生体実験あるいは臓器提供」を選択できるようにすべきだとする，彼の主張の法制化に向けた運動の，細部にわたる回顧になっている。電気椅子や薬殺はきわめて残虐であり，本人を殺すだけの死刑は刑罰としての質が低いと著者はいう。彼自身は死刑の存廃については「中立」だと言いつつ，人を殺すだけの死刑の無意味性を説いている。その具体的で執拗な書きぶりは一読に値する。

彼は，死刑囚と終末期患者を対象にして，本人が自己決定できる選択肢を増やすことの意義を強調しているのである。終末期患者に対する自殺幇助（かれ自身はobitiatry（＝迎死医学）によるmedicide（＝医殺）という造語を当てている）について以下のように言う。「たとえそれが社会的に不道徳とされている行為であったとしても，行為者自身がその社会通念に異論を持ち，そして他者の自己決定権や社会一般のルールを蹂躙することのないような形で，

その行為を実施する限りにおいて，何ぴとたりといえどもその行為者の道徳性を非難することはおろか，これを判断しようとすることすら出来ない」（同書，321頁）。自殺幇助罪のないミシガン州と，日本のように刑法（202条）に自殺関与及び同意殺人罪のある国とでは「社会一般のルール」が違いすぎるが，キヴォキアンの功利主義と自己決定権の論理に注目しておきたい。

(b) 1975年ニュージャージー州でのカレン・アン・クインラン事件。21歳の女性が遷延性植物状態（persistent vegetative state＝PVS）と診断され，人工呼吸器を装着された。両親が人工呼吸器の撤去を求めて提訴したが，一審は「装置の撤去は患者の最善の利益とはいえない。親が本人に代わって行使できるような死ぬ権利は認めない」として訴えを退けた。しかし，両親が上訴した州最高裁判所は原告の訴えを認めた（1976年）。その主な理由は以下の通りである。いずれも，終末期医療の規制を考える際に応用可能な原則である。

1) 無能力者のプライバシー権は後見人が代行することを認める。
2) 個人のプライバシー権は，末期患者が治療を拒否する権利を含んでいる。
3) 身体的侵襲が大きくなり，生命予後が悪くなるに従って，〔州民の生命を保護する〕州の利益は小さくなり，逆に患者の治療拒否権が増大する。
4) 生命維持装置の撤去が死因とはならない。
5) 病院の倫理委員会が認めれば，生命維持装置の撤去は認めてよい。

この判決後，人工呼吸器は撤去されたが，本人は自発的呼吸によって，その後9年間生き続けた（P. バッテル『カレン・アンの永い眠り』（常盤新平訳，講談社，1979）。事件の詳細な分析と生命倫理的論点の紹介については，香川知晶『死ぬ権利――カレン・クインラン事件と生命倫理の転回』（勁草書房，2006）参照。

これは当時の世界でも前例のない判例であったが，その後アメリカではいわゆる「自然死」（natural death）を合法化する方向への動きが活発になる。最初にカリフォルニア州が，自然死法（Natural Death Act）を制定した（1976年）。回復不能な末期状態になった場合，一定の生命維持措置を差し控え，

または停止して，自然の経過に任せるよう求めた指示書を患者が書いた場合，医師はそれを尊重し，法的責任を問われずに実施することができるとする。その後各州で類似の法律が相次いで制定された。

　(c) カレン判決の後に各州で延命拒否を論点とする判決が相次ぎ，さらに，連邦最高裁のナンシー・クルーザン事件（1983）の判決が出た。ミズーリ州で交通事故によって遷延性植物状態になったナンシー（当時25歳）の両親が，栄養と水分の補給停止を求めて提訴した。州地裁から始まり連邦最高裁まで持ち込まれた裁判は，本人に意思決定能力があれば生命維持装置の停止を求める権利があるが，意思表示は「明確で説得的な証拠」に基づかなければならないとし，両親に対し延命治療の停止を認めなかった。しかし，「本人の明確な意思表示があれば停止を認める」という連邦レベルの判例として注目された。

　この判決後，ナンシーは「植物状態では生きていたくないと言っていた」という証人たちが登場し，両親は再提訴した。州裁判所は水分と栄養の停止を認める判決を出し，直ちに実行されて12日後に本人は死亡した。

　さらに，1990年連邦法として，「患者の自己決定権法」が制定された。これにより，州法が認めている事前指示書の効力について，公的医療保険を扱っているすべての医療機関が患者に説明するよう義務づけられた。

②——「延命措置」の不開始あるいは中止

　病気が治癒不能な状態に陥った後で，死期をできる限り先に延ばすために行われるさまざまな医療的措置（「延命措置」）を行わない，またはすでに行っている措置を中止することがある。消極的安楽死（negative euthanasia）ともいわれるが，実際は治療行為の差し控えあるいは中止であって，それらが結果として「安楽な」死につながるかどうかは別の問題である。

　具体的な延命措置としては，人工呼吸器の装着，蘇生術，栄養と水分補給などがある。経口で栄養が摂れなくなった人には，中心静脈栄養（心臓に近い静脈まで管を通して高カロリーの輸液を注入する方法）や，胃瘻（胃に体外から直接管を注入して栄養液を注入する），経鼻栄養（鼻から管を通して栄養を注入する）

などの方法がある。老人病院では，経口での食事介助に時間と人手がかかるため，誤嚥性肺炎を恐れ，経管栄養に頼りやすくなるとも言われている。

　死に向かう経過に応じて，どのような方法を選択していくべきか，一人ひとりの患者によって一律に評価することはできない。医師はまず一般的な末期症状とその対処方法について，本人および／あるいは家族に詳しく説明すべきことは言うまでもない。例えば，アメリカ・コロラド州のホスピスが作成した，家族に対する「死期の症状と説明」は，傾眠傾向，食事・水分摂取の減少，せん妄，呼吸の変化，皮膚色の変化など具体的で詳しい（K. K. キューブラほか『エンドオブライフ・ケア――終末期の臨床指針』鳥羽研二監訳，医学書院，2004, 31 頁）。特に，水分と栄養摂取の停止については，摂取が看護なのか治療なのか。看護ケアならば最後まで中止すべきではないが，治療法の一つならば中止も選択しうることについて，カトリック内部にも意見の相違があった（T. P. ヒル・D. シャーリー『望ましい死――人生の終わりのより良い選択のために』白井徳満・幸子訳，誠信書房，1998, 184-185 頁）。
　終末期の患者は次第に水分や栄養を自力摂取できなくなる。無理に不必要な輸液を補給すると浮腫（むくみ）が出たり，がん細胞に栄養を補給する結果になったりして，かえって本人の全身状態を悪化させる（苦痛を増す）場合もある。一律に「水分と栄養補給は続ける」と決めるより，緩和ケアに精通した医師の判断に委ねるのが倫理的だと言えよう。大津秀一『死学――安らかな終末を，緩和医療のすすめ』（小学館，2007）の第 3 章に，緩和医療で用いられるさまざまな薬剤や処置について，その功罪が分かりやすく解説されている。この本が薦めている，恒藤暁『最新緩和医療学』（最新医学社，1999）も参照してほしい。
　日本では，老年医学会が「高齢者ケアの意思決定プロセスに関するガイドライン――人工的水分・栄養補給の導入を中心として」(2012) の中で，「人工的水分・栄養補給の導入に関する意思決定プロセスのフローチャート」を示している。それによると，本人・家族や医療・介護・福祉従事者のあいだのコミュニケーションを通じて，当事者が納得できる合意形成と，それに基

づく選択・決定を目指し，個別事例ごとに判断することを勧めている。「本人の状態を見ながら，それに応じて水分・栄養の投与量を加減することは，医学の専門家として当然の裁量である。投与量を0にすることも，その裁量の範囲であって，医療ケアチームとしての判断をし，かつ本人・家族（こういう場合は本人は判断ができなくなっていることが大半であろうが）との合意の上で決めるというプロセスをたどっていれば，法的に問題になるわけがない」という。また，医療や介護の現場で延命措置をどう扱っているか，その実態については，例えばジャーナリストによる綿密な取材報告によって想像することも大事なことである。斎藤義彦『死は誰のものか——高齢者の安楽死とターミナルケア』(ミネルヴァ書房，2002) 参照。

　しかし，そもそもこうした死にゆく過程について，医師がするのはさまざまな過去の症例から予測する「仮説的予後 (hypothetical prognosis)」診断であるが，それに基づいて十分に説明し，治療あるいはケアについて同意（インフォームド・コンセント）を取らなければならない。個々の患者が実際に診断のように経過するとは限らないし，個別的な予後診断は不確実性を免れない。担当医の知識には限界があるし，たとえ最新の医学知識を最大限利用したとしても，その医学的知識にも限界があるからである。医師は予後診断のこうした特徴を熟知しつつ，専門職としての義務を果たすべきであろう。しかし，医療社会学者が精細に論じたように，予後診断がはらむ問題性について自覚すること自体が難しい (N. A. クリスタキス『死の予告——医療ケアにおける予言と予後』進藤雄三監訳，ミネルヴァ書房，2006，参照)。

　人が死に逝く過程について，上記のような説明を家族に時間をかけて説明することは，日本の医療現場ではなかなか困難なことかもしれない。その上，いかなる条件があれば，「医学的に無益」(medical futility) あるいは「医学的適応がない」と言えるのか。言い換えれば，治療できるか，苦痛緩和できるか，延命できるかなどについては，必ずしも医療者に一致した見解が得られるわけではない（加藤太喜子「「医学的無益」はいかなる場面で有効な概念か——医学的無益再考」『生命倫理』Vol. 21, No. 1, 2011，参照）。なお，バーナード・ロウ（カリフォルニア大学サンフランシスコ校医学部）の挙げる「無益な治療とさ

れた事例」と「治療が無益だと思われる場合の安全策」の提言は参考になる。この提言は，以下の3点を実行すべきだと言う。①「無益な治療」について明確なガイドラインを作成する。②セカンド・オピニオンを求める。③患者や家族とその治療について話し合う（バーナード・ロウ『医療の倫理ジレンマ』北野喜良ほか訳，西村書店，2003，90-91頁）。

日本においても，少なくとも終末期の最後に「心肺蘇生（CPR）を実施しない指示」（DNAR＝Do not attempt resuscitation）を家族が医師に対して表明することはできる。ただし，DNARという専門用語自体が一般にはほとんど知られていないから，医師が前もってその意味を家族に知らせておく必要がある。心臓マッサージ，呼吸補助のための気管挿管のような措置は延命する効果が小さく，かえって本人に苦痛を与える可能性がある，などの説明は最小限すべきであろう。一般的な延命措置の中止に比べて，法的に問題となることもほとんどない。

❶ 不開始と中止の区別について

実際に起こった以下のような事案を考えれば，不開始よりも中止に対して抵抗が強い医療側の恐れは理解しやすい。

例えば，北海道立羽幌病院事件（2004年，呼吸器取り外し，不起訴）。富山県射水市民病院事件（2000～2005年，呼吸器取り外し，死因との因果関係立証困難，不起訴）。後者の事件については，中島みち『「尊厳死」に尊厳はあるか』（岩波新書，2007）に，綿密な取材に基づく詳細な報告がある。

この点について，法律家の中には，不開始と中止を区別する必要はないとする意見もある。例えば，「同じ治療内容について，最初からの治療拒否を認める以上，すでに開始された人工延命治療の拒否を認めないのは，自己決定権尊重の趣旨からして論理一貫しない」（甲斐克則「法律からみた尊厳死」医療教育情報センター編『尊厳死を考える』中央法規出版，2006，83頁）。

自殺幇助罪との関連についても，甲斐は以下のように論理を組み立てる。「一般的自殺への幇助行為と治療拒否に応じる医師の行為（不作為）はいずれも自殺幇助罪の構成要件に該当するであろうが，違法性判断のレベルで，

「治療行為という場」を設定した上で，そこに生命維持利益の他に治療に直接関係する対抗利益（主として苦痛除去利益ないし必要以上に干渉を受けたくない利益）が生じる場合が治療拒否の範疇であり，この場合には，発生している作為義務（治療義務）が患者の延命拒否により解除されて（緊急状況下で生命維持利益より対抗利益が優越する），正当化が導かれる」（同上，83-84 頁）。

　しかし，一般的な自殺においても，「苦痛除去利益ないし必要以上に干渉を受けたくない利益」を想定できる場合がある。だから，一般的自殺との区別は要するに「治療行為という場」であるかどうかだということであろう。私見ではむしろ，末期患者として治療を受けている事例かどうかで区別されるべきだと考える。例えば，一般の自殺未遂者が救急外来に搬送されてきた場合には，本人の意思を聞かずに救命治療することが医師の義務である。本人が「このまま死なせてくれ」と仮に言ったとしても，医師が救命の努力をしないか中止すれば，自殺幇助罪とはいえなくとも，医師法違反あるいは保護責任放棄の罪に当たるだろう。これに対して，在宅ホスピスで療養中の患者が急変して病院に搬送されてきた場合はどうか。主治医は本人が延命措置を拒否する意思を持っていることを知っていたが，それを知らなかった救命救急医が人工呼吸器を装着してしまったとする。後日，本人または家族が本人の意思を実行することを要求し，主治医が人工呼吸器を取り外したとしても，法的に許容できると考えるべきであろう。

❷ 本人の意思確認について

　厚生労働省「人生の最終段階における医療・ケアの決定プロセスに関するガイドライン」（2007 年策定，2018 年 3 月改定）によれば，およそ以下のような指針を示している。

〈本人の意思が確認できる場合〉
1. 専門的な医学的検討を経て，医師等が適切な情報提供をし，十分な話し合いを行い，患者の意思決定を基本としたうえで，さまざまな専

門職種から構成される医療・ケアチームとして方針を決定する。
 2. 時間の経過，心身状態の変化とともに，患者が意思の変化を伝えることができるよう支援する。本人が自分の意思を伝えられなくなる可能性を考え，家族を含めて繰り返し話し合う。
 3. 話し合った内容をそのつど文書にまとめておく。

〈本人の意思が確認できない場合〉
 1. 家族等が本人の意思を推定できる場合は，その推定意思を尊重する。
 2. 本人の意思が推定できない場合は，本人にとって何が最善か，家族等と十分話し合う。
 3. 家族がいない場合，または家族が判断を医療チームに委ねる場合は，医療・ケアチームが本人にとって最善の方針をとる。
 4. 話し合った内容はそのつど文書にまとめておく。

　指針の解説には，「アドバンス・ケア・プランニング：人生の最終段階の医療・ケアについて，本人が家族等や医療・ケアチームと事前に繰り返し話し合うプロセス」の概念を盛り込み，「人生の最終段階における医療においては，できる限り早期から肉体的な苦痛等を緩和するためのケアかが行われることが重要です。緩和が十分に行われた上で，医療行為の開始・不開始，医療内容の変更，医療行為の中止等については，最も重要な患者の意思を確認する必要があります」と説明している。つまり，不開始や中止については，直接的な指針を示さず，「法的側面については引き続き検討する必要がある」と言うに留めている。しかし，この指針は上記の条件が適切に守られれば「医療行為の中止」まで認めているとも読める。また，「生命を短縮させる意図をもつ積極的安楽死は，本ガイドラインでは対象としない」と断言している。

　日本救急医学会，日本集中治療医学会，日本循環器学会連名の提言「救急・集中治療における終末期医療に関するガイドライン」(2014)も同様の内容である。なお，アドバンス・ケア・プラニング（ACP）の外国における

活用例について，詳しくは，松田純『安楽死・尊厳死の現在——最終段階の医療と自己決定』（中公新書，2018），129頁以下，参照。

❸ 本人の意思が確認できない場合

　本人の意思が不明な場合に，代行判断はどの範囲で認められるか。現行法令には，代諾者に関する規定が少ない。精神保健福祉法に，医療保護入院に関する保護者の同意規定があるぐらいである。

　民法には，認知症，知的障害，精神障害などの理由で，判断能力が不十分な人が，財産管理，あるいは介護サービス契約を結ぶことを支援する成年後見制度の規定がある。2016年4月には，「成年後見制度利用促進法」ができ，地域連携ネットワークなどによる制度の周知が図られているが，各国に比べて利用者は依然として少ない。同法の最も大きな問題は，財産管理が主な目的で，延命措置など医療行為に関する同意を，後見人が本人に代わって行う権限がないことである。法律を改正して後者を含むようにすべきではないか。あるいは，当該患者の入院している施設の倫理委員会に付議するか，家族等の申し立てを受けて家庭裁判所が代諾者を決める方法も考えられる。

　さらに，救急の現場では，本人の事前指示あるいは家族のその場での指示が増えているが，蘇生措置（心臓マッサージ，人工呼吸など）を中止することの是非について，全国一律の対応原則がない。本人の意思，家族の同意，主治医の判断をどう評価して，蘇生措置を中止するのかについて，地域消防機関ごとに救急隊員の活動手順が異なっている実態が明らかになった（毎日新聞，2018年4月1日朝刊）。日本臨床救急医学会は，「人生の最終段階にある傷病者の意思に沿った 救急現場での心肺蘇生等のあり方に関する提言」(2017)において，「救急隊は，心肺蘇生等の中止の具体的指示をかかりつけ医等から直接確認できれば，その指示に基づいて心肺蘇生等を中止する」とする原則を示している。「本提言は，傷病者の意思に沿った心肺蘇生等のあり方について示すことを目的としており，救急隊員，救急医療関係者，地域の医療や介護・福祉の関係者の負担軽減や医療費の削減等を目的としたものではない」と適切に注意を促している点も含めて高く評価したい。ただし，学会レ

ベルでの提言で対処するだけで済むのかどうか。救急現場における蘇生中止を容認する条件等を規定した国の指針あるいは法令が必要だろう。

　以上は患者が成人の場合であるが、子どもの場合はどうするか。日本小児科学会は2012年4月、「重篤な疾患を持つ子どもの医療をめぐる話し合いのガイドライン」を策定した。その中で、医療者が父母や子どもに情報提供し対話するときの確認事項を細かく定め、子どもの最善の利益を慎重に考慮した上で、生命維持治療の差し控えや中止を提案することなどについて規定している。

　子どもの場合も大人の場合も、人生の最期をどう迎えるかは、患者本人と家族および医療者などすべての当事者の丁寧な話し合いで決めるのが最も好ましい。その意味でこれらの指針の目指す方向を評価したい。

❹ 立法論

　法律案としては、尊厳死法制化を考える議員連盟（会長：増子輝彦参院議員）が公表した「終末期の医療における患者の意思の尊重に関する法律案」（2012年）がある。「終末期の判定、延命措置の差し控え及びこれに係る免責等に関し必要な事項を定める」ことを「趣旨」とする本案の要旨は以下の通りである。

1. 「終末期」とは、「すべての適切な治療を受けても回復の可能性がなく、かつ、死期が間近であると判定された状態」。「延命措置」とは、「患者の傷病の治癒または疼痛等の緩和ではなく、単にその生存期間の延長を目的とする医療上の措置」とする。
2. 患者が延命措置の中止等の希望を書面等で表示しており、二人以上の医師により終末期判定を受けた場合、医師は延命措置の中止等をすることができる。
3. この法律による延命措置の差し控えについては、民事上、刑事上及び行政上の責任を問われない。

　法案の趣旨は「患者の意思に基づく延命措置の中止等及びこれに関わる免責等に関し、必要な事項を定める」ことだとしている。しかし、医療現場で

は，本人や家族の同意に基づいて，延命措置の不開始あるいは中止により，自然死を待つ症例は増えてきており，法的に問題視される場合は少ないであろう。これから法律を作ってまで医師を免責する必要があるのだろうか。

　日本ALS協会は2012年1月「個別の相談支援が必要。患者の生死に関わる問題を法律で一律に規制すべきではない」と反対声明を出した。日本弁護士連合会は，会長声明（2012年4月）で，「医師が，患者の希望を表明した書面により延命措置を不開始にすることができ，かつその医師を一切免責するということのみを法制化する内容であって，患者の権利を真に保障する内容とはいい難い」と批判した。

　なお，ある刑法学者は，法律よりはガイドラインの方が「医療現場に混乱」を招かないとして，ガイドライン要綱私案を提示している（甲斐克則「尊厳死問題ガイドライン要綱私案」，医療情報センター編『尊厳死を考える』中央法規出版，2006，77頁以下）。

　その要点は以下の通りである。
1) 人工延命治療の差し控え・中断は，患者の現実の，あるいは事前の意思表明（二年以内）を中心に考える。
2) 意思表明は書面か口頭のいずれかでよいが，口頭の場合は，「家族及び担当医・看護師を含め，複数人の確認」が必要。いずれの場合も病院の倫理委員会で確認する。
3) 原則として水分の補給は最後まで維持する。その他は段階的に解除する。

　事前の意思表明の条件を厳格にする方向性には賛成だが，水分補給についての原則をガイドラインに入れることは適切ではない。水分を与え続けるとかえって本人の体に負担になる場合もある。最期にどのような医療的ケアをするかは，本人と家族の希望を考慮しつつ，医師が判断すべきである。その方が本人の苦痛を避け，穏やかな最期を迎えるための細やかな対応が可能になるであろう。

　なお，韓国では，2018年2月から，終末期患者の延命措置の中止を認める法律が施行されている。この制度の評価についての研究報告を待ちたい。

第4節　終末期政策論

①──政策の原則論

　2004年ドイツ連邦議会「現代医療の倫理と法」審議会が出した中間答申『患者による事前指示』は，以下のように主張している。「患者による事前指示は，私たちの社会のなかで死に行く状況を人間らしいものに換えていくための唯一の手段ではないし，最も重要な手段でもない。(中略)むしろ決定的なことは，重症患者や死に逝く人に寄り添う態勢を改善し，緩和医療とホスピス制度を充実させることである」（山本達監訳『人間らしい死と自己決定――終末期における事前指示：ドイツ連邦議会審議会中間答申』知泉書館，2006，xiii 頁）。

　とりわけ重度障害新生児の場合には，意思決定する家族のケアを含めて緩和医療の充実が求められることを多くの事例が示している。例えば，三条裕子「人工呼吸器を装着した子どもの母親の語り――意思決定プロセスとわが子への思い」，坂井昭宏ほか編著『バイオエシックスの展望』（東信堂，2004，所収）参照。

　そうした社会的ケアが充実することを前提にすれば，後は患者や家族と医療関係者との間で，個別の事例に応じた最期の措置を決めていくことができるだろう。再発や転移のあるがん患者に対し，抗がん剤を投与する場合，十分な説明を受けた後に，効果の限界を見極めて中止し，緩和ケアのみに移行することは，本人と家族の納得による決定に委ねるべきであろう。また，在宅での看取りを選択する条件（医療費助成や介護サービスの整備など）がさらに整えば，自ずと終末期医療の選択肢が決まってくる。そのような医療のあり方，政策の方向性が望ましい。

　アメリカの自然死法のように，延命措置の中止について，自己決定権と同時に，「自然」理念の尊重にも留意したい。ただし，患者本人が「尊厳を維持して死にたい。尊厳が失われた状態で延命したくない」と考えることについても注意が必要だ。そもそも「尊厳」とは何かについては，歴史上および現在でもさまざまな受け取り方がある。科学史研究の小松美彦は，「人間の

尊厳 dignitas」概念を,「神の似姿」として創造されたとする人間像（旧約聖書,創世記）から,中世神学を経て,現代カトリックの脳死移植肯定論まで,思想史を綿密かつ批判的に分析している（『生権力の歴史――脳死・尊厳死・人間の尊厳をめぐって』青土社,2012）。彼は結論として,「ただ「存在すること」が無上の幸福つまりは「人間の尊厳」」であるにもかかわらず,さまざまな論者が「人間の尊厳」を定義することによって,かえって本来の「人間の尊厳」を見えなくしてきたと言う。人間尊厳概念の歴史分析として優れた業績である。

　神が最初の人間を創造し,いまでも人間を創造し続けているとする思想から出発するなら,何らかの基準により「尊厳が失われたから,生きるに値しない」と考えるのではなく,「たとえどのような身体／精神状態にあろうと,呼吸し,心臓が動いている限り,人間は尊厳を持ち続けている。さらに言えば,そうして生きた人間には死後も尊厳がある」と考えるべきであろう。

　なお,裁判所に宣言的判決を求めるべきだとの意見もある。2004 年日本医師会医事法関係検討委員会が「広義の終末期医療,延命治療の差し控え・中止などを裁判所が審理するための法的整備を可及的速やかに行うべきである」と提言したことがある。実際に仮処分申請がどの程度認められてきたのか,実態を知りたいところである（塚本泰司「終末期医療のルール化は可能か――臨床医の立場から」『年報医事法学』2009,参照）。また,各病院の倫理委員会で個別ケースの倫理的判断を求める例もあるが,これについても実態調査が欲しい。

　現在,財産管理に偏っている成年後見制度を,医療や介護における「身上監護」に拡大することも政策の柱にすべきである。2016 年 4 月「成年後見制度利用促進法」が制定され,「医療,介護等を受けるに当たり意思を決定することが困難なものが円滑に必要な医療,介護等を受けられるようにするための支援の在り方について,成年後見人等の事務の範囲を含め検討を加え,必要な措置を講ずる」ことが基本方針の一つとされたが,制度の周知から人材育成まで課題が余りにも多い。

② ── 医療費抑制論

　無意味な延命治療は医療費を増大させるから，治療の中止や不開始を積極的に進めるべきだ，という主張があからさまに語られることは少ない。だが，議論の底流としては常にある。例えば，移植医の一人はこう言っている。「（延命措置は）場合によってはすべて税金でまかなわれることもあるし，ご家族の負担も決して軽くはないのです。それで二，三日心臓が動き続けたとしても，その間に本当に助けられる人のスペースがICUになくなり，助けられる患者さんは救急病院をたらい回しにされた挙句亡くなるという事態も起こります。（中略）助けられる人を助けないで脳死の患者さんに無理矢理呼吸させる行為になぜ大金を使うのか」（相川厚『日本の臓器移植』河出書房新社，2009，173-174頁）。

　しかし，医療の倫理として議論すべき問題と，医療費の抑制論とは別個に論ずべきである。費用がかさむから死期を早めるべきだと言うのは論外である。治癒の見込みなく死にゆく人の存在意義は，金銭では評価できない，という真理を忘れてはならない。例えば，ホスピス・ケアの専門家デヴィッド・ケスラーは，長期間昏睡状態の後に死亡したある年配女性の子どもたち五人が，協力して自分たちの母を看護し合ったことによって，「本当の家族になれた。〔長い昏睡は〕母から私たち子どもへの，最後の贈り物だったんです」と語ったエピソードを記している（デヴィッド・ケスラー『死にゆく人の17の権利』椎野淳訳，集英社，1998，23頁）。筆者自身も，長年認知症を病んだ母が無言のうちに教えてくれたことを公に語ったことがある（「認知症の母の介護とエリザベス・キューブラー・ロス」，国際基督教大学宗務部編『大学礼拝メッセージ集』8，2009，所収）。

　他方で，実際にかかる費用については，個別の家計においても大きな問題になるであろう。試算はある。例えば，日本医師会の総合政策研究機構（日医総研）が2007年に発表した「後期高齢者の死亡前入院医療費の調査・分析」は，75歳以上の入院患者一人につき死亡前1ヶ月の医療費は644,000円であるとしている。入院期間は1週間未満の患者が多いため，総額は大きくないから「医療費抑制目的で治療を中止する理由は見いだせなかった」と結

論づけている。

　試算はこれからも続ける意味があろうが，医療費抑制を目的として延命治療を抑制するとの結論を許す倫理はありえない。基本は緩和ケアを充実させて安楽死希望者を増やさない方向で政策立案すべきである。

③——嘱託死の選択

「積極的安楽死」と呼ばれる，患者本人の嘱託による致死剤の投与について，刑法の殺人罪を適用することにほとんど異論は聞かれない。医師による自殺幇助，自殺関与及び同意殺人（刑法202条）も同じである。しかし，それらが「正当業務行為」（刑法35条）に当たるか，緊急避難行為（刑法37条）に当たるかについては，判例が複数ある。

　以下に主な判例を紹介するが，事案の生々しさをこれらの記述から読者が感じ取ることは難しいかもしれない。その点では，北里大学教養課程の法学の授業で長年，安楽死事件の模擬裁判を指導した奥野善彦弁護士の編集になる『安楽死事件——模擬裁判を通してターミナルケアのあり方を問う』（医学書院，1994）を最初に読むと，法廷と当事者たちの苦悩が臨場感をもって伝わってくるだろう。

1．1950年4月東京地裁

「安楽死」の事案で，日本初の司法判断が下されたケースである。脳出血の後遺症で11年以上もの間半身不随となり，さらに犯行当時は全身不随で不治と診断されていた母親（56歳）から「早く楽にしてくれ，殺してくれ」などと言われた息子が青酸カリにより殺害した。被告人は，母親の苦痛を終わらせる目的に基づく行為であったとし，正当業務行為および緊急避難を主張した。裁判所は，「被告人の苦痛は身体的というより精神的なものであり，正当業務行為とはいえない，苦痛緩和の方法はあったから緊急避難行為とは認められない」などとして，懲役1年執行猶予2年の判決を言い渡した。「死による以外にその苦痛を軽減又は終熄させることができないとは考えられない」という判旨は，逆に，「死による以外に苦痛を緩和できない」場合

に，安楽死を容認する法的論理が登場することを予見させた。

2．1962年12月名古屋高裁

本件名古屋高裁の判決は，安楽死を「是認する場合の要件」を示した世界初の決定であり，その後の判決に強い影響を与え続けた。認定された事実によれば，被告人は，脳溢血後の後遺症で半身不随になった父親を自宅で介護していた。犯行当月の初めごろから患者は激痛と呼吸困難に苦しみ，「早く死にたい」「殺してくれ」などと被告人に訴えるようになった。被告人は，医師から治療の方法がないと告げられており，父親を苦しみから解放することが息子としての「最後の孝養」であると決意するに至った。そのため殺意をもって有機燐殺虫剤を混入した牛乳を用意したところ，事情を知らない母親がこれを飲ませたため父親は死亡した。

これについてまず名古屋地裁一宮支部が，尊属殺人罪（刑法旧二〇〇条）と認め，弁護人が控訴していた事案である。控訴審判決は，原判決を破棄し，新たに嘱託殺人罪（刑法二〇二条）と認定し，懲役1年執行猶予3年とした。

名古屋高裁は判決理由のなかで，「安楽死」を是認する以下の六要件を示した。

① 病者が現代医学の知識と技術からみて不治の病に冒され，しかもその死が目前に迫っていること。
② 病者の苦痛が甚だしく，何人も真にこれを見るに忍びない程度のものなること。
③ もっぱら病者の死苦の緩和の目的でなされたこと。
④ 病者の意識がなお明確であって意思を表明できる場合には，本人の真摯な嘱託又は承諾のあること。
⑤ 医師の手によることを本則とし，これによりえない場合には医師によりえないと首肯するに足る特別な事情があること。
⑥ その方法が倫理的にも妥当なものとして認容しうるものなること。

判決は，本件は①②③は充足しているが，④については明確ではない，⑤⑥については否定できるとして，上記の決定に至ったという。

なお，この判決以降，尊厳死／安楽死関連の主な訴訟は，数件あった。いずれも家族間で発生した事件である。概略については，町野朔ほか編『安楽死・尊厳死・末期医療』（信山社，1997）参照。

3．1995年3月横浜地裁

この判決は，安楽死関連の訴訟では最もよく知られている。裁判所の認定した事実によれば，被告人である東海大学付属病院の内科医は，事件当日のわずか12日前から患者を担当するようになった。患者（58歳）は，多発性骨髄腫と診断されていたが，病名および予後については本人には知らされず，長男と妻のみに知らされていた。犯行二日前の被告人の診断では，予後は一週間以内であり，事件当日には疼痛刺激にも反応しない程度の意識レベルであり，対光反射も見られず，舌根沈下があり，ビオ様（いびきのような）呼吸をしていた。

事件当日の患者家族の要請と，それに応じた医師の対応は，以下の三段階を順次経過した。

(a)「消極的安楽死」段階

患者の長男が「これ以上苦しむ姿をみていられない。苦しみから解放させてやり，早く家に連れて帰りたい」ので，点滴やフォーリー・カテーテル（導尿用管）を外してほしいと強く要求した。医師は家族への説得を試みたが聞き入れられず，すべての治療行為を中止した。

(b)「間接的安楽死」段階

その後も長男は「いびきを聞いているのがつらい。楽にしてやって下さい」と再三要求した。医師はいびきを抑えるため，鎮静剤（呼吸抑制の副作用がある）を，次いで抗精神病薬を，それぞれ通常の2倍量静脈注射した。

(c)「積極的安楽死」段階

それでも荒い呼吸をしている患者を見て，長男が「まだ息をしているじゃないですか。どうしても今日中に父を家に連れて帰りたい。何とかして下さい」と迫ったので，被告人は追いつめられたような気持ちになり，殺意をもって心停止を引き起こす可能性の高い二つの薬剤を静脈注射し，患者を死亡

させた。

この（c）段階の行為について，被告人は殺人罪で起訴された。検察官は，名古屋高裁判決の「安楽死」是認要件のうち，本人の承諾および激しい苦痛がなかった点を重視し，弁護人は，患者の意思を汲んだ家族の要請による行為で，実質的違法性，可罰的違法性，あるいは有責性はないと主張した。横浜地裁は殺人罪を認めた上で酌量減刑し，懲役2年，執行猶予2年とした。

この横浜地裁判決の中で注目される部分は以下の諸点である。

1）「積極的安楽死」を許容する要件について
a　名古屋高裁判決の第5要件（医師の手によることを本則とする）を，「患者の肉体的苦痛を除去・緩和するために他の代替手段がないこと」に変更する。
b　同判決の第3，第6要件は末期医療において「当然なこと」であるから明記する必要がない。

横浜地裁判決は以上のa，bから，新たに安楽死を是認する要件として，以下の4要件を提示している。
①患者が耐えがたい肉体的苦痛に苦しんでいること
②患者の死期が迫っていること
③患者の肉体的苦痛を除去・緩和するために方法を尽くし他に代替手段がないこと
④生命の短縮を承諾する患者の意思表示があること

本件では，これらの要件のうち，①と④の条件を欠くから，③の代替手段を問うまでもなく違法性が肯定できるとした。

2）「消極的安楽死」について
さらに，判決は本件の起訴事実にはない治療行為中止（「消極的安楽死」）が認められる要件についても，以下の通り判示している。
①事前に文書又は口頭の意思表示がある。

②意思表示がない場合には，家族の意思表示から推定することが許される。
　ただし，そのためには，(i) 家族が患者の意思を的確に推定しうる立場にあること。(ii) 家族が患者の病状，治療内容，予後等について十分な情報と正確な認識を有すること。(iii) 医師も患者や家族をよく理解する的確な立場にあることが必要である，としている。

3）「間接的安楽死」について

　間接的安楽死は，苦痛を除去・緩和するための処置が同時に死を早める可能性がある行為であり，医学的適正性をもった治療行為の範囲内にある。したがって，「たとえ生命の短縮の危険があったとしても苦痛の除去を選択するという患者の自己決定権を根拠に許容される」としている。

　横浜地裁の事件および判決については，さまざまな問題点が指摘できる。最も重要な点は，わずか二週間足らずの間しか担当していない患者の治療方針を，一人の医師がすべて決めていることである。他に二人の担当医がいたが，それぞれの事情で現場を離れていた。チーム医療に対する病院の体制が不備だった。終末期医療の重大性を考えれば異常なことだと思うが，その後も同じように担当医一人による決定事例がある。また，家族との意思疎通にも問題が多すぎた。細部にわたり治療方針に注文をつけた患者長男の言動は，殺人教唆に当たるのではないかとも言われたが，家族の無理な要求をなしくずし的に受け入れて行った医師の態度も納得し難い。

　なお，当事者に対する周到な取材と裁判資料の綿密な分析によってリアルにこの事件の詳細を明らかにした，入江吉正『死への扉――東海大学安楽死殺人』(新潮社，1996) を必読文献として勧めたい。患者の長男が医師に対して執拗に安楽死の措置を求めた事実を「殺人教唆罪」に問えるかどうか考える際の具体的な材料も揃っている。

　この他，京都・京北病院事件（1996年，筋弛緩剤投与，死因との因果関係立証困難，不起訴）。川崎協同病院事件（1998年，筋弛緩剤投与，殺人罪で起訴，2009年最高裁で有罪＝懲役1年6ヶ月執行猶予3年確定）などの事件があった。矢澤昇治（被告側訴訟代理人）『殺人罪に問われた医師　川崎協同病院事件　終末

期医療と刑事責任』（現代人文社，2008）参照。

④──外国の政策例
❶ オランダ
(1) 歴　史

　世界で初めて，いわゆる「安楽死法」（要請に基づき生命を終わらせることに関する審査手続き＝刑法および埋葬・火葬法の改正）を施行したオランダでは，1970年代から長期にわたる広範な議論および判例と立法の積み重ねがあった。その詳しい経緯については，ペーター・タック『オランダ医事刑法の展開』（甲斐克則編訳，慶応義塾大学出版会，2009），町野朔ほか編『安楽死・尊厳死・末期医療　資料・生命倫理と法Ⅱ』（信山社，1997）を参照してほしい。

　その後，2001年，「要請に基づき生命を終わらせることに関する審査手続き＝刑法および埋葬・火葬法の改正」（いわゆる「安楽死法」）が成立した。さらに，2003年，緩和的鎮静（palliative sedation）を実施した医師が謀殺罪で起訴されたが，2005年無罪となる。同年12月オランダ王立医学会は「緩和的鎮静のためのガイドライン」を作成して，このようなケースで医師が起訴されないような制度的枠組みを提示した。具体的には，疼痛，呼吸困難など難治性の徴候があり，1～2週間以内の死亡が予測されることなどである（タック，前掲書，54頁以下。同「オランダにおける緩和的鎮静と安楽死」『ジュリスト』2006年5月）。

　なお，2002年ベルギー，2009年ルクセンブルクでもオランダにならった法律が成立した。ベルギー法は，2014年に改正され，安楽死についての理解力があれば（あるかどうか児童精神医学者などが証明），年齢は問わないことになった。盛永審一郎『安楽死法──ベネルクス三国の比較と資料』（東信堂，2016）参照。

(2) 法制度

　オランダの刑法293条は「他人の明示的かつ真摯な要請に基づいて故意に生命を終結させた者は，12年以下の拘禁刑または第5類型の罰金〔67,000ユ

一ロ〕に処する」とするが，2001年の法改正（2002年施行）で同条2項に，医師が以下に列挙する「適正な医学的注意」（due medical care）を遵守して実施し，かつ遺体埋葬法に従って自治体の検死医に申告したときは，犯罪とならないとの規定を加えた（タック，前掲書，40頁以下に改正法の訳文がある。以下はその要約）。

1) 医師が，患者の要請は自発的で熟慮されていると確信している。
2) 医師が，患者の苦痛は永続的で耐えがたいものであると確信している。
3) 医師は，病状や予後について十分な情報を患者に提供している。
4) 医師と患者がともに，患者の病状の合理的な解決策がないと確信している。
5) 医師は，少なくとももう一人の別の医師と面談して，上記の要件を満たしているとの意見を得た。
6) 医師は，適正な注意を尽くした上で患者の生命を終結させるか自殺幇助をしている。

さらに，「16歳以上の患者が自己の意思をもはや表明できないが，その状態に陥る前に自己の利益について合理的な判断をすることができるとみなされ，かつ生命終結のための要請を書面でしていた場合，医師はその要請に従うことができる。16歳以上18歳未満の患者が合理的に判断できる場合，医師は親権者が意思決定に関与した後にその要請に従うことができる。12歳以上16歳未満の子どもの場合は親権者の同意が必要である」としている。

これらの条件（生命予後が半年以内など，終末期の規定がないことに注意）を満たしていることを医師は検死官に報告し，検死官は「要請に基づく生命終結および自殺幇助のための地域評価委員会」（法律家，医師，倫理学／哲学の専門家各1名を含む）に報告し，委員会が審査して，要件違反が認められたケースのみを送検する。すなわち，刑法293条の罪が残る以上，免責できるかどうか事後に法的審査を受けるのである。

ペーター・タックは，「自己の要請を意思表示することによって，患者は，医師に対してその要請に基づいて行為するよう強制することは決してできない。この点で患者の自己決定権はない」と強調している（前掲書，36頁）。患

者は自己の意思により（自己決定し）生命の終結を要請することはできるが，それは権利ではないから，医師が従わなくても権利侵害や不法行為にもならない。しかし，患者が「さらなる治療，例えば，さらなる緩和ケアを拒否すれば，医師は，たとえこれが患者の死を惹起するとしても，さらなるメディカル・ケアを差し控えなければならない」という。

オランダでこのように世界初の法律が成立した背景として，先進国では一般的な高齢者人口の増加と生命維持医療の発展のほか，以下のようなオランダに固有の条件があったという（タック，前掲書，第一章）。

「一般医（general practitioner＝GP）と在宅看護ケアを有するバランスのとれたメディカル・プライマリ・ケア・システムを有している」。

すなわち，一般医は地域において長期間にわたり患者と密接な関係を保ち，プライマリ・ケア（初診および一般的な治療）を担当するとともに，必要な場合には専門医への紹介を行う。さらに，専門医による治療が終了した後に，一般医が在宅療養の必要な患者に対するケアを行う。したがって，長期におよぶ患者と医師間の信頼関係を基礎として，終末期のケアを手厚く実施することができると言われている。なお，意思表示のできない重度障害新生児の生命終結については，タック，前掲書，137 頁以下，参照。

(3) 現　状

2017 年に安楽死を選んだ患者は 6600 人弱（前年比 8％増）で，オランダの全死亡者のうち，安楽死は 4.4％（前年は 4.0％）。がん患者が 64％，認知症は 2.5％であった。

医師が「適切な医学的注意」をもって末期患者の生命を終結させたかどうかを前述の委員会が評価する。さらに五つの地域委員会の年次報告（Regional Euthanasia Review Committees, Annual Report）を基礎資料として，5 年ごとに行われる全国規模の調査が行われる。それに基づき持続的鎮静が行われる頻度が次第に増え，安楽死は徐々に減少する傾向にある，と言われたこともあった。だが，「2001 年法の弱点のひとつは，苦痛緩和，緩和的鎮静，そして生命終結との間の境界線を引くことがきわめて難しいという点にある」（P. タ

ック，前掲書，71頁）とも言われており，正確な現状分析が待たれる。

　なお，安楽死を実施した経験のある医師が，その苦悩や患者・家族との交流を生き生き（！）と，ときにユーモラスに描いた臨床記録がある（ベルト・カイゼル『死を求める人々』畔上司訳，角川春樹事務所，1998）。現場の濃密な雰囲気や当事者の息づかいが伝わってくる。

　一方，オランダの「安楽死」関係者に取材した，アメリカの精神科医ハーバート・ヘンディンは，こう報告している。「私がオランダで話をした医療関係の安楽死推進派の人々はみな，安楽死の話題を持ち出すことで，患者自身が持ち出そうと思っていたかもしれない一つの選択について，強制的にではなく考えさせることができるのだと見ていた。この人たちは，医師が患者に対してその人生は生きるに値しないと言ってもいるのだということ，そのメッセージは患者の考えや決定に強い影響を与えているのだということに気がついていないようだ。オランダの裁判所は，そのような価値判断をする医師たちを暗黙のうちに元気づけてきた」（『操られる死──〈安楽死〉がもたらすもの』時事通信社，大沼安史ほか訳，2000，109-110頁）。さらに，1990年代のオランダで「安楽死」の対象となる患者が「末期患者のための安楽死から慢性病患者のための安楽死へ，身体的な病気の人のための安楽死から精神的苦悩ゆえの安楽死へ，そして自発的な安楽死からそうでない，あるいは本意でない安楽死へと」（138頁）いかに拡大されていったか，本人の意思がいかに軽視されていたか，「その過程で緩和ケアがとばっちりを受け，オランダのホスピスケアは他国よりも遅れてしまった」（147頁）。また，「重い自殺願望に取りつかれた患者は死に急ぐ。社会が安楽死を受け容れると，彼らの治療はますます困難なものになるだろう」（167頁）とヘンディンは批判している。

　また，「患者の自己決定権の尊重を前面に掲げて30年前に開始されたオランダの積極的安楽死合法化への歩みは，現実にはこれとは反対に，患者の苦痛が安楽死の要求を許すほど耐え難いものかどうかを判定する医師の権限を増す。換言すると，医師による「他者決定」と生命の客観的価値の否定を許す，逆説的な結果を生み出しているように見える」との批判もある（秋葉悦子「積極的安楽死違法論再構築の試み──「人間の尊厳」は「死への自己決定権」で

はなく「生命の価値」を導く」，飯田亘之ほか編『終末期医療と生命倫理』生命倫理コロッキウム4，太陽出版，2008，所収，83頁）。自殺する体力がない限り，他者への依存は免れないことも事実である。そういう事情を認めるとすれば，依存された医師の責任は限りなく重い。

　なお，松田純『安楽死・尊厳死の現在——最終段階の医療と自己決定』（前掲書）によれば，オランダで安楽死と「自死介助」の届出数は，2007年以降急上昇し，2017年には総数6,585（うち自死介助250）で，全死亡者の4.4%に当たるという（21頁）。この本は，オランダにおける安楽死の実態（主治医に安楽死を拒否された患者の要望に応える「生命の終結クリニック（SLK）」の活動，認知症患者の急増等）について，さらに各国の終末期医療の現状について，最新データに基づく詳細かつ分かりやすい解説で（参考文献表を含め）読み応えがある。

❷ イギリス，フランス

　1930年代に「安楽死協会」が創立されていたイギリスでは，トニー・ブランド事件の貴族院判決（1993年）が尊厳死法制化に影響を与えた事例として知られる。ブランド（17歳）は，事故により三年以上遷延性植物状態となったが，家族と医師は人工呼吸器および，栄養と水分の補給停止が罪に問われない確認を求めて提訴した。下級審に続き，貴族院（最高裁に当たる）もこれを支持した。「延命措置の停止は，その不開始と同じく，作為ではなく不作為である。治療の無益性（futility）が治療の終了を正当化する」という論旨であった。

　その後，2001年，医師会が「延命治療の差し控えおよび中止に関するガイドライン」を発表。その後たびたび上院に「PAS合法化法案」が上程されたが，否決され続けている。2014年6月，交通事故で四肢等が麻痺し発語不能となり，「閉じ込め症候群」（locked-in syndrome）と診断された女性が，自殺幇助を禁じる自殺法（Suicide Law 1961）は，ヨーロッパ人権条約8条に反すると訴えたが，最高裁はこれを却下しつつ，新たな立法を求めた。しかし，2015年9月下院は自殺幇助法案を大差で否決した。

2015 年 7 月，イギリス老年医学会（BGS）は，声明で，「医師幇助を認めない。余命 6 ヶ月以内の患者の自殺幇助を合法化した場合，社会の最も弱い（most vulnerable）人々に対する保護が弱められる」と批判した。
　フランスでは，2005 年 4 月「病者の権利および生命の末期に関する法律」によって，治療の制限または停止を条件付きで認めた。その要点は以下の通りである。
　1．重篤かつ治療不可能な疾患が進行した，または末期の段階にある者が，あらゆる治療の制限または停止を望む場合には，医師は本人の意思を尊重する。
　2．すべての成年者は，本人が意識不明になる 3 年未満以前に事前指示書を作成した場合，医師はその内容を尊重しなければならない。
　3．末期の段階にある者が意思を表明できなくなった場合には，家族等の意見を確認した上で，医師は，無益，不均衡，または人工的な延命のみを目的とするに過ぎない治療の制限または停止を決定することができる（本田まり訳，飯田亘之ほか編『終末期医療と生命倫理』太陽出版，2008，所収）。

❸ ドイツ

　この国では，ナチス時代の記憶が戦後の政策形成に強く影響している。まず，1920 年代に書かれた有名な論文（「無価値な生命の抹殺に関する規制解除」）がナチスの安楽死思想に強い影響を与えた。この文書（163 頁以下参照）で，終末期の患者に触れたところを再確認しておこう。その趣旨はこうである。「生存する価値のない，法的保護に値しない生命がある。例えば，不治のがん患者，致命傷を負った者などで，本人が死による救済を希望している者。また，不治の精神病者で，親族または後見人が申し立てる場合などである。理性的な人であれば当然に死を希望するはずの消極的な価値しかない生命を，無限の時間と忍耐と保護を浪費することで保持すべく努力が続けられている。これは，同情を通り越して，残酷以外の何ものでもない」（K. ビンディング，A. ホッヘ『「生きるに値しない生命」とは誰のことか──ナチス安楽死思想の原典を読む』森下直貴ほか訳，窓社，2001）。

この文書の中で「理性的な人であれば当然に死を希望するはず」という思い込みが恐ろしい。「無限の時間と忍耐と保護を浪費する」という功利主義,そして,「自己決定」が原則になっていること。これらの特色を忘れてはならない。

　人体実験や安楽死計画に加担した医師などを裁いた,ニュルンベルク医師裁判 (1946 ～ 1947) の後,ドイツ連邦医師会は臨死介助 (Sterbehilfe) に関する指針を出して,自主規制の方向性を示してきた。「臨死介助の指針」(1979) から,「医師による死の看取りのためのドイツ連邦医師会の原則」(1998, 2004 改訂) まで,いずれもナチス時代の悪夢を象徴する用語「安楽死」(Euthanasie) を避けて,「臨死介助」あるいは「死の看取り」(Sterbebegleitung) という用語を使っている。「臨死介助」とは,「瀕死者を尊厳の内に死ぬことができるよう援助すること」である。「致死性患者につき,延命措置を断念しつつ,苦痛の緩和のみを行うこと」と定義されている。具体的には,「薬物投与,ならびに,例えば人工呼吸,酸素補給,輸血,血液透析,人工栄養などの技術的措置の,不実施ないし不継続を含む」という (邦訳は,町野朔ほか編『安楽死・尊厳死・末期医療　資料生命倫理と法 II』信山社,1997 による)。積極的安楽死は認めないが。生命維持装置の中断または不開始については,自己決定権 (明示的もしくは推定的同意) の尊重を原則として認める方向だ。ただし,「未成年者あるいは禁治産者であるときは,治療は両親または後見人の意思に反して限定あるいは中断されてはならない」とされている (ドイツ連邦議会審議会中間答申『人間らしい死と自己決定――終末期における事前指示』山本達ほか訳,知泉書館,2006。甲斐克則『安楽死と刑法』成文堂,2003,同『尊厳死と刑法』成文堂,2004 参照)。

　さらに,2002 年事故で全身麻痺になった妻の自殺幇助のため,致死薬を求める許可を連邦薬品・医療機器機構から拒否された夫が,三年後にスイスの自殺幇助団体 Dignitas の支援により自殺幇助を実行した (コッホ事件)。その後,ドイツの裁判所に機構の不当性を訴えたが却下された。そこで夫はヨーロッパ人権裁判所 (ECHR) にドイツ裁判所の措置は不当だとして訴えた。2014 年,ECHR は人権条約 8 条 (個人と家族の生命を尊重する権利) に反する

とし，ドイツ裁判所の判断を求めた。これを受けて 2017 年 3 月，ライプツィッヒ高等裁判所が，この案件のような極端なケースでは，個人が致死薬を入手することを国は拒否できないとする画期的な判決を下した。今後，国内の薬事関係法をいかに対応させるのか注目されている。ドイツすら自殺幇助を合法化するのかどうか。

なお，スイス刑法では，「利己的な動機から」の自殺幇助のみ処罰されるとする規定（1942 年より）があり，患者の苦痛除去を目的とする場合は合法だとの解釈が認められ，自殺幇助を行う NPO（Dignitas, EXIT 等）が活発に活動している。外国人でも受け入れているため「自殺ツーリズム」と呼ばれる実態については，松田純前掲書，89 頁以下に詳しい。

❹ オーストラリア

1995 年 5 月，オーストラリア北部準州で，世界初の「終末期患者の権利法」が制定された（96 年 7 月施行）。この法律は，終末期（12 ヶ月以内の死が予想される）患者の意思決定に基づき，医師が自殺幇助（医師が準備した自動注射装置などにより）することを認めていた。18 歳以上の成人なら，だれでもこの準州で処置を受けることができる規定であった。その後，連邦レベルではこの法律の無効を求める運動が活発に行われ，1996 〜 97 年連邦議会下院，上院が相次いで法律の無効を可決した。この間，66 歳の末期がん患者が最初の安楽死を遂げるなど，4 人が死亡した。

この過程で最も注目すべきなのは，この州の住民に多いアボリジニの取った態度である。かれらは以下の理由から明確に反対の意思表明をした。「人は個人として死ぬのではなく，コミュニティの人々によるケアのなかで死んでゆくのだ」（共同通信社編『生の時，死の時』共同通信社，1997, 109-120 頁に現地レポートがある）。個人の「自己決定権」を尊重する文化と，共同体の中での生死を重視する文化とが衝突した象徴的な事例である。アメリカの先住民が，自然死法など個人の権利を優先する法律について，どのような反応を示してきたか知りたいところである。先に引用したオレゴン州の PSA 報告書によれば，白人に比べて先住民（American Indian）の方が PSA による死亡

率が圧倒的に低い（0.6%）こととも類比できるだろうか。

　なお，2017年11月，ヴィクトリア州上院が，医師による致死薬投与を2019年6月から認める法律を可決し，州知事が同意した。余命半年以内と診断された18歳以上の患者は，自身に致死薬を投与される権利を認めるという。

　以上の他，外国法では，一定の条件下で「延命医療」（心肺蘇生術，血液透析，人工呼吸器装着）の中止を認めた韓国の「延命医療決定法」（2016制定，2018改正）がある。洪性珉「韓国の終末期ケア──延命医療決定法を中心に」（『比較法研究』80号，2018）参照。

第5節　緩和ケア（ホスピス）医療

①──ホスピスの創設

　260頁以下で詳しく紹介したように，全人的苦痛（トータル・ペイン）をケアするプログラム，あるいは施設をホスピス（hospice）という。中世ヨーロッパでは，教会や修道院が病人や旅人を世話した歴史があり，hospiceの語もそうしたケア施設（末期患者のみを対象としたわけではなかったが）を指した（日本の中世において，僧侶が死に逝く人の（臨終期の）看取りをしたことについては，すでに265頁で触れた）。

　ヨーロッパで末期患者を対象としたホスピスとしては，Irish Sisters of Charity（アイルランド愛の修道女会）が1879年に創設したOur Lady's Hospiceが最初だといわれている。病人や貧困者のケアに積極的に関わったこの修道会は，その後St. Joseph's Hospice（ロンドン）などを次々と創設した。

　そうした歴史の上に，看護師であり医師であったシシリー・ソーンダース（Cicely Saunders, 1918-2005）が，全人的な緩和ケア（palliative care）を中心としたホスピス（1967年セント・クリストファー・ホスピス St Christopher's Hospice）を開設し，以後世界のホスピス（緩和ケア病棟）のモデルとなった。彼女はあるインタビューでこう言っている。「私たちは，みな人間で，弱いところもあります。（中略）死にゆく人も弱い。私たちが感動するとしたら，何

も怖いものはない強い人間だからなのではなくて，スタッフも弱いものを持っているから。だから，感動するのだと思います」(生井久美子『人間らしい死を求めて——ホスピス・「安楽死」・在宅死』岩波書店, 1999, 72頁)。人間存在あるいはその生命は傷つきやすく，失われやすい弱さをもっている。その〈弱さへの共感〉がホスピス思想の根幹にある。

S.ドゥブレイ『シシリー・ソンダース——ホスピス運動の創始者』(若林一美ほか訳，日本看護協会出版会, 1989)。シシリー・ソンダースほか『ホスピス——その理念と運動』(岡村昭彦訳，雲母書房, 2006)，シシリー・ソンダースほか『死に向かって生きる——末期癌患者のケア・プログラム』(医学書院, 1990) など参照。

WHOは「緩和ケア」をこう定義している (2002)。「緩和ケアとは，身体的心理社会的およびスピリチュアルな問題の早期予防と評価，治療を通して，致死的疾患に直面する患者と家族のQOLを改善することを目的とする」。

すなわち，治療不可能な段階になってから緩和ケアに移行するのではなく，治療と緩和ケアを並行して行う。治療手段が限られていくにつれて，緩和ケアの比重を増やしていくことが望ましいとされている。なお，緩和ケアを受けるかどうかは本人または家族の希望による。病名や予後の告知は望ましいが必須要件ではない。

さらに，患者の死後，遺族の喪失感と悲嘆に対するケアも緩和ケアに含めて対応する必要がある。今日多くのホスピスが「家族もケアする」との原則を立てているのは，そういう意味も含んでいる。愛する人が突然亡くなった場合などには，いわゆる心的外傷後ストレス障害 (PTSD) を引き起こすケースもある。抑うつなど診断の可能な症状がある場合は治療の対象になるが，一般的な喪失の苦痛に対しては，悲嘆を表出し，乗り越える過程を支援する取り組みが求められる。なお，親に死別した子どもたちを支援する，アメリカのダギー・センター (Dougy Center www.dougy.org) が実践しているグループ・ワークショップについては，日本にも紹介されている (2009年度日本臨床死生学会など)。また，基礎教育や高等教育の中で「死の準備教育」(death education) を行う意義を強調する人々もある。日本では，アルフォンス・デ

ーケン神父（上智大学名誉教授）が，ドイツのカリキュラムを早くから紹介してきた。

②——日本の緩和ケア

1981年，聖隷三方原病院（浜松市）で日本初のホスピスが開設され，その後淀川キリスト教病院ホスピス（大阪市，1984年）などが続いた。日本ホスピス・緩和ケア協会によれば，2019年2月現在，基準を満たしている緩和病棟（緩和ケア病棟入院料届出受理施設）の数は354，ベッド数は7291に過ぎない。がんで死亡する約37万人（2017年）と比較すれば，あまりにも少ない。ただし，「緩和ケア外来」を置く病院もあるし，全国のがん診療連携拠点病院等（2019年4月現在，428カ所）には，緩和ケアチームが常置され，在宅療養を支援している。

在宅緩和ケアを支援する開業医もある。緩和ケア専用病床が少なくても，多様なケアを提供できる制度が補いつつある。それでもなお今後需要が増え続ける高齢者の緩和ケアに対して，現状では不足部分が大きい。緩和ケアに携わる医師の数は増えても，緩和ケアを担当している医師間に現状評価と将来像について認識の違いが少なくない。大学病院などの腫瘍内科医は，がん診断の初期から入院での緩和ケアの必要を言いながら，治療限界以後はホスピスに任せて，自分は手を引こうとしやすい。緩和ケア施設の専門医や在宅ケア担当医との患者退院後の連携に関心が薄いと言われることがある。施設ホスピスと在宅ホスピスの連携も不十分なのが実状である。地域連携で患者を最期まで，さらに患者の死後も遺族のケアと連携する方向が望ましい。

今後の課題としては，緩和ケア病棟が24時間入院対応し，入院後は在宅ケアへの退院支援をする。大学病院の腫瘍専門医が施設ホスピスに出向いて外来および入院患者の診察をする。在宅医療や介護の専門スタッフと連携して，自宅での看取りを支援するなど，総合的な地域連携システムの構築が望ましい（佐野広美「がん治療医から緩和ケア病棟への切れ目のない連携のために」（『腫瘍内科』21巻3号，2018年3月）参照。

ただし，在宅ケアについては，家族側に老老介護などで余裕のない実状も

ある。福祉政策の問題として，在宅に近い条件で療養生活が送れる施設及びサービスの増強が必要だ。

さらに，厚生労働省の「緩和ケア病棟入院料の施設基準」（2016年改定）によれば，入院できるのは「主として悪性腫瘍の患者又は後天性免疫不全症候群に罹患している患者」に限られていた。その後，2018年度の診療報酬改定で，ようやく末期心不全の患者を対象に加えた。アメリカでは，利用資格に病名は関係ない。全米ホスピス・緩和ケア協会（National Hospice and palliative Care Organization）の年次報告（Facts and Figures. 2017）によれば，がん患者は27.2%，循環器系18.7%，認知症18.0%，呼吸器系11.0%などとなっている。イギリスでも疾患による利用制限はない。

日本の場合，緩和ケア施設数が限られ，利用できる患者の疾病資格があるのはなぜか。緩和ケアの専門家が足りない，サービス費用がほぼすべて公的予算から支給され，民間の寄付金やボランティア活動などが少ない，などの理由も言われている。しかし最近徐々に「非がん領域の緩和ケア」について，学会での議論が積み重ねられている。対象となる疾患が増えれば，長期療養になるケースも増えて，入院料の逓減が施設側の経営にどう影響するか。在宅ケアとの連携がますます重要な課題になる。

③——緩和ケア拡充論

2018年度の診療報酬改定で，患者の生活の質を高めるため，緩和ケアチームに管理栄養士が参加し，患者の症状や希望に応じた食事提供ができる施設には報酬が加算されるなど，わずかな改革が盛り込まれた。だが，専門スタッフの不足，病院経営にとってのメリットなど，さまざまな議論がある。まずは政策の方向性として，病気で人生の最後を迎えるすべての患者を対象とすべきである。

また，医療者も一般国民の多くも，人が死に逝く過程についての具体的な知識が不足しているといえるのではないか。アルフォンス・デーケン神父が普及に努めた「死の準備教育」があるが，残念なことに広く一般に知られているとはいえず，一部の有識者にしか知られていない。中学・高校などの学

校教育の中で，生と死に関する教育に力を入れるべきである。現状では，教育行政当局者は，性交渉，妊娠，出産など生命の誕生についても，病気や老化から死に至る医学的な知識を教えることにも積極的ではない。本来は「緩和ケア」とは何かについても，基礎教育の中で教えるべきだ。

最近では，在宅でのケアを希望する人も増えている。日本在宅ホスピス協会の「在宅ホスピスケアの基準」によれば，ケアの対象者は，「疾患を問わない，余命が限られた不治の患者とその家族」であるが，「遺族を対象としたケア」も含まれる。さらに，看護師やソーシャルワーカー（MSW）などから協会が認定した，トータル・ヘルス・プランナー（THP）が，患者や家族の希望を実現する医療チームのリーダーとして活動しているが，需要に追いついていない。

次に，費用面での問題はないか。緩和ケアは入院，在宅ともに公的保険の対象になっている。

基本的には以下の通り（2018年改定）であるが，これらを所得に応じて，一割ないし三割負担する。

　　入院30日以内は，施設基準により，50,510円あるいは，48,260円／日
　　入院31日以上60日以内は，同じく，45,140円あるいは，43,700円／日
　　入院61日以上は，33,000円／日

在宅ホスピスで訪問看護を受ける場合，一日一回，週三回とすると，一割負担で，約12,000円などである。高額療養費制度があるので，そこからさらに軽減される。1990年に比べるとほぼ倍額になっているが，利用者はこれらの負担をどう感じ，どう評価しているのだろうか。

アメリカでは，在宅ケアでも入院あるいは施設でのケアでも，高齢者（65歳以上）を支える政府のMedicare制度の中で，費用は賄われる。イギリスでは，寄付金やNHS（国民保健サービス）の予算などで運営され，利用者負担はない。

なお，緩和医療学会は，緩和ケアに関する啓発活動を行う「緩和ケア.net」を運営し，医療費だけでなく，一般向けの基礎知識や最新ニュースを紹介し

ている。

④──持続的鎮静
❶ 苦痛緩和に関連して

　モルヒネ等の苦痛緩和剤の投与が，それを投与しなかった場合と比べて，呼吸抑制を強め死期を早めるのかどうか。必ずしも死期を早めるとはいえないとすれば，医学上正当な緩和処置の副作用と考えるべきであろう。本人の事前の同意があれば問題はない。仮に本人の同意が確認できなくても，家族の同意で実施できるとする見解もある。

　問題は，持続的な深い鎮静（deep sedation）の場合である。がんやエイズなど一部の病気では，意識レベルを不可逆的に下げる（意思疎通はできなくなる）ことで鎮痛効果が得られる場合があると言われている。日本緩和医療学会の「苦痛緩和のための鎮静に関するガイドライン」（2010）に即して実施される。緩和ケアチームで専門医の診療・助言の下に，耐え難い苦痛を訴える患者に対し，他の専門家のコンサルテーションを経て，患者と家族の同意を得て間欠的または浅い鎮静から実施し，病態の見直しとケアを続ける。予測される生命予後が2〜3週間未満になって以後，患者と家族の同意を得て，深い鎮静を実施する。

　これを，一般の苦痛緩和と同じように考えていいかどうか。カトリック教会はこう言っている。「危篤の病人の苦しみを緩和するために鎮痛剤を使用するのは，たとえ寿命を縮める恐れがあっても，倫理的には人間の尊厳にかなう場合があります。それは，死を目的としても手段としても望まれておらず，ただ避けがたいものとして予知され，受け止められている場合だけのことです」（日本カトリック司教協議会教理委員会訳・監修『カトリック教会のカテキズム』カトリック中央協議会，2002，668頁）。

　これに対して，鎮静剤は使用方法によっては限りなく積極的安楽死に近くなるとする批判がある。アメリカのあるがん治療専門医（医師の助けによる死 physician-assisted dying の合法化を主張している）はこう言う。「末期患者に鎮静薬を大量に投与することは，社会の容認を得るために体裁を整えた安楽死

と紙一重の行為なのだ。さらに言えば，その方法を取ろうと言い出したのが誰かによって，自発的安楽死にもなれば非自発的安楽死にもなる。あるいは強制的安楽死になることさえあるかもしれない。この場合，安楽死とダブル・エフェクト〔二重結果の理論〕を分けているのは医師だけだ。苦痛の緩和を第一の目的として薬を投与したならば，死期が早まってもダブル・エフェクトとして認められる。だが，死期を早めることを第一の目的としていたならば，その行為は安楽死となる。場合によっては，強制的な安楽死と見なされることさえある。医師たちは，患者の気持ちを確かめることができなくても，「患者にとってはそれが一番いいだろう。患者もきっとそうしたいだろう」と思えることを自由に行うことができる。要するに，世間で認められているダブル・エフェクトと最も厄介な強制的安楽死とは，紙一重の行為なのである」（チャールズ・F. マッカーン『医師はなぜ安楽死に手を貸すのか』杉谷浩子訳，中央書院，2000，153頁）。

⑤──権利としての緩和ケア

ヨーロッパ緩和ケア協会（European Association for Palliative Care＝EAPC）の「安楽死と医師による自殺幇助に関する見解」（Palliative Medicine 2003）は，安楽死（euthanasia）とPASに反対する立場から緩和ケアの拡充を推奨し，苦痛緩和目的でのターミナル・セデーションを容認している。積極的安楽死を法的に容認すれば，弱者に対する圧力が増し，緩和ケアが軽視される。法的要件と患者や医療職の価値観との葛藤が起こり，臨床基準が拡大されて対象が広がる。意図せざる医療死が増え，社会のなかで殺人が受け入れられやすくなる，と警告している。

さらに最近特筆すべきことは，「権利としての緩和ケア」という考え方が，欧米諸国において広く普及しつつあることである。その理念と原則は，以下の団体合同によるプラハ憲章「Palliative Care: a human right」（2013）に結晶している。

・ヨーロッパ緩和ケア学会 European Association for Palliative Care （EAPC）

・国際ホスピス緩和ケア協会 International Association for Palliative Care（IAHPC）
・世界緩和ケア連合 Worldwide Palliative Care Alliance（WPCA）
・ヒューマン・ライツ・ウォッチ Human Rights Watch（HRW）

［憲章の要旨］緩和ケアは「実現可能な最高水準の身体的および精神的な健康を享受する権利」として人権の一部である。したがって，身体的・精神的・社会的およびスピリッチュアルな痛みの予防と緩和により，患者と家族のQOLを維持・改善する取り組みは，疾病の如何を問わず，診断の早期から導入可能であり，その恩恵は終末期医療に限られない。各国政府，国際機関，団体は，以上のような包括的な緩和ケアを実施するよう努める義務がある。

　日本ではどうか。*Economist*誌による「Quality of Death. A ranking of care for the dying by country（死の質　死に逝く人々のためのケア国別ランキング）2016」において，日本は80カ国・地域中14位である。このランキングは，緩和および保健ケアの環境（palliative and healthcare），人的資源（Human resources），緩和に対する公的財政支援および患者の自己負担（Affordability of care），ケアの質（Quality of care），ボランティアの参加度，緩和ケアに対する周知度（Community engagement）の各分野別に評価している。
　日本では，上記憲章にあるような取り組みにはまだ程遠い現状がある。あるべき政策の理念から出発して，個別の政策の方向性を定める態度が，政策立案者に求められる。「権利としての緩和ケア」という新たな思想に基づき，致命的な疾患およびさまざまな痛みの緩和を求めるすべての患者を対象とし，チーム医療として，トータル（全面的）な緩和ケアサービスを普及させなければならない。
　ちなみに，日本緩和医療学会の「苦痛緩和のための鎮静に関するガイドライン」は，「生命倫理学的検討」の項目を設け，「自律性，与益，無危害，正義」の四原則，「二重効果の原則」と「相応性原則」に基づき，鎮静の倫理的妥当性を検討している。学会指針において，理念や原則から個々の指針の

妥当性を評価している例は珍しい。筆者が序章で提示した三理念のうち，「自然」と「共生」がないのは残念だが，倫理原則に基づく検討を試みた点は高く評価されるべきである。このガイドラインはその後全面改定され，最新版は「がん患者の治療抵抗性の苦痛と鎮静に関する基本的考え方の手引き」2018年版である。

　なお，以上で触れられなかった，子どもの緩和ケアについては，玉井真理子ほか編『子どもの医療と生命倫理　資料で読む』（法政大学出版局，2012）第8章，参照。

参考文献

序章　生命倫理と政治

明石葉子『あなたの赤ちゃんが欲しい』筑摩書房，2004

足立忠夫『患者対医師関係論——患者の「医学概論」』東洋書店，1994

アナス，ジョージ『患者の権利——患者本位で安全な医療の実現のために』谷田憲俊監訳，明石書店，2007

池田清彦『臓器移植　我，せずされず』小学館文庫，2000

甲斐克則「ドイツとオランダにおける被験者保護法制の比較法的考察」『被験者保護と刑法』成文堂，2005

香川知晶「バイオエシックスにおける原則主義の帰趨」，小松美彦ほか編著『メタバイオエシックスの構築へ——生命倫理を問い直す』NTT出版，2010

カス，レオン・R.『生命操作は人を幸せにするのか——蝕まれる人間の未来』堤理華訳，日本教文社，2005

——編著『治療を超えて——バイオテクノロジーと幸福の追求（大統領生命倫理評議会報告書）』倉持武監訳，青木書店，2005

金森修『負の生命論——認識という名の罪』勁草書房，2003

川喜田愛郎『近代医学の史的基盤』上，岩波書店，1977

神田健次編『講座：現代キリスト教倫理　1　生と死』日本基督教団出版局，1999

北村總子・北村俊則『精神科医療における患者の自己決定権と治療同意判断能力』学芸社，2000

木村利人編集主幹『バイオエシックス・ハンドブック』法研，2003

ギャリソン，マーシャ「自己決定権を飼いならすために——自己決定権再考」，樋口範雄ほか編『生命倫理と法』弘文堂，2005

クーゼ，ヘルガ『生命の神聖説批判』飯田亘之ほか訳，東信堂，2006

クーゼ，ヘルガ，シンガー，ピーター「医療資源の配分と生命の価値の問題」『人命の脱神聖化』浅井篤ほか監訳，晃洋書房，2007

グリッソ，トマスほか『治療に同意する能力を測定する——医療・看護・介護・福祉のためのガイドライン』北村總子ほか訳，日本評論社，2000

グループ・女の人権と性編『アブナイ生殖革命』有斐閣選書，1989
グループマン，ジェローム『医者は現場でどう考えるか』美沢恵子訳，石風社，2011
小門穂『フランス生命倫理法——生殖医療の用いられ方』ナカニシヤ出版，2015
小松秀樹『慈恵医大青戸病院事件——医療の構造と実践的倫理』日本経済評論社，2004
小松美彦『自己決定権は幻想である』洋泉社新書，2004
小松美彦・香川知晶編著『メタバイオエシックスの構築へ——生命倫理を問い直す』NTT出版，2010
近藤均ほか編『生命倫理事典』太陽出版，新版増補2010
佐藤孝道『出生前診断——いのちの品質管理への警鐘』有斐閣選書，1999
澤登俊雄編著『現代社会とパターナリズム』ゆみる出版，1997
島薗進『いのちの始まりの生命倫理——受精卵・クローン胚の作成・利用は認められるか』春秋社，2006
シンガー，ピーター『実践の倫理』山内友三郎ほか監訳，昭和堂，1991
──『生と死の倫理——伝統的倫理の崩壊』樫則章訳，昭和堂，1998
──「すべての動物は平等である」『人命の脱神聖化』浅井篤ほか監訳，晃洋書房，2007
スミス，T. U. M.『生命観の歴史』上下，八杉龍一訳，1981
関根清三・竹内裕「旧約聖書──「生かされてある」生」，関根清三編『死生観と生命倫理』東京大学出版会，1999
関根清三『倫理の探索——聖書からのアプローチ』中公新書，2002
立岩真也『私的所有論』勁草書房，1997
WHO「遺伝医学における倫理的諸問題の再検討」日本人類遺伝学会会員有志訳，2003
玉井真理子ほか編『子どもの医療と生命倫理　資料で読む』第2版，法政大学出版局，2012
丹波康頼撰『医心方』槇佐和子訳，筑摩書房
柘植あづみ『生殖技術——不妊治療と再生医療は社会に何をもたらすか』みすず書房，2012
寺尾五郎『「自然」概念の形成史——中国・日本・ヨーロッパ』農山漁村文化協会，2002
ドイツ連邦議会審議会答申『人間の尊厳と遺伝子情報』松田純監訳，知泉書館，2004
──『受精卵診断と生命政策の合意形成』松田純監訳，知泉書館，2006
東京医科歯科大学生命倫理研究センター『ポストゲノム時代の医療倫理』医学出版，2006
中川米造『医学の不確実性』日本評論社，1996
仲正昌樹ほか『「人体実験」と法——金沢大学付属病院無断臨床試験訴訟をめぐって』御茶の水書房，2006
──『「先端医療」の落とし穴——姫路赤十字病院小児リンパ腫男児死亡訴訟をめぐって』御茶の水書房，2008
成澤光「生命政策の基礎理論——対象・理念・原則」『日本公共政策学会年報』1999
──「都市社会の成立」『政治のことば』平凡社選書，1984，講談社学術文庫，2012

額賀淑郎『生命倫理委員会の合意形成　日米比較研究』勁草書房，2009
橳島次郎『先端医療のルール——人体利用はどこまで許されるのか』講談社現代新書，2001
浜口吉隆『キリスト教からみた生命と死の医療倫理』東信堂，2001
ビーチャム，トム・L.，チルドレス，ジェイムズ・F.『生命医学倫理』永安幸正ほか訳，成文堂，1997
──『生命医学倫理』第5版，立木教夫ほか訳，麗澤大学出版会，2009
樋口範雄「患者の自己決定権」『岩波講座　現代の法 14　自己決定権と法』岩波書店，1998
尾藤誠司編『医師アタマ——医師と患者はなぜすれ違うのか』医学書院，2007
──『「医師アタマ」との付き合い方』中公新書ラクレ，2010
ヒポクラテス『古い医術について』小川政恭訳，岩波文庫，1963
平田厚『増補　知的障害者の自己決定権』エンパワメント研究所，2002
フォックス，レネー・C.『生命倫理をみつめて——医療社会学者の半世紀』中野真紀子訳，みすず書房，2003
ベルキン，リサ『いつ死なせるか——ハーマン病院倫理委員会の六カ月』宮田親平訳，文藝春秋，1994
ホール，T. S.『生命と物質　生理学思想の歴史』長野敬訳，平凡社，上 1990，下 1992
松田純『遺伝子技術の進展と人間の未来——ドイツ生命環境倫理学に学ぶ』知泉書館，2005
──監訳『ドイツ連邦議会審議会答申　人間の尊厳と遺伝子情報』知泉書館，2005
──監訳『受精卵診断と生命政策の合意形成』2006，知泉書館
光石忠敬・橳島次郎・栗原千絵子「研究対象者保護法要綱試案——生命倫理法制上最も優先されるべき基礎法として」『臨床評価』2003
宗岡嗣郎「自由の法理——共生の現実の中で」『三島淑臣教授古稀祝賀　自由と正義の法理念』成文堂，2003
吉村昭『冷たい夏，熱い夏』新潮文庫，1990
ヨナス，ハンス『責任という原理——科学技術文明のための倫理学の試み』加藤尚武監訳，東信堂，2000
米本昌平『バイオポリティクス——人体を管理するとはどういうことか』中公新書，2006
ヨハネ・パウロ二世『いのちの福音』裏辻洋二訳，カトリック中央協議会，1996 年
読売新聞社編『憲法改正　読売試案二〇〇四年』中央公論新社，2004
ロスマン，デイヴィッド『医療倫理の夜明け——臓器移植・延命治療・死ぬ権利をめぐって』酒井忠昭監訳，晶文社，2000
ロック，マーガレット「「自然な身体」という神話」藤井明訳，『現代思想』26 巻 11 号，1998
Henk ten Have (ed.) *Encyclopedia of Global Bioethics*, Springer International Publishing Switzerland 2016

第 1 章　生殖補助医療

安藤畫一『人間の人工授精』杏林書院，1961
──，賀川豊彦のコメント，「人工授精児生まる？──安藤博士の施術に各界から是非論」『週刊家庭朝日』1949 年 9 月 10 日
飯塚理八「体外受精の現状と展望」，厚生省健康政策局医事課編『生命と倫理について考える──生命と倫理に関する懇談報告』医学書院，1985
家田荘子『不妊　赤ちゃんがほしい』幻冬舎アウトロー文庫，2007
石原理「英国 Human Fertilisation and Embryology Act の改正」，青木清他編『医科学研究の自由と規制』上智大学出版，2011
──『生殖医療の衝撃』講談社現代新書，2016
歌代幸子『精子提供──父親を知らない子どもたち』新潮社，2012
遠藤直哉『危機にある生殖医療への提言』近代文芸社，2004
大野和基『代理出産──生殖ビジネスと命の尊厳』集英社新書，2009
岡垣竜吾・石原理「生殖補助医療とは」，神里彩子・成澤光編『生殖補助医療』信山社，2008
──「ART 成績の国際比較」『周産期医学』42 巻 8 号，2012
香川知晶「われわれはいかなる世界を望むのか──フランス生命倫理法改正と保健医療民主主義」(『現代宗教』2019)
神里彩子・成澤光編『生殖補助医療』信山社，2008
河合蘭『卵子老化の真実』文春新書，2013
教皇庁教理省『生命のはじまりに関する教書』カトリック中央協議会，1987
草薙厚子著，黒田優佳子監修『本当は怖い不妊治療』SB 新書，2017
黒田優佳子『不妊治療の真実』幻冬舎，2015
小池隆一ほか編『人工授精の諸問題』1960
小門穂『フランス生命倫理法──生殖医療の用いられ方』ナカニシヤ出版，2015
コリア，ジーナ『マザー・マシン──知られざる生殖技術の実態』斎藤千香子訳，作品社，1993
櫻田嘉章ほか『生殖補助医療と法』(学術会議叢書 19) 日本学術協力財団，2012
貞岡美伸「代理出産を容認する条件の検討──ケアリングによる身体の道具化の克服をめぐって」『立命館人間科学研究』15，2007
シャーウィン，スーザン『もう患者でいるのはよそう』岡田雅勝ほか訳，勁草書房，1998
須藤みか『エンブリオロジスト──受精卵を育む人たち』小学館，2010
スパー，デボラ・L.『ベビー・ビジネス──生命を売買する新市場の実態』椎野淳訳，ランダムハウス講談社，2006

生命倫理研究会『1991 年度　生殖技術研究チーム研究報告書　出生前診断を考える』1992

仙川環『聖母　ホスト・マザー』徳間文庫，2010

総合研究開発機構・川井健共編『生命科学の発展と法──生命倫理法試案』有斐閣，2001

総合研究開発機構編，藤川忠宏著『生殖革命と法──生命科学の発展と倫理』日本経済評論社，2002

総合研究開発機構・川井健共編『生命倫理法案──生殖医療・親子関係・クローンをめぐって』商事法務，2005

チェスラー，フィリス『代理母　ベビーM事件の教訓』平凡社，1993

柘植あづみ『文化としての生殖技術──不妊治療にたずさわる医師の語り』松籟社，1999

──ほか『妊娠──あなたの妊娠と出生前診断の経験をおしえてください』洛北出版，2009

──『妊娠を考える──〈からだ〉をめぐるポリティクス』NTT 出版，2010

長沖暁子ほか「AID 当事者の語りから見る配偶子・胚提供が性・生殖・家族観に及ぼす影響」科学研究費補助金基盤研究（B）研究成果報告書，2005

長島隆ほか編『生殖医学と生命倫理（生命医学コロッキウム 1）』太陽出版，2001

西日本生命倫理研究会編『生命倫理の再生に向けて──展望と課題』青弓社，2004

橳島次郎『先端医療のルール──人体利用はどこまで許されるのか』講談社現代新書，2001

根津八紘『代理出産──不妊患者の切なる願い』小学館文庫，2001

非配偶者間人工授精によって生まれた人の自助グループ（GOD）『子どもが語る AID』同グループ，2007

平井美帆『あなたの子宮を貸して下さい』講談社，2006

プロッツ，デイヴィッド『ジーニアス・ファクトリー「ノーベル賞受賞者精子バンク」の奇妙な物語』酒井泰介訳，早川書房，2005

松川正毅『医学の発展と親子法』有斐閣，2008

南貴子『人工授精におけるドナーの匿名性廃止と家族──オーストラリア・ビクトリア州の事例を中心に』風間書房，2010

向井亜紀『家族未満』小学館，2007

村重慶一「死後生殖子の法的地位」『判例タイムズ』1207 号 32 頁

メンデルソン，ロバート『医者が患者をだますとき〈女性篇〉』弓場隆訳，草思社，2001

モンチ，オリビア『大好きなあなただから，真実を話しておきたくて──精子・卵子・胚の提供により生まれたことを子どもたちに話すための親向けガイド』才村眞理訳，帝塚山大学出版会，2011

European Society of Human Reproduction and Embryology（ESHRE）編集『生殖医療をめぐるバイオエシックス』鈴森薫訳，2009

ワーノック，メアリー『生命操作はどこまで許されるか——人間の受精と発生学に関するワーノック・レポート』上見幸司訳，協同出版，1992
和田幹彦「3人のDNAを継ぐ子を認める法改正——英国の新「ヒト受精及び胚研究法」」『法学志林』113巻2号，2015年11月
Henk ten Have (ed.) *Encyclopedia of Global Bioethics*, Springer International Publishing Switzerland 2016
International Federation of Fertility Societies, Surveillance 2016

第2章　人工妊娠中絶

アダムス，マーク・B.『比較「優生学」史——独・仏・伯・露における「良き血筋を作る技術」の展開』佐藤雅彦訳，現代書館，1998
石井美智子「英国「1967年堕胎法」の成立過程」『都立大学法学雑誌』21巻2号，1984
ウイルキー博士・ウイルキー夫人『わたしの生命を奪わないで——人工中絶に関するQ&A』菊田昇訳，燦葉出版社，1991
上田健二ほか訳「ドイツ新妊娠中絶法——「妊婦および家族援助法改正案」とその理由書」『同志社法学』Vol. 47, No. 6, 1996
江花優子『11時間　お腹の赤ちゃんは「人」ではないのですか』小学館，2007
大谷徹郎・遠藤直哉編著『はじまった着床前診断』はる書房，2005
緒方房子『アメリカの中絶問題——出口なき論争へ』明石書店，2006
荻野美穂『中絶論争とアメリカ社会——身体をめぐる戦争』岩波書店，2001
小椋宗一郎「「妊娠葛藤」とは何か——妊娠中絶に関するドイツの法制度の確立」『社会思想史学会大会報告集』2006
―――「ドイツにおける「妊娠葛藤相談」について——義務づけられた相談を巡る諸問題」『生命倫理』通巻18号，2007
落美都里「子どもの将来から見る「赤ちゃんポスト」——ドイツの現状と比較して」(国立国会図書館調査及び立法考査局編『レファレンス』2008年6月号)
小俣和一郎『ナチス　もう一つの大罪——「安楽死」とドイツ精神医学』人文書院，1995
外務省監訳『国際人口・開発会議行動計画』世界の動き社，1996
香川知晶『生命倫理の成立——人体実験・臓器移植・治療停止』勁草書房，2000
カス，レオン・R.編著『治療を超えて——バイオテクノロジーと幸福の追求（大統領生命倫理評議会報告書）』倉持武監訳，青木書店，2005
金沢文雄「妊娠葛藤相談の導入への提言——ドイツの「妊婦と家族援助改正法」を参考にして」『岡山商科大学法学論叢』第10号，2002
河合蘭『出生前診断——出産ジャーナリストが見つめた現状と未来』朝日新書，2015
キュール，シュテファン『ナチ・コネクション』麻生九美訳，明石書店，1999

教皇庁教理省『生命の始まりに関する教書』カトリック中央協議会訳，1996

クレー，エルンスト『第三帝国と安楽死』松下正明監訳，批評社，1999

ケヴルズ，ダニエル『優生学の名の下に──「人類改良」の悪夢の百年』西俣総平訳，朝日新聞社，1993

小泉英一『堕胎罪の研究』雄渾社，1956

上坂昇『神の国アメリカの論理──宗教右派によるイスラエル支援，中絶・同性結婚の否認』明石書店，2008

小門穂「死亡胎児の法的取り扱いについて──遺体としての尊厳と感染性廃棄物との間で」『助産雑誌』60巻2号，2006

児玉勇二『性教育裁判──七生養護学校事件が残したもの』岩波ブックレット，2009

左合治彦ほか編『産科実践ガイド── EBMに基づく成育診断サマリー』診断と治療社，2009

佐藤孝道『染色体異常の出生前診断と母体血清マーカー試験』新興医学出版社，1996

──『出生前診断──いのちの品質管理への警鐘』有斐閣選書，1999

──「産婦人科医にとっての母体保護法」，斎藤有紀子編著『母体保護法とわたしたち』明石書店，2002，所収

シャーウィン，スーザン『もう患者でいるのはよそう』岡田雅勝ほか訳，勁草書房，1998

シンガー，ピーター『実践の倫理』山内友三郎ほか監訳，昭和堂，1991

田口朝子「妊娠葛藤の質的構造」『生命倫理』Vol. 22, No. 1, 2012

玉井邦夫『瞬間を重ねて──「障害児」のいる暮らし』ひとなる書房，1994

玉井真理子「世界保健機構（WHO）による遺伝医療に関するガイドラインと「優生学」」『信州大学医療技術短期大学部研究紀要』23号，1998

──「ドイツの胎児条項廃止とドイツ人類遺伝学会声明」，齋藤有紀子編著『母体保護法とわたしたち』明石書店，2002

田村正徳・玉井真理子『新生児医療現場の生命倫理──「話し合いのガイドライン」をめぐって』メディカ出版，2005

土屋貴志「「生まれなかったほうがよかったいのち」とは？──障害新生児の治療停止を支える価値観」，浅井美智子・柘植あづみ編『つくられる生殖神話──生殖技術・家族・生命』制作同人社，1955

トゥーリー，マイケル「胎児は人格を持つか」，加藤尚武ほか編『バイオエシックスの基礎──欧米の「生命倫理」論』東海大学出版会，1988

ドゥオーキン，ロナルド『ライフズ・ドミニオン──中絶と尊厳死そして個人の自由』水谷英夫ほか訳，信山社，1998

トロンブレイ，スティーブン『優生思想の歴史──生殖への権利』藤田真利子訳，明石書店，2000

内閣府政策統括官『少子化社会に関する国際意識調査報告書』2006

中野東禅『中絶・尊厳死・脳死・環境──生命倫理と仏教』雄山閣出版，1998

仁志田博司ほか「周産期の倫理」『産婦人科の世界』第三十七巻冬期増刊号, 1985年12月
──ほか「新生児医療における倫理的観点からの意思決定」『日本新生児学会誌』第二十三巻第一号, 1987年3月
──『出生をめぐるバイオエシックス──周産期の臨床にみる「母と子のいのち」』メジカルビュー社, 1999
西山千恵子・柘植あづみ編著『文部省／高校「妊活」教材の嘘』論創社, 2017
日本印度学仏教学会「仏教と生命倫理についてのアンケート」『印度学仏教学研究』第41巻1号, 1993年12月
二文理明・椎木章『福祉国家の優生思想──スウェーデン発強制不妊手術報道』明石書店, 2000
原田皐月「獄中の女より男に」(『青鞜』第五巻六号, 1915年6月), 折井美耶子編集／解説『性と愛をめぐる論争』ドメス出版, 1991
ブーバー, マルティン『我と汝・対話』植田重雄訳, 岩波文庫, 1979
藤野豊『日本ファシズムと優生思想』かもがわ出版, 1998
船戸正久「新生児における看取りの医療」『周産期医学』29, 1999
グレゴリー・E. ペンス『医療倫理──よりよい決定のための事例分析1』宮坂道夫ほか訳, みすず書房, 2000
ビンディング, カール, ホッヘ, アルフレート『「生きるに値しない生命」とは誰のことか──ナチス安楽死思想の原典を読む』森下直貴ほか訳, 窓社, 2001
堀内捷三『刑法各論』有斐閣, 2003
松田純監訳『受精卵診断と生命政策の合意形成』2006, 知泉書館
丸山英二「アメリカにおける先天性障害児の出生と不法行為責任」, 唄孝一ほか編『家族と医療──その法学的考察』弘文堂, 1995
森崎和江『いのち, 響きあう』藤原書店, 1998
山本由美子「フランスにおける出生前診断の現状と胎児理由によるIVGの危機」『生命倫理』通巻18号, 2007
ユネスコ『国際セクシュアリティ教育ガイダンス』浅井春夫ほか訳, 明石書店, 2017
吉益脩夫『優生学』南江堂, 1961
ワイヤー, ロバート・F.『障害新生児の生命倫理──選択的治療停止をめぐって』高木俊一郎ほか監訳, 学苑社, 1991

第3章　遺伝医療と再生医療

東江一紀ほか『複製されるヒト』翔泳社, 1998
秋葉悦子訳著『ヴァチカン・アカデミーの生命倫理──ヒト胚の尊厳をめぐって』知泉書館, 2005

アメリカ科学・技術・医療アカデミー「ヒトゲノム編集　科学，倫理，ガバナンス」Human Genome Editing: Science, Ethics, and Governance. National Academies Press, 2017
――「遺伝子ドライブの兆し――科学の前進，不確実性の制御，研究と公共的価値との調整」Gene Drives on the Horizon: Advancing Science, Navigating Uncertainty, and Aligning Research with Public Values. National Academies Press, 2016
粟屋剛『人体部品ビジネス――「臓器」商品化時代の現実』講談社，1999
アンドルーズ，L. ほか『人体市場――商品化される臓器・細胞・DNA』野田亮ほか訳，岩波書店，2002
イングリッシュ，ヴェロニカ「英国 2004 年人体組織法とその影響」，樋口範雄ほか編『生命倫理と法 II』弘文堂，2007
ウェクスラー，アリス『ウェクスラー家の選択――遺伝子診断と向き合った家族』武藤香織ほか訳，新潮社，2003
宇津木伸ほか「人体由来物質の研究利用――イギリスの新しい「人体組織法」」『東海法科大学院論集』1 号，69 頁，2006
カス，レオン・R.『生命操作は人を幸せにするのか――蝕まれる人間の未来』堤理華訳，日本教文社，2005
――編著『治療を超えて――バイオテクノロジーと幸福の追求（大統領生命倫理評議会報告書）』倉持武監訳，青木書店，2005
神里彩子「ヒトと動物のキメラを作成する研究はどこまで認められるか？」『生命倫理』Vol. 21, No. 1, 2011
教皇庁立生命アカデミー「ヒト胚性幹細胞の作製及び科学的・治療的用途に対する宣言」秋葉悦子訳，長島隆ほか編『生殖医学と生命倫理』太陽出版，2001
濃沼信夫監訳『遺伝子検査ガイドライン　アメリカ特別委員会最終報告書』厚生科学研究所，2000
ゴスデン，ロジャー『デザイナー・ベビー』堤理華訳，原書房，2002
佐藤孝道『染色体異常の出生前診断と母体血清マーカー試験』新興医学出版社，1996
――「産婦人科医にとっての母体保護法」，斎藤有紀子編著『母体保護法とわたしたち』明石書店，2002，所収
島薗進「増進的介入と生命の価値――気分操作を例として」『生命倫理』Vol. 15, No. 1, 2005
――『いのちの始まりの生命倫理――受精卵・クローン胚の作成・利用は認められるか』春秋社，2006
Bill Joy, Why the future doesn't need us, *WIRED*, April 2000
ストック，グレゴリー『それでもヒトは人体を改変する――遺伝子工学の最前線から』垂水雄二訳，早川書房，2003
生命環境倫理ドイツ情報センター編，松田純ほか訳『エンハンスメント――バイオテクノロジーによる人間改良と倫理』知泉書館，2007

瀧井宏臣『人体ビジネス――臓器製造・新薬開発の近未来』岩波書店，2005

WHO, Review of Ethical Issues in Medical Genetics, 2003. 日本人類遺伝学会会員有志訳「遺伝医学における倫理的諸問題の再検討」

玉井邦夫『瞬間を重ねて――「障害児」のいる暮らし』ひとなる書房，1994

玉井真理子ほか『捨てられるいのち，利用されるいのち――胎児組織の研究利用と生命倫理』生活書院，2009

土屋敦「エンハンスメント論争をめぐる見取り図――歴史的源泉と現在的争点を中心に」，上田昌文ほか編『エンハンスメント論争――身体・精神の増強と先端科学技術』社会評論社，2008

出口斎『ヒトES細胞研究は容認できるか』大本本部神教宣伝部，2000

ドーキンス，リチャード「クローニング，何が悪い」，ナスバウム，マーサ・C.ほか編『クローン，是か非か』中村桂子ほか訳，産業図書，1999

長島隆ほか編『生殖医学と生命倫理（生命医学コロッキウム1）』太陽出版，2001

橳島次郎・出河雅彦『移植医療』岩波新書，2014

旗手俊彦「幹細胞を用いた臨床研究の倫理的問題点とその公的規制論議への提言」，坂井昭宏ほか編著『バイオエシックスの展望』東信堂，2004

服部篤美「望まない妊娠出産事件―― PM病事件」『医療法判例百選』No. 183，2006

フクヤマ，フランシス『人間の終わり――バイオテクノロジーはなぜ危険か』鈴木淑美訳，2002，ダイヤモンド社

The President's Council on Bioethics, *Human Cloning and Human Dignity*, with a foreword by Leon R. Kass, 2002

ベリヴィエ，フロランスほか『バイオバンク――先端医療を支えるインフラの現状と課題』桃木暁子訳，白水社，文庫クセジュ，2012

蒔田芳男・羽田明「生命保険加入における遺伝情報の取り扱いに関する現状と問題点」『日本マススクリーニング学会誌』14巻1号，2004

マッキベン，ビル『人間の終焉――テクノロジーはもう十分だ！』山下篤子訳，河出書房新社，2005

武藤香織ほか「「家族愛」の名のもとに――生体肝移植をめぐって」『家族社会学研究』14巻2号，2003

山本龍彦ほか「アメリカ遺伝情報差別禁止法」『年報医事法学』24，2009

米本昌平「ヒトゲノム研究に関する基本原則――その意味と問題点」『ジュリスト』1193号，2001

臨床検査標準協議会「遺伝子関連検査に関する日本版ベストプラクティスガイドライン」解説版，2010

第 4 章　臓器移植

相川厚『日本の臓器移植——現役腎移植医のジハード』河出書房新社，2009
阿部知子「文化としての死の解体と人間解体を招く〈脳死・臓器移植〉」，近藤誠ほか編『わたしは臓器を提供しない』洋泉社新書 y，2000
大阪大学附属病院看護婦労働組合編『臓器摘出は正しかったか——「脳死」と臓器移植をめぐって』あずさ書店，1991
科学技術文明研究所『生きている提供者の保護のための臓器移植法改正・試案』（CLSS 提言 No. 1）2003
加地伸行『儒教とは何か』中公新書，1990
川喜田愛郎『医学への招待　生命・病気・医療』日本看護協会出版会，1990
川野雅資編『臓器移植のメンタルヘルス』中央法規出版，2001
共同通信社社会部・移植取材班編著『凍れる心臓』共同通信社，1998
黒須三恵「「脳死見直し」案の検討——子どもの脳死判定基準を中心に」，倉持武ほか編『生命倫理コロッキウム 2　臓器移植と生命倫理』太陽出版，2003
高知新聞社会部「脳死移植」取材班『脳死移植——いまこそ考えるべきこと』河出書房新社，2000
後藤正治『生体肝移植——京大チームの挑戦』岩波新書，2002
小松美彦『脳死・臓器移植の本当の話』PHP 新書，2004
──ほか編『いのちの選択——今，考えたい脳死・臓器移植』岩波ブックレット，2010
近藤孝「高知赤十字病院での「脳死」第一例患者に対する臨床医学的検討」『臨床死生学』Vol. 5, No. 1, 2000
坂井建雄『人体観の歴史』岩波書店，2008
坂井律子『ルポルタージュ出生前診断——生命誕生の現場に何が起きているのか？』NHK 出版，1999
澤井繁男『臓器移植体験者の立場から』中央公論新社，2000
──『腎臓放浪記　臓器移植者からみた「いのち」のかたち』平凡社新書，2005
篠原睦治『脳死・臓器移植，何が問題か』現代書館，2001
城下裕二編『生体移植と法』日本評論社，2009
城山英巳『中国臓器市場』新潮社，2008
愼蒼健「儒教と生命倫理の可能性」，小松美彦・土井健司編『宗教と生命倫理』ナカニシヤ出版，2005
新村拓『死と病いと看護の社会史』法政大学出版局，1989
──『在宅死の時代——近代日本のターミナルケア』法政大学出版局，2001
杉本健郎『子どもの脳死・移植』クリエイツかもがわ，2003
ターナー，B. S.『身体と文化——身体社会学試論』小口信吉ほか訳，文化書房博文社，

1999
高月義照「日本人の死生観と臓器移植の倫理」，須藤正親ほか『なぜ日本では臓器移植がむずかしいのか——経済・法律・倫理の側面から』東海大学出版会，1999
竹内一夫『改訂新版　脳死とは何か』講談社ブルーバックス，2004
立花隆『脳死臨調批判』中央公論新社，1992，中公文庫，1994
趙炳宣「日本と韓国の臓器移植法に関する比較法的考察」，倉持武ほか編『生命倫理コロッキウム2　臓器移植と生命倫理』太陽出版，2003
津城寛文「神道世界の死生観から」，小松美彦・土井健司編『宗教と生命倫理』ナカニシ出版，2005
東大PRC（患者の権利検討会）企画委員会編『脳死』増補改訂版，1986
「特集「家族愛」の名の下に：生体肝移植をめぐって」『家族社会学研究』14巻2号，2003
中島みち『見えない死——脳死と臓器移植』文藝春秋，1985
——『脳死と臓器移植法』文春新書，2000
中村暁美『長期脳死——娘友里と生きた一年九ヶ月』岩波書店，2009
中山研一・福間誠之編著『臓器移植法ハンドブック』日本評論社，1998
波平恵美子『脳死・臓器移植・がん告知』福武書店，1988
成澤光「脳死臓器移植・プライバシー・生命政策」，関根清三編『死生観と生命倫理』東京大学出版会，1999
西河内靖泰「生体移植の現状——京大病院生体肝移植ドナー死亡事例」，臓器移植法改正を考える国会議員勉強会編『脳死論議ふたたび——改正案が投げかけるもの』社会評論社，2005
日本移植学会編『臓器移植ファクトブック2017』
日本医療機器テクノロジー協会編『特定保険医療材料ガイドブック』2018年版
日本カトリック司教協議会教理委員会訳・監修『カトリック教会のカテキズム』カトリック中央協議会，2002
日本胸部外科学会臓器移植問題特別委員会編『心臓移植・肺移植　技術評価と生命倫理に関する総括レポート』1991年
日本弁護士連合会人権擁護委員会『心臓移植事件調査報告書』1972年
日本弁護士連合会「臓器移植法の見直しに関する意見書」2002
橳島次郎『脳死・臓器移植と日本社会——死と死後を決める作法』弘文堂，1991
——「脳死と移植をめぐる政策課題」『臨床死生学』vol. 5, no. 1, 2000年5月
——「生体移植の公的規制のあり方——臓器移植法改正試案」，城下裕二編『生体移植と法』日本評論社，2009
橳島次郎・出河雅彦『移植医療』岩波新書，2014
脳死・臓器移植に反対する市民会議『脳死・臓器移植を問う』技術と人間社，1991
野本亀久雄『臓器移植——生命重視型社会の実現のために』ダイヤモンド社，1999
平野恭子『検証　脳死・臓器移植——透明な医療をどう確保するか』岩波ブックレット，

2000

フェルドマン,エリック・A.『日本における権利のかたち』現代人文社,2003

フォックス,レネイ,スウェイジー,ジュディス『臓器交換社会』森下直貴ほか訳,青木書店,1999,原著1992

藤田真一『植物人間の記録』朝日新聞社,1977

ベリヴィエ,フロランスほか『バイオバンク――先端医療を支えるインフラの現状と課題』桃木暁子訳,白水社,文庫クセジュ,2012

ペンス,グレゴリー・E.『医療倫理――よりよい決定のための事例分析 2』宮坂道夫ほか訳,みすず書房,2001

町野朔代表「臓器移植の法的事項に関する研究(1)――特に「小児臓器移植」に向けての法改正のあり方」,平成11年度厚生科学研究費補助金「免疫・アレルギー等研究事業」(臓器移植部門)研究報告書,2000年3月

――ほか編『臓器移植法改正の問題点』信山社,2004

――「脳死臓器移植」について」『年報医事法学』20,2005

丸山優二・NHKスペシャル「人体」取材班『人体 神秘の巨大ネットワーク 臓器たちは語り合う』NHK出版新書,2019

向井承子『脳死移植はどこへ行く?』晶文社,2001

森岡正博『生命学に何ができるか――脳死・フェミニズム・優生思想』勁草書房,2001

柳田邦男『犠牲』文春文庫,1999

山口研一郎・関藤泰子『友紀ちゃんありがとう――「脳死」を看続けた母と医師の記録』社会評論社,増補改訂版,1997

山口研一郎ほか『脳死臓器移植 拒否宣言』主婦の友社,2000

山本孝史『議員立法――日本政治活性化への道』第一書林,1998

ヨハネ・パウロ二世『いのちの福音』裏辻洋二訳,カトリック中央協議会,1996年

ロック,マーガレット『脳死と臓器移植の医療人類学』坂川雅子訳,みすず書房,2004

和田心臓移植を告発する会『和田心臓移植を告発する――医学の進歩と病者の人権』保健同人社,1970

和田寿郎「心臓移植の臨床知見とその考察」『日本胸部外科学会雑誌』18巻7号,1970年7月

第5章　終末期医療

秋葉悦子「積極的安楽死違法論再構築の試み――「人間の尊厳」は「死への自己決定権」ではなく「生命の価値」を導く」,飯田亘之ほか編『終末期医療と生命倫理』生命倫理コロッキウム4,太陽出版,2008

アンベール,ヴァンサン『僕に死ぬ権利をください』山田知子訳,NHK出版

入江吉正『死への扉――東海大学安楽死殺人』新潮社,1996

植竹日奈ほか『ALS・告知・選択――「人工呼吸器をつけますか？」』メディカ出版，2004

大津秀一『死学――安らかな終末を，緩和医療のすすめ』小学館，2007

奥野善彦『安楽死事件――模擬裁判を通してターミナルケアのあり方を問う』医学書院，1994

甲斐克則「法律からみた尊厳死」，医療教育情報センター編『尊厳死を考える』中央法規出版，2006

――「尊厳死問題ガイドライン要綱私案」，医療情報センター編『尊厳死を考える』中央法規出版，2006

――『安楽死と刑法』成文堂，2003

――『尊厳死と刑法』成文堂，2004

カイゼル，ベルト『死を求める人々』畔上司訳，角川春樹事務所，1998

香川知晶『死ぬ権利――カレン・クインラン事件と生命倫理の転回』勁草書房，2006

柏木哲夫『死にゆく患者の心に聴く――末期医療と人間理解』中山書店，1996

加藤太喜子「「医学的無益」はいかなる場面で有効な概念か――医学的無益再考」『生命倫理』Vol. 21 No. 1, 2011

加藤泰史「「尊厳」概念のアクチュアリティ」『思想』特集，岩波書店，2017 年 2 月号

神居文彰ほか『臨終行儀　日本的ターミナル・ケアの原点』北辰堂，1993

蒲生忍，マッコーミック，トーマス「ワシントン州尊厳死法の成立」『生命倫理』Vol. 20, No. 1, 2010. Sep.

キヴォキアン，ジャック『死を処方する』松田和也訳，青土社，1999

季刊メディカル・トリートメント編集部編『四つの死亡時刻』さいろ社，1992

共同通信社編『生の時，死の時』共同通信社，1997

久山亜耶子・岩田太「尊厳死と自己決定権――オレゴン州尊厳死法を題材に」，樋口範雄ほか編『生命倫理と法』弘文堂，2005

クリスタキス，N. A.『死の予告――医療ケアにおける予言と予後』進藤雄三監訳，ミネルヴァ書房，2006

ケスラー，デヴィッド『死にゆく人の 17 の権利』椎野淳訳，集英社，1998

洪性珉「韓国の終末期ケア――延命医療決定法を中心に」『比較法研究』80 号，2018

小松美彦『生権力の歴史――脳死・尊厳死・人間の尊厳をめぐって』青土社，2012

斎藤義彦『死は誰のものか――高齢者の安楽死とターミナルケア』ミネルヴァ書房，2002

佐野広美「がん治療医から緩和ケア病棟への切れ目のない連携のために」『腫瘍内科』21 巻 3 号，2018 年 3 月

三条裕子「人工呼吸器を装着した子どもの母親の語り――意思決定プロセスとわが子への思い」，坂井昭宏ほか編著『バイオエシックスの展望』東信堂，2004

ソンダース，シシリーほか『死に向かって生きる――末期癌患者のケア・プログラム』医学書院，1990

――『ホスピス――その理念と運動』岡村昭彦訳，雲母書房，2006

タック，ペーター「オランダにおける緩和的鎮静と安楽死」『ジュリスト』1308，2006
―――『オランダ医事刑法の展開』甲斐克則編訳，慶応義塾大学出版会，2009
塚本泰司「終末期医療のルール化は可能か――臨床医の立場から」『年報医事法学』2009
恒藤暁『最新緩和医療学』最新医学社，1999
ドイツ連邦議会審議会中間答申『人間らしい死と自己決定――終末期における事前指示』山本達ほか訳，知泉書館，2006
ドゥブレイ，S.『シシリー・ソンダース』若林一美ほか訳，日本看護協会出版会
中島みち『「尊厳死」に尊厳はあるか』岩波新書，2007
生井久美子『人間らしい死を求めて――ホスピス・「安楽死」・在宅死』岩波書店，1999
成澤光「認知症の母の介護とエリザベス・キューブラー・ロス」，国際基督教大学宗務部編『大学礼拝メッセージ集』8，2009
日本カトリック司教協議会教理委員会訳・監修『カトリック教会のカテキズム』カトリック中央協議会，2002
バッテル，P.『カレン・アンの永い眠り』常盤新平訳，講談社，1979
ヒル，T. P.，シャーリー，D.『望ましい死――人生の終わりのより良い選択のために』白井徳満・幸子訳，誠信書房，1998
ビンディング，カール，ホッヘ，アルフレート『「生きるに値しない生命」とは誰のことか――ナチス安楽死思想の原典を読む』森下直貴ほか訳，窓社，2001
ヘンディン，ハーバート『操られる死――〈安楽死〉がもたらすもの』時事通信社，大沼安史他訳，2000
町野朔ほか編『安楽死・尊厳死・末期医療 資料・生命倫理と法Ⅱ』信山社，1997
マッカーン，チャールズ・F.『医師はなぜ安楽死に手を貸すのか』杉谷浩子訳，中央書院，2000
松田純『安楽死・尊厳死の現在――最終段階の医療と自己決定』中公新書，2018
村瀬正光ほか「わが国の緩和ケア病棟における宗教家の活動の現状」日本死の臨床研究会，研究助成報告書，2011
盛永審一郎『安楽死法――ベネルクス三国の比較と資料』東信堂，2016
矢澤昇治『殺人罪に問われた医師 川崎協同病院事件 終末期医療と刑事責任』現代人文社，2008
ロウ，バーナード『医療の倫理ジレンマ』北野喜良ほか訳，西村書店，2003

あとがき

　本書は，主として法政大学法学部政治学科において，1994〜2009年度に「生命政治論」と題して講義した記録を元に，その後データを更新し，構成も若干変更するなどの加筆をしたものです。講義題目についても，内容についても，先例がほとんどなかったため，試行と錯誤を繰り返しましたが，幸い学生たちの関心は高く，ゼミ生たちは自主的に毎年シンポジウムなどを企画して活発に活動してくれました。

　そのころの学生たちの熱意が感じられる記録があります。1999年度のゼミ主催シンポジウムに講師として来て頂いた，東京医科歯科大学の奈良信雄教授（血液病学）がこう書いておられます。

　「たまたまこの原稿を書いている途中で，法政大学の公開シンポジウムに駆り出された。主催は法学部の生命政治論ゼミナールで，テーマは「遺伝子診断のいま，そしてこれから──問われる生命の質」というものであった。（中略）ほぼ四時間のシンポジウムの後，ゼミ参加学生一九名と大学内で懇談のためのコンパが開かれた。学生たちは政治学を専攻しており，医学や医療とは無縁であった。ところが，生命政治論というのをゼミのテーマにしているだけに，学生たちは「尊厳死」「安楽死」「脳死移植」「植物人間」などといった大きなテーマを，私に次々に投げかけてきた。口角泡をとばしての議論になった。（中略）ビールグラスに口を運ぶ暇もなかった。医学部の教育に私はもう二〇年以上も関わっている。が，医学生とこれほど生命そのものについての激論を交わしたことはついぞない。医学生はそれこそ医学についてのサイエンスやアートの習得で雁字搦めになっている。じっくり生命の質など考える余裕はない。法学部の学生のように，むしろ医学には第三者のほうが，ゆっくりそして真剣に考えることができるのかもしれない（中略）人間

の生命を扱う以上，医学部教育の中にも生命倫理をじっくり考える時間をつくるべきであると思う」(『地獄の沙汰も医者しだい——問われる医療システムと医師の資質』集英社，2000，89-90頁)。

　奈良先生のほか，「生命政治論」講義の特別講師として，あるいはシンポジストとして大学にお越し頂いたり，ゼミ生たちが直接お訪ねして教えを受けた以下の方々に深く感謝申し上げます。

　飯塚理八，家西悟，井口一成，岩澤倫彦，上川あや，大野明子，岡慎一，小野充一，川田龍平，川人博，小松美彦，近藤まゆみ，斎藤有紀子，佐藤孝道，白井徳満，白井幸子，鈴木利廣，田中靖彦，谷村繁雄，玉井真理子，田村政徳，柘植あづみ，鳥羽勝，中神百合子，中川素充，橳島次郎，根津八紘，福嶋義光，保木本一郎，堀口貞夫，堀口雅子，我妻堯（敬称略，五十音順）。

　なお，序章で取り上げた，臨床研究審査委員会ですが，筆者は三つの施設（国立病院機構東京医療センター，北里大学医学部・病院，東京大学医科学研究所）でそれぞれ十数年前から外部委員として，医師，看護師，薬剤師など医療関係者の方々と，新しい臨床研究について議論してきました。間接的ながら医療現場の実態を知る貴重な経験になっています。

　また，自宅近くの野村病院（三鷹市）では，緩和ケア病棟（ホスピス）で，末期がんの患者さんが希望する本を毎週一回ベッドサイドで読むボランティアを7年前から続けています。全国で350余りあるホスピスでは，複数の患者さんをホールに集めた朗読会はありますが，患者さんと対面朗読するスタイルは聞いたことがありません。末期がんの患者さんの心境と緩和ケアの実態について考える稀有な機会を与えられてきました。病棟主任の佐野広美医師から緩和ケアの課題について教えて頂いたこと，病棟の看護師さんたちとの対話から学んだことも忘れられません。以上のほか，ここにお名前を記しきれないみなさまから教えて頂きました専門知識や貴重なご経験の数々が，本書に生かされております。

　テクノロジーは次から次へと「進歩」し，それを積極的に利用しようとする専門家や一般市民はどんどん増えつつあります。少数の慎重論者は大勢に押されてじりじりと後退するしかない。それが現実でしょう。しかし，以下

のような「意味を考える義務」を筆者も識者と共有したいのです。

「自由で多元主義的な社会では，新しい技術の導入に対する市民の反応は，手放しの大歓迎から完全な拒絶まで，まったく千差万別になると考えられるので，あらかじめ市民の全体的な反応を判断することはできない。それでも，それぞれの者たちが行う選択が，結果として，万人に共有される生活を変えることになるのだから，私的な意向はこもごもだろうが，我われにはこうした発展の意味を考える義務がある。こうした可能性に対するより思慮深い公共的評価に資することが，我われがこの報告を企てた理由の一つになっている」(レオン・R. カス編著『治療を超えて——バイオテクノロジーと幸福の追求（大統領生命倫理評議会報告書）』倉持武監訳，青木書店，2005, 336頁)。

なお，このテーマで一冊の本を書き下ろす出発点になったのは，20年以上も前に中野実さん（当時，明治学院大学教授）から「シリーズ21世紀の政治学」(新評論)に「生命と政治」という題で書くようにお招きを受けたことでした。中野さんが2001年に亡くなられてから，こんなに時間が経ってしまいました。非才の超遅筆を恥じるところです。

前著『現代日本の社会秩序』(岩波書店，1997)では，近代から現代まで貫通している社会秩序の形と，それに対応してあるべき心身の型を，その起源に遡って追究しました。その後は，現代の医療技術が人間の心身の自然をいかに変えようとしているかに関心を持って本書を書きました。

なお，法政大学出版局の郷間雅俊さんは本書の編集を担当され，最初の読者として，用語法や論旨が不鮮明な箇所を丹念に指摘して下さいました。心から感謝申し上げます。

最後に，長かった執筆過程の山坂を通じて筆者を激励し続け，さらに本書の校正刷を丹念に読んで，貴重な助言をしてくれた妻悦子にひとこと。ありがとう！

2019年5月30日

成澤　光

人名索引

あ 行

相川厚　217, 278
明石葉子　97
秋葉悦子　199, 287
足立忠夫　13
アダムス，マーク・B.　163
アナス，ジョージ・J.　27
阿部知子　214
粟屋剛　194
安藤畫一　64, 70
アンドルーズ，L.　194
アンベール，ヴァンサン　258
飯塚理八　64, 69, 79
家田荘子　114
イェリネック，G.　9
池田清彦　8
伊佐智子　75
石井啓一　241
石原理　66, 74, 85
市野川容孝　81
伊藤野枝　123
入江吉正　283
岩田太　264
イングリッシュ，ヴェロニカ　195
ウィルムット，イアン　186-87
ウェクスラー，アリス　175
植竹日奈　261
ウォーノック（ワーノック），メアリー　83-84
ウォレン，M. A.　125
歌代幸子　105, 113-14
宇津木伸　195

江花優子　130
遠藤直哉　73, 156
大谷徹郎　155
大津秀一　268
大野和基　75
岡垣竜吾　66
緒方房子　138
荻野美穂　138
奥野善彦　279
小椋宗一郎　139
落美都里　140
小俣和一郎　167

か 行

甲斐克則　58, 172, 177, 284, 290
カイゼル，ベルト　287
香川知晶　19, 34, 83, 158, 266
賀川豊彦　70
加地伸行　249
柏木哲夫　261
カス，レオン・R.　2, 45-47, 147, 188-89, 203-04, 206
加藤太喜子　269
加藤泰史　257
金沢文雄　140
金森修　17
金田誠一　241
神居文彰　263
神里彩子　201
川井健　50, 110
河合蘭　62, 153
川喜田愛郎　25-26, 215
川野雅資　243

キヴォキアン，ジャック　265-66
北村總子　37
北村俊則　37
木村利人　4
ギャリソン，マーシャ　37
キャンベル，A. G. M.　158-59
キューブラ，K. K.　268
キュール，シュテファン　167
クインラン，カレン・アン　266
草薙厚子　66-67
クーゼ，ヘルガ　40-42
久山亜耶子　264
クリスタキス，N. A.　269
クリスタリ，アリキ　81
グリッソ，トマス　37
栗原千絵子　57
クルーザン，ナンシー　267
グループマン，ジェローム　12
クレー，エルンスト　164
黒田優佳子　66-67
ケヴルズ，ダニエル　163
小泉英一　126
上坂昇　120, 141
洪性珉　292
小門穂　83, 133
ゴスデン，ロジャー　206
児玉勇二　142
後藤正治　217
小松秀樹　12
小松美彦　30, 210, 233, 254, 276
コリア，ジーナ　61-63
近藤均　5
近藤誠　214

さ　行

斎藤有紀子　156
斎藤義彦　269
坂井建雄　250
坂井律子　152
櫻田嘉章　76
左合治彦　153, 186

貞岡美伸　77
佐藤研　25
佐藤孝道　30, 144, 146, 153, 171, 186
佐野広美　294
澤井繁男　243
澤登俊雄　33
三条裕子　276
椎木章　164
島薗進　51, 192, 203
シャーウィン，スーザン　107, 124
シャーリー，D.　268
ジョイ，ビル　205
白井泰子　156
シルヴァー，リー・M.　204
城下裕二　219
城山英巳　245
シンガー，ピーター　40-42, 162, 169
愼蒼健　249
新村拓　212
スウェイジー，ジュディス　243, 252
杉本健郎　252
鈴木雅洲　65
須藤みか　67
ストック，グレゴリー　204
スパー，デボラ・L.　62, 78
スミス，T. U. M.　48
関根清三　25
関藤泰子　253
仙川環　78
ソーンダース，シシリー　292

た　行

ターナー，B. S.　250
高月義照　250
田口朝子　140
竹内一夫　232-33, 237
竹内裕　25
立花隆　229
タック，ペーター　285-87
立岩真也　30
ダフ，レイモンド　158-59

玉井邦夫　152, 185
玉井真理子　38, 139-40, 161, 171, 197
田村正徳　159, 161
丹波康頼　28
チェスラー，フィリス　76
趙炳宣　236
チルドレス，ジェイムズ・F.　17-18, 30, 34
塚本泰司　279
柘植あづみ　44, 59, 76, 108, 112, 142
津城寛文　249
津田敏秀　12
土屋敦　204
土屋貴志　169
恒藤暁　268
デーケン，アルフォンス　293-94, 295
出河雅彦　201, 232
出口斎　200
寺尾五郎　48
テン・ハーフェ，ヘンク　5, 91
トゥーリー，マイケル　40, 125, 162
ドゥオーキン，ロナルド　120
ドゥブレイ，S.　293
東方敬信　23
ドーキンス，リチャード　189
トロンブレイ，スティーブン　163-64

な行

長沖暁子　106
中川米造　12
中島みち　226, 230, 270
長島隆　81
中野東禅　121
仲正昌樹　53, 56
永水裕子　159
中村暁美　237
中山研一　230, 238
中山太郎　241
ナスバウム，マーサ・C.　189
生井久美子　293
波平恵美子　248, 252
西河内靖泰　216

仁志田博司　159-61
西山千恵子　142
二文字理明　164
額賀淑郎　54
橳島次郎　51, 57, 82, 201, 219, 231, 234, 250, 254
根津八紘　63, 69, 73, 75, 79, 88
野本亀久雄　235, 248

は行

羽田明　182
旗手俊彦　199
バッテル，P.　266
浜口吉隆　24
原田皐月　122
ビーチャム，トム・L.　17-18, 30, 34
樋口範雄　28, 101
尾藤誠司　12, 38
ヒポクラテス　18, 25, 28
平田厚　29
平野恭子　254
ヒル，T. P.　270
ビンディング，カール　163-64, 289
ブーバー，マルティン　169-70
フェルドマン，エリック・A.　249
フォックス，レネー・C.　13, 19, 243, 252
福嶌教偉　241
福間誠之　238
フクヤマ，フランシス　205
藤川忠宏　110
藤田真一　233
藤野豊　166
船戸正久　160
ブラウン，ルイーズ　65
ブランド，トニー　288
ブレナン，ウィリアム・ジョセフ　119
プロッツ，デイヴィッド　72
ベリヴィエ，フロランス　196-97, 210
ベルキン，リサ　57
ペンス，グレゴリー・E.　158, 223

ヘンディン, ハーバート 287
ホール, T. S. 48
星野一正 69
ホッヘ, アルフレッド 163-64, 289
堀内捷三 127

ま 行

蒔田芳男 182
町野朔 213, 235, 238-40, 265, 281, 284, 290
マッカーン, チャールズ・F. 298
松川正毅 83
マッキベン, ビル 205
松田純 35, 273, 288, 291
丸山英二 158
丸山優二 236
光石忠敬 57
南貴子 106
皆吉淳平 5
向井承子 229-30, 251, 253
武藤香織 244
宗岡嗣郎 42
村重慶一 105
村瀬正光 263
メンデルソン, ロバート 63
森岡正博 242
森崎和江 124
守田憲二 247

や 行

矢澤昇治 284
柳田邦男 251
山口和人 180
山口研一郎 231, 253
山本龍彦 180
山本孝史 230
山本由美子 140
ヤンソン由美子 9
吉益脩夫 166
吉村昭 31
ヨナス, ハンス 46, 48
米本昌平 7, 16, 48, 181
ヨハネ・パウロ二世 118, 214

ら 行

ラマルク, ジャン=バティスト 163
レントルフ, ジェイコブ・D. 19-20
ロウ, バーナード 269-70
ロスマン, デイヴィッド 18
ロック, マーガレット 48, 223, 249, 252

わ 行

ワイヤー, ロバート・F. 162
和田寿郎 223-27
和田幹彦 85

●著者

成澤　光（なるさわ・あきら）
法政大学名誉教授，元国際基督教大学客員教授。日本政治意識史，生命政治論，公共政策論専攻。単著『政治のことば――意味の歴史をめぐって』（講談社学術文庫），『現代日本の社会秩序――歴史的起源を求めて』（岩波人文書セレクション）。

生命倫理と公共政策

───────────────────────
2019年7月12日　初版第1刷発行

著　者　　成澤　光
発行所　　一般財団法人　法政大学出版局

〒102-0071 東京都千代田区富士見2-17-1
電話 03（5214）5540　振替 00160-6-95814
組版：HUP　印刷：三和印刷　製本：根本製本

© 2019 Narusawa Akira
Printed in Japan
───────────────────────

ISBN978-4-588-67523-2

医学教育の歴史 古今と東西
坂井建雄 編 …………………………………………… 6400 円

子どもの医療と生命倫理［第2版］資料で読む
玉井真理子・永水裕子・横野 恵 編 ………………… 3200 円

生命倫理学 自然と利害関心の間
D. ビルンバッハー／加藤泰史・高畑祐人・中澤 武 監訳 …… 5600 円

性そのもの ヒトゲノムの中の男性と女性の探求
S. S. リチャードソン／渡部麻衣子 訳 ………………… 4600 円

生そのものの政治学 二十一世紀の生物医学、権力、主体性
N. ローズ／檜垣立哉 監訳／小倉拓也・佐古仁志・山崎吾郎 訳 …… 品 切

熱のない人間 治癒せざるものの治療のために
C. マラン／鈴木智之 訳 ………………………………… 3800 円

尊厳概念のダイナミズム 哲学・応用倫理学論集
加藤泰史 編 …………………………………………… 5000 円

売薬と受診の社会史 健康の自己管理社会を生きる
新村 拓 著 …………………………………………… 2800 円

衛生と近代 ペスト流行にみる東アジアの統治・医療・社会
永島 剛・市川智生・飯島 渉 編 ……………………… 4800 円

近代日本の公衆浴場運動
川端美季 著 …………………………………………… 5800 円

成年後見制度の新たなグランド・デザイン
法政大学大原社会問題研究所，菅富美枝 編著 ……… 5700 円

表示価格は税別です